Komplexe Traumafolgestörungen

Janine Borowski
Marylene Cloitre
Thanos Karatzias
Ingo Schäfer

Komplexe Traumafolgestörungen

Die erweiterte STAIR-Gruppentherapie (ESTAIR)

hogrefe

Dipl.-Psych. Janine Borowski. Psychologische Psychotherapeutin und zertifizierte Traumatherapeutin. Von 2010 bis 2024 Mitarbeiterin in der Psychiatrischen Institutsambulanz am Universitätsklinikum Hamburg-Eppendorf. Seit 2017 Mitarbeiterin in der Spezialambulanz für Traumafolgestörungen, seit 2019 in der Rolle der therapeutischen Leitung. Seit 2024 in eigener Praxis in Hamburg tätig.

Marylene Cloitre, PhD. Stellvertretende Forschungsdirektorin des National Center for PTSD Dissemination and Training Division, Palo Alto VA Health Care Services. Klinische Professorin (Affiliate) in der Abteilung für Psychiatrie und Verhaltenswissenschaften der Stanford University sowie Forschungsprofessorin in der Abteilung für Psychiatrie, der NYU Langone Medical Center, New York City.

Prof. Thanos Karatzias. Seit 2008 Professor für Mental Health an der Edinburgh Napier University, Mitarbeiter im „Rivers Centre for Traumatic Stress“, Edinburgh und Forschungsdirektor für die „School of Health and Social Care“ an der Edinburgh Napier University.

Prof. Dr. med. Ingo Schäfer, MPH. Seit 2001 Mitarbeiter und seit 2011 Oberarzt der Klinik für Psychiatrie und Psychotherapie am Universitätsklinikum Hamburg-Eppendorf (UKE). Dort Leitung der Ambulanzen für Traumafolgestörungen und seit 2016 Leiter des Arbeitsbereichs Suchtmedizin und abhängiges Verhalten. 2010–2016 Geschäftsführer und seit 2017 Direktor des Zentrums für Interdisziplinäre Suchtforschung (ZIS) der Universität Hamburg.

Bibliografische Information der Deutschen Nationalbibliothek
Die Deutsche Nationalbibliothek verzeichnet diese Publikation in der Deutschen Nationalbibliografie; detaillierte bibliografische Daten sind im Internet über http://dnb.dnb.de abrufbar.

Hogrefe Verlag GmbH & Co. KG
Merkelstraße 3
37085 Göttingen
Deutschland
Tel. +49 551 999 50 0
info@hogrefe.de
www.hogrefe.de

Sprecherin der Audioübungen: Annika Bolbeth, Berlin
Tonstudio: Boris Israel, Condor Recording, www.crstudios.de, Berlin
Satz: Sina-Franziska Mollenhauer, Hogrefe Verlag GmbH & Co. KG, Göttingen
Druck: mediaprint solutions GmbH, Paderborn
Printed in Germany

1. Auflage 2025

(E-Book-ISBN [PDF] 978-3-8409-3311-0; E-Book-ISBN [EPUB] 978-3-8444-3311-1)
ISBN 978-3-8017-3311-7
https://doi.org/10.1026/03311-000

Es ist nie zu spät,
das zu werden,
was man hätte sein können.

George Eliot (1819–1880)

Für unsere Patient:innen, die uns beeindrucken
mit ihrem Mut für ein anderes Leben zu kämpfen.

Danksagung

Herzlichen Dank an die Kolleginnen, die ihren Beitrag zur Konzeptentwicklung, Adaption und Evaluation dieses Gruppenprogramms geleistet haben: Claudia Oehlrich, Dana Barthel, Myrthe Aline Klene, Jule Käselau und Alina Brinkmann – habt Dank für euren Einsatz, eure Unterstützung und Inspiration.

Besonderen Dank an unsere Team-Kollegin Alina Momberger, mit der im Rahmen der Gruppendurchführungen sowohl professionelles als auch persönliches Wachstum geteilt wurde.

Inhaltsverzeichnis

I Grundlagen zur erweiterten STAIR-Gruppentherapie (ESTAIR)

II Die 17 Sitzungen der erweiterten STAIR-Gruppentherapie (ESTAIR)

I Grundlagen zur erweiterten STAIR-Gruppentherapie (ESTAIR)

Kapitel 1
Die Behandlung mit dem ESTAIR-Gruppenprogramm

1.1 Einführung in die Behandlung mit STAIR/ESTAIR

Für die Behandlung von Personen, die interpersonellen Traumatisierungen, wie körperlicher oder sexueller Gewalt ausgesetzt waren und in ihrem gegenwärtigen Leben an den Folgen dieser Erlebnisse leiden, wurde mit STAIR/Narrative Therapie (Skillstraining zur affektiven und interpersonellen Regulation/Narrative Therapie) ein spezielles Therapieprogramm entwickelt (Cloitre, Cohen & Koenen, 2014; Cloitre, Cohen, Ortigo, Jackson & Koenen, 2025). STAIR/Narrative Therapie besteht aus den beiden Behandlungsmodulen „STAIR" und „Narrative Therapie". Während im STAIR-Modul Skills vermittelt werden, die helfen, Emotionen zu regulieren und Verhaltensmuster in zwischenmenschlichen Beziehungen zu verändern, fokussiert das NT-Modul die emotionale Verarbeitung der Traumatisierung (Cloitre et al., 2014; Cloitre et al., 2025).

Wenn interpersonelle Traumatisierungen in der Kindheit stattfinden, hat dies Einfluss auf viele verschiedene Ebenen der kindlichen Entwicklung. Oftmals führen sie zu Beeinträchtigungen in den emotionalen, kognitiven sowie verhaltensbezogenen Kompetenzen. STAIR/Narrative Therapie betrachtet die Bedingungen unter denen Betroffene sich entwickeln und heranwachsen mussten als eine Art anhaltenden Verlust von Ressourcen, nämlich dem Verlust von Entwicklungsmöglichkeiten hinsichtlich emotionaler und sozialer Fertigkeiten (Cloitre, Cohen, Ortigo, Jackson & Koenen, 2020; Cloitre et al., 2025). Die „Genesung" von den Auswirkungen kindlicher Traumatisierung erfordert demnach eine Wiederherstellung dieser Ressourcen, indem das Erlernen diverser Fertigkeiten und Strategien, deren Aufbau aufgrund des anhaltenden „Überlebensmodus" in der Vergangenheit nicht möglich war, nachgeholt wird. Bei Traumatisierungen in der Kindheit waren primäre Bezugspersonen und Täter:innen vielfach ein und dieselbe Person. Deshalb spielen außerdem der Verlust und Wiederaufbau gesunder Bindungs- und Beziehungsfähigkeit eine zentrale Rolle. Insbesondere die Regulation von Nähe und Distanz in Beziehungen fällt vielen Betroffenen schwer, weil Bindung eng mit dem traumatischen Geschehen verknüpft ist. Zusätzlich fehlte es in den meisten Fällen schlichtweg an gesunden Modellen zur Orientierung.

Hinzu kommt, dass interpersonelle Traumatisierungen und andere andauernde traumatische Lebensereignisse ein Übermaß an Belastung und Beschwerden zur Folge haben. Beides zusammen, das Mehr an Belastung und das Weniger an Ressourcen, erhöht die Wahrscheinlichkeit, im Erwachsenenalter eine (komplexe) Traumafolgestörung zu entwickeln (Cloitre et al., 2014). Einer komplexen Posttraumatischen Belastungsstörung (kPTBS), die in der ICD-11[1] eine eigene Diagnose darstellt, liegen meistens langanhaltende oder wiederholte traumatische Ereignisse zugrunde (World Health Organization WHO, 2023).

Zur Behandlung einer Posttraumatischen Belastungsstörung (PTBS) erwies sich STAIR/Narrative Therapie in verschiedenen Studien als wirksam (Cloitre, Koenen, Cohen & Han, 2002; Lorbeer, Knaevelsrud & Niemeyer, 2022). Teilweise wurde STAIR auch ohne das zweite Behandlungsmodul eingesetzt. Dabei zeigen sich je nach Studie kleine bis große Effekte hinsichtlich emotionaler Ressourcen und zwischenmenschlichen Beziehungen (Lorbeer et al., 2022). STAIR eignet sich somit als Grundlage zur Behandlung von kPTBS. Die Arbeit an der Emotionsregulation und an Beziehungsmustern des STAIR-Moduls kann sehr gut auch in der Gruppe umgesetzt werden, was gerade in Hinblick auf die psychotherapeutische Grundversorgung sinnvoll ist. Das ESTAIR-Gruppenprogramm basiert dabei auf STAIR/Narrative Therapie für das Einzelsetting (vgl. Kapitel 1.4), mit dem Therapeut:innen, die das Gruppenprogramm verwen-

1 Vorläufige Übersetzung der englischsprachigen Fassung der ICD-11-Kriterien siehe Bundesinstitut für Arzneimittel und Medizinprodukte BfArM (2024).

den, vertraut sein sollten. Das Gruppenmanual ist kompakt gehalten, um die Anwendung und Gruppendurchführung möglichst einfach zu gestalten. An einigen Stellen, vor allem zu den Grundlagen von ESTAIR, ist es empfehlenswert, vertiefende Informationen im Einzelmanual nachzulesen (Cloitre et al., 2014, 2020, 2025). Das vorliegende Gruppenmanual geht über das Einzelmanual insofern hinaus, als es neben den Bereichen Emotionsregulation und interpersonelle Probleme auch den dritten Bereich der „Störungen der Selbstorganisation“ im Rahmen der komplexen Posttraumatischen Belastungsstörung (kPTBS) adressiert, das negative Selbstkonzept (Sitzungen 7 bis 11). Es basiert damit auf einer Erweiterung, die STAIR in den letzten Jahren erfahren hat (ESTAIR; Karatzias, McGlanaghy & Cloitre, 2023).

Das ESTAIR-Gruppenprogramm richtet sich also vor allem an Betroffene mit der Diagnose einer kPTBS (vgl. Kapitel 1.2 und 1.3). Sein Aufbau spiegelt die Empfehlung der S3-Leitlinie zur Behandlung der PTBS wider (Schäfer et al. 2019), die bei Patient:innen mit kPTBS neben traumafokussierter Arbeit (Behandlungsmodul Narrative Therapie) Interventionen zur Verbesserung der Emotionsregulation und zur Bearbeitung dysfunktionaler zwischenmenschlicher Muster (Behandlungsmodul STAIR) empfiehlt. Es eignet sich aber auch für die Behandlung anderer Störungen, die aufgrund von (Entwicklungs-)Traumatisierungen entstanden sind (vgl. Kapitel 1.2). Über die reine Symptomebene hinaus dient es der Förderung von Emotionsregulation, dem Aufbau eines gesunden Selbstkonzepts sowie der Verbesserung von Beziehungsstörungen und den zugrunde liegenden traumaassoziierten Beziehungsmustern.

1.2 Für wen eignet sich eine Behandlung mit STAIR/ESTAIR?

STAIR/Narrative Therapie wurde für Betroffene von interpersoneller Gewalt entwickelt, die in Folge dieser Erlebnisse eine Traumafolgestörung entwickelt haben (Cloitre et al., 2014). Auch das ESTAIR-Gruppenprogramm richtet sich deshalb in erster Linie an diese Personengruppe (vgl. Kapitel 1.3).

Klinische Erfahrungen mit STAIR/Narrative Therapie zeigen, dass das ESTAIR-Gruppenprogramm auch bei Personen mit einer „subsyndromalen kPTBS“, die nicht die vollen Diagnose-Kriterien erfüllen, anwendbar ist. Auch das Vorhandensein komorbider Erkrankungen ist kein Ausschlusskriterium für die Behandlung mit ESTAIR in der Gruppe. Wie schon beschrieben können die Auswirkungen von Traumatisierung vielfältig sein und sich entsprechend in verschiedenen Symptombildern zeigen. Oftmals sind die zu adressierenden Problembereiche dann die gleichen, wie etwa bei der Behandlung von Persönlichkeitsstörungen. Andere Erkrankungsbilder können nicht selten als Folgen dysfunktionaler Bewältigungsstrategien interpretiert werden, wie beispielsweise die Entwicklung von depressiven Symptomen, Angststörungen oder auch der Konsum von Substanzen. Das Vorliegen anderer psychischer Störungen sollte also nicht automatisch dazu führen, den Patient:innen ein anderes Behandlungsverfahren zu empfehlen. Vielmehr sollte aufgrund der individuellen Lebensgeschichte, dem spezifischen Symptomprofil und den eventuell vorliegenden Vorbehandlungen entschieden werden, welches Verfahren am passendsten erscheint. Dabei sind das Vorliegen von akuter Suizidalität, akuter psychotischer Symptomatik und aktueller Substanzabhängigkeit allerdings mögliche Kontraindikationen. Bestehen diese Problembereiche in abgewandelter oder abgeschwächter Form, ist ein individueller Abwägungsprozess sinnvoll, in dem die Therapeut:innen entscheiden, was sie in ihrem Rahmen anbieten können und wollen (z. B. wenn zuverlässige Vereinbarungen getroffen werden, wie kein Substanzkonsum während der Behandlungsdauer o. Ä.).

1.3 Beschreibung der kPTBS und PTBS

Die Auswirkungen, die früh erlebte, anhaltende oder wiederholte Traumatisierung durch interpersonelle Gewalt haben können, sind vielfältig und in klassischen Diagnosekriterien teilweise schwer abbildbar. Neben den „klassischen“ PTBS-Symptomen zeigen sich eine Reihe von Beschwerden, die Betroffene stark in ihrer Alltagsfunktion und Lebensweise beeinträchtigen. Symptome wie Schwierigkeiten in der Impuls- und Affektregulation (übermäßige aversive Gefühle; Leere und/oder Taubheit; erhöhte Reizbarkeit), wiederkehrende zwischenmenschliche Probleme (Misstrauen; Isolation; Reviktimisierung) oder ein verändertes Selbstbild (Dissoziationen; sehr negativ; geprägt von Scham, Schuld oder Versagen) sind oftmals Teil des Spektrums.

Konzepte einer kPTBS, die über die klassischen Diagnosekriterien der PTBS hinausgehen, existieren schon sehr lange (Herman, 2018). Inzwischen ist die kPTBS auch offiziell als Diagnose in der ICD-11 anerkannt (WHO, 2023). Sie umfasst mit Wiedererleben, Vermeidungsverhalten und Hyperarousal alle drei Kernbereiche der PTBS. Zusätzlich wird eine „Beeinträchtigung in der Selbstorganisation" beschrieben, die drei wesentliche Problembereiche umfasst: Affektive Dysregulation, negatives Selbstkonzept und interpersonelle Schwierigkeiten (Maercker et al., 2013) (siehe Tabelle 1).

Untersuchungen von Levitt und Cloitre (2005) zeigen, dass eben diese, eine kPTBS charakterisierende Problembereiche häufig sogar zu stärkerem Leidensdruck führen bzw. vielfach der primäre Grund für Betroffene sind, sich in Beratung oder Behandlung zu begeben. Natürlich hängen Symptombereiche einer kPTBS und einer PTBS miteinander zusammen und stehen in Wechselwirkung zueinander. So kann etwa Intimität im Rahmen einer Beziehung schnell beeinträchtigt sein, wenn bestimmte Berührungen oder Sinneseindrücke eng mit dem traumatischen Geschehen verknüpft sind. Unwohlsein, Ängste und Intrusionen können auftreten, die wiederum sowohl intrapsychisch als auch interpersonell eine Herausforderung darstellen und besondere Bewältigungsstrategien erfordern. Viele emotionale oder zwischenmenschliche Schwierigkeiten, die von Betroffenen beschrieben werden, gehen allerdings weit über die Aktivierung von Traumaerinnerungen hinaus und scheinen Folgen von nachvollziehbaren Entwicklungsstörungen (insbesondere Störungen in der Bindungs- und Beziehungsfähigkeit) zu sein.

Tabelle 1: Diagnostische Kriterien einer Posttraumatischen Belastungsstörung (PTBS) und komplexen PTBS (kPTBS) nach ICD-11 (WHO, 2023)

Symptomcluster	Symptom
PTBS	
Traumatisches Ereignis	Klassische PTBS: einmaliges oder mehrere extrem bedrohliche oder entsetzliche Ereignisse Komplexe PTBS: meist langanhaltende oder sich wiederholende Ereignisse, ohne oder mit schwierigen Fluchtmöglichkeiten
Wiedererleben	Intrusive Erinnerungen, Fashbacks oder Alpträume, typischerweise mit starken oder überwältigenden Emotionen (Angst oder Entsetzen) und starken körperlichen Empfindungen
Vermeidung	Vermeiden von Gedanken, Aktivitäten, Situationen oder Personen, die an das traumatische Geschehen erinnern
Wahrnehmung aktueller Bedrohung	Wahrnehmung einer erhöhten aktuellen Bedrohung mit Hypervigilanz oder erhöhter Schreckhaftigkeit
Beeinträchtigung	Über mehrere Wochen Beeinträchtigungen in wichtigen Funktionsbereichen
Bei kPTBS zusätzlich	
Störungen der Emotionsregulation	• Hohe emotionale Aktivierbarkeit bei verhältnismäßig „milden" Auslösern • Intensives Stresserleben und langsame Regulierung oder Beruhigung • Tendenz zu Dissoziationen • Dysfunktionale Strategien im Umgang mit aversiven Gefühlen, z. B. selbstschädigendes Verhalten, Konsum von Substanzen etc.
Negatives Selbstkonzept	Traumaassoziierte Selbstbilder mit: • Gefühl, minderwertig oder wertlos zu sein • Gefühl, anders oder falsch zu sein • Chronischem Gefühl von Schuld, Scham oder Versagen
Störungen der Beziehungsfähigkeit	• Schwierigkeiten, zu vertrauen und Nähe zuzulassen • Erhöhte Sensitivität für Kritik und Ablehnung • Selbstunsicherheit • Tendenz zu emotionaler Distanz in Beziehungen und/oder abrupten Beziehungsabbrüchen • Wiederholung dysfunktionaler Beziehungsgestaltung oder Reviktimisierung

Vor dem Hintergrund, dass Opfer von Traumatisierung in der Kindheit oftmals sowohl an den klassischen PTBS-Symptomen als auch den anhaltenden Beeinträchtigungen in der Emotionsregulation, in zwischenmenschlichen Beziehungen und bezüglich des Selbstkonzepts leiden, wird eine phasenorientierte Behandlung empfohlen. Dabei geht es in der ersten Phase um die Förderung emotionaler und sozialer Kompetenzen sowie um die Bearbeitung dysfunktionaler, traumaassoziierter Beziehungsmuster, bevor in der zweiten Phase traumafokussiert gearbeitet wird. Das ESTAIR-Gruppenprogramm entspricht der ersten Behandlungsphase. Das Verfahren adressiert damit direkt die Schwierigkeiten in der affektiven und zwischenmenschlichen Regulation sowie im Selbstkonzept durch den Aufbau von Kompetenzen (sogenannten Skills) und stärkt dadurch die Alltagsfunktion der Betroffenen. Weiter wird auf das häufig negative Selbstkonzept bei Betroffenen eingegangen. Eine Traumafokussierung (NT) findet in der Gruppe nicht statt. Diese kann bei Bedarf im Anschluss an das STAIR-Gruppenprogramm oder parallel dazu im Einzelsetting durchgeführt werden (vgl. Kapitel 1.4).

1.4 Vergleich des ESTAIR-Gruppenprogramms mit STAIR/Narrative Therapie

Wie bereits beschrieben, basiert das ESTAIR-Gruppenprogramm auf STAIR/Narrative Therapie, das im Einzelsetting durchgeführt wird. Aufgrund der großen Überschneidungen, die vor allem den theoretischen Hintergrund und die Grundlagen des Verfahrens, teilweise aber auch die praktische Anwendung einzelner Bausteine betreffen, sollte STAIR/Narrative Therapie bekannt sein. Bei Bedarf können vertiefende Informationen im Einzelmanual (Cloitre et al., 2025) nachgelesen werden.

Die beiden zentralen Unterschiede zwischen STAIR/Narrative Therapie als Einzeltherapie und dem ESTAIR-Gruppenprogramm sind die Durchführung im Einzel- bzw. Gruppenkontext und die traumafokussierte Arbeit, die in der Gruppe nicht stattfindet. Daneben enthält das Gruppenprogramm einen weiteren Baustein und mehr Sitzungen. Unterschiede und Gemeinsamkeiten beider Verfahren sind in Tabelle 2 aufgeführt. Die genauen Inhalte der Behandlungsschwerpunkte des ESTAIR-Gruppenprogramms werden in Kapitel 1.7 beschrieben.

Die Kombination des ESTAIR-Gruppenprogramms und der Einzeltherapie ist dabei nicht nur gut möglich, sondern ein Idealfall. Es ist anzunehmen, dass Patient:innen besonders gut von der Therapie profitieren, wenn sie zusätzlich zur Gruppe die Möglichkeit haben, in einem parallel laufenden oder im Anschluss an das Gruppensetting stattfindenden einzeltherapeutischen Rahmen gewisse Prozesse individuell zu vertiefen. Zudem kann es entlastend sein, in dieser sehr fordernden Behandlungszeit mehrere Ansprechpartner:innen zu haben. Nicht zuletzt dient das Skillstraining der ersten Phase, das im ESTAIR-Gruppenprogramm durchgeführt wird, der Vorbereitung für die zweite, traumafokussierte Behandlungsphase (NT), die grundsätzlich im Einzelsetting erfolgen sollte. Voraussetzung für eine Gruppenteilnahme muss eine parallel laufende Einzeltherapie jedoch nicht sein.

1.5 Was sollten Therapeut:innen mitbringen?

ESTAIR ist eine aktive, auf Kompetenzförderung im Hier und Jetzt ausgerichtete Intervention aus dem Bereich der kognitiven Verhaltenstherapie. Gleichzeitig spielen psychodynamische und traumaspezifische Elemente eine zentrale Rolle. Die Anwendung des Verfahrens setzt voraus, dass Therapeut:innen über eine anerkannte Ausbildung zur Psychotherapeut:in verfügen bzw. innerhalb eines Behandlungsteams durch entsprechende Personen supervidiert werden. Zertifizierungen in Traumatherapie sowie Fachkundenachweise in der Durchführung von Gruppentherapie sind zusätzlich hilfreich. In jedem Fall sollten Erfahrungen in der Anwendung evidenzbasierter Psychotherapieverfahren bestehen. Zudem sind fundierte Kenntnisse in STAIR/Narrative Therapie als Einzeltherapie hilfreich, vor allem bezüglich der Grundlagen der Behandlung mit STAIR(/Narrative Therapie).

Die Leitung einer Gruppe von Menschen mit traumatischen Erfahrungen bringt besondere Herausforderungen mit sich. Denn die Schwierigkeiten bei der Emotionsregulation, im Selbstkonzept und in Bindungen der Patient:innen zeigen sich auch in der therapeutischen Beziehung. Trotz des Fokus auf dem Kompetenzaufbau und dem Vermeiden von traumafokussierter Arbeit lässt es sich zudem nicht vermeiden, dass Therapeut:innen mit den belastenden Erfahrungen der Gruppenmitglieder konfrontiert werden. Umso wichtiger ist die Selbstfürsorge der Therapeut:innen. In diesem Zusammenhang zeichnet sich eine gute Selbstfürsorge aus durch (Cloitre et al., 2014)

- den Austausch mit und Unterstützung durch andere Traumatherapeut:innen,
- ausreichende Pausen zwischen den Terminen,
- die Behandlung von Patient:innen mit unterschiedlichen Schwierigkeiten sowie in verschiedenen Phasen der Traumabearbeitung,
- die Berücksichtigung der eigenen Grenzen.

1.6 Die Behandlungsphilosophie von ESTAIR: Therapeutische Allianz als Basis

In der Behandlung komplexer Traumafolgen begegnen wir oftmals Menschen, die schon an den Anfängen ihres Lebens interpersonelle Gewalt und Misshandlungen erfahren mussten. „Misshandlung in der Kindheit“, „Kindheitstrauma“, „Entwicklungstrauma“ – all diese Beschreibungen sind mehr als eine Diagnose oder eine Ansammlung von typischerweise auftretenden Beschwerden und Beeinträchtigungen. Es sind Lebensbedingungen, unter denen die Betroffenen aufwachsen mussten. Bedingungen, die nicht nur durch schreckliche Erlebnisse geprägt waren, sondern zusätzlich durch das Fehlen stärkender, schützender und umsorgender (Beziehungs-)Erfahrungen. Wir begegnen also oftmals Menschen mit einem *Mehr an Belastung* und gleichzeitig einem *Weniger an inneren und äußeren Ressourcen.*

Viele unserer Patient:innen hatten während ihres Aufwachsens nicht die Möglichkeit oder Kapazität, um gesunde emotionale und soziale Fertigkeiten zu entwickeln. Wenn die beschützende Person (also die primäre Bindungsperson) und Täterin bzw. Täter in einer Person vereint ist, kann es zu sehr ungesunden Verknüpfungen kommen. Fürsorge und Liebe sind dann eng verbunden mit existenzieller Bedrohung. Eine gesunde Bindungsfähigkeit, die mit einem wohlwol-

Tabelle 2: Vergleich von ESTAIR-Gruppenprogramm und STAIR/Narrative Therapie als Einzeltherapie (nach Cloitre et al., 2025)

Behandlungsschwerpunkt	ESTAIR-Gruppenprogramm	STAIR/Narrative Therapie (Einzeltherapie)
Einführung	Sitzung 1	Sitzung 1
Emotionsregulation	Sitzungen 2 bis 6 zu: • Emotionswahrnehmung • Umgang mit Emotionen • Bedürfnis- und emotionsorientierte Lebensgestaltung	Sitzungen 2 bis 5 zu: • Emotionswahrnehmung • Umgang mit Emotionen • Bedürfnis- und emotionsorientierte Lebensgestaltung
Selbstkonzept	Sitzungen 7 bis 11 zu: • Traumabezogene und dysfunktionale Selbstkonzepte • Selbstmitgefühl	–
Zwischenmenschliche Beziehungen	Sitzungen 12 bis 16 zu: • Traumabezogene und dysfunktionale Beziehungsmuster • Handlungsfähigkeit in Beziehungen • Flexibilität in Beziehungen • Bindungsfähigkeit	Sitzungen 6 bis 9 zu: • Traumabezogene und dysfunktionale Beziehungsmuster • Handlungsfähigkeit in Beziehungen • Flexibilität in Beziehungen
Vorbereitung der Narrativen Therapie	–	Sitzung 10 zu: • Abschluss des Skillstrainings • Vorbereitung der Narrativen Therapie
Traumafokussierte Arbeit	–	Sitzungen 11 bis 17 zu Narrativer Therapie
Abschluss	Sitzung 17	Sitzung 18

lenden Umgang mit sich und anderen einhergeht, kann im Erwachsenenalter somit deutlich beeinträchtigt sein – einfach deshalb, weil den Betroffenen wichtige Entwicklungsschritte verwehrt wurden. Es ging in der Vergangenheit unserer Patient:innen weniger um Wachstum oder persönliche Entfaltung, sondern um *Überleben*.

Wir arbeiten also mit Menschen, die bereits viel bewältigt haben, die neben den „Entwicklungsstörungen" starke Widerstandfähigkeit mitbringen und häufig über eine Reihe von Kompetenzen verfügen, die sie weit gebracht haben: in unsere Behandlung. Sie verfügen darüber hinaus über eine ganz wesentliche innere Ressource, nämlich *Hoffnung!* Anderenfalls hätten sie ihren Weg zu uns nicht finden können. Diese würdigende und wertschätzende Grundhaltung wird im ESTAIR-Gruppenprogramm in jeder Sitzung transportiert. Die Gruppe soll einen *sicheren Rahmen* bieten, in dem *korrigierende Erfahrungen* möglich sind.

Es wurde bereits beschrieben, inwieweit Misshandlungen durch primäre Bezugspersonen die Entwicklung einer gesunden Beziehungsfähigkeit beeinträchtigen. Nachvollziehbarerweise tragen die Patient:innen ihre dysfunktionalen Beziehungsmuster sowie die bestehenden Schwierigkeiten bezogen auf ihre Emotionsregulation und ihr Selbstkonzept in die therapeutische Beziehungsarbeit hinein. Der Behandlungserfolg hängt also auch maßgeblich davon ab, inwieweit es den Therapeut:innen gelingt, eine *tragfähige, starke* und *verlässliche Allianz* aufzubauen – trotz dieser Herausforderungen in den Interaktionen.

Die Basis für eine tragfähige therapeutische Beziehung ist eine bedingungslos wertschätzende Haltung sowie eine wertfreie (Beob-)Achtung all dessen, was unsere Patient:innen mit uns teilen (Rogers, 1951). Voraussetzung dafür scheint zunächst, dass wir als Therapeut:innen Freude an unserer Arbeit haben und – überwiegend – gerne mit unseren Patient:innen arbeiten. Diese authentische Zugewandtheit ist also eine wesentliche Grundlage für den Aufbau der therapeutischen Allianz. Ebenso wichtig ist es, dass wir selbst an die Möglichkeiten einer Verbesserung glauben und somit glaubwürdig Hoffnung vermitteln können (Cloitre et al., 2014).

Vor dem Hintergrund des teilweise stark dysfunktionalen Interaktionsverhaltens der Betroffenen fällt diese uneingeschränkte Wertschätzung und Hoffnung manchmal schwer. Deshalb ist es wichtig, sich selbst, eigene Muster, Reaktionsweisen und Verhaltensimpulse gut zu kennen, im therapeutischen Prozess wahrzunehmen und entsprechend reflektiert und professionell zu handeln.

Herausforderungen und Stolpersteine in der therapeutischen Allianz

Hinter den Herausforderungen in der therapeutischen Beziehung stecken häufig Angst, Konflikte oder andere Schwierigkeiten, die Patient:innen nicht anders zeigen können (Cloitre et al., 2014). Diese Herausforderungen sind vielfältig und individuell. Gleichzeitig können auch „typische Stolpersteine" beobachtet werden.

Unzureichendes Gefühl, verstanden zu werden

Es ist unumgänglich, dass es innerhalb der therapeutischen Arbeit auch einmal dazu kommt, dass das Verständnis von Seiten der Therapeut:innen nur bedingt oder eingeschränkt empfunden werden kann. Gleichzeitig ist der Eindruck, nicht verstanden oder gesehen zu werden, oftmals ein „chronisches" Problem im Erleben von Betroffenen und eine typische Auswirkung von traumatischem Geschehen. Wir können dieser Herausforderung auf zwei Ebenen begegnen:

1. Transparent darüber sprechen, dass Missverständnisse einen natürlichen Teil von zwischenmenschlichen Beziehungen darstellen, sie keinen Beziehungsabbruch bedeuten müssen und die Beziehung durch eine gemeinsame Klärung wächst. Auf diese Weise können erste hilfreiche interpersonelle Strategien vermittelt und korrigierende Beziehungserfahrungen angeboten werden.
2. Kommunizierte Kränkungen und/oder Erwartungen auf Seiten der Patient:innen für die Arbeit an dysfunktionalen Beziehungsmustern nutzen.

Sexualisiertes Verhalten

Sexualisierte Verhaltensweisen gegenüber den Therapeut:innen können vor allem dann eine Rolle spielen, wenn Patient:innen sexuelle Missbrauchserfahrungen in ihrer Biografie erlebt haben. Oftmals handelt es sich um automatisch ablaufende, traumaassoziierte Dynamiken, die dem Beziehungsaufbau dienen und die Hinweise auf die bestehenden interpersonellen Beziehungsmuster geben können (z. B. „Bindung bedeutet, sich sexuell zu zeigen.", „Nur wenn ich mich sexuell nähere, kann eine Beziehung bestehen bleiben.").

Auch hier ist es ratsam, erst einmal zu reflektieren, was die Patient:innen mit einem solchen Verhalten bezwecken und welche Funktion dieses Interaktionsverhalten haben könnte, anstatt den Betroffenen oder die

Betroffene unmittelbar zu begrenzen oder (aus dem eigenen Unwohlsein heraus) ihrerseits zu beschämen. Natürlich ist es wichtig, als Behandler:in eigene Grenzen wahrzunehmen und zu formulieren, nur sollten wir versuchen, dabei auch unsere Wertschätzung und professionelle Sichtweise zu transportieren. Wir können unsere Beobachtung und Einschätzung transparent mitteilen und/oder vermitteln, dass uns die therapeutische Beziehung wichtig ist – aus Gründen, die nichts mit Sexualität zu tun haben. Auf diese Weise unterstützen wir unsere Patient:innen, sich als mehr als „ein sexuelles Objekt" wahrzunehmen und die Erfahrung zu machen, dass Bindung ohne sexuellen Nutzen wachsen kann. Es sollte auf deutliche, aber mitfühlende Weise klargestellt werden, dass keine sexuelle Beziehung entstehen wird, diese aber für den Aufbau einer vertrauensvollen, ernst gemeinten zwischenmenschlichen Beziehung auch nicht nötig ist. Eine solche korrigierende Erfahrung kann eine heilsame und beruhigende Wirkung haben.

Konflikte: Umgang mit Macht und Kontrolle

In der typischen Dynamik zwischen Täterin bzw. Täter und Opfer, der viele unserer Patient:innen ausgeliefert waren, zeigen sich übermäßiger Machtgebrauch bzw. -missbrauch auf der einen und Kontrollverlust und Ohnmacht auf der anderen Seite. Diese Dynamik wird häufig in den aktuellen Beziehungen, also auch in der Beziehung zu Therapeut:innen, reinszeniert. Patient:innen erleben sich beispielsweise wieder in der Rolle des Opfers, etwa durch ein direktives Vorgehen in der Therapie (z.B. „Sie setzen mich mit all den Übungen unter Druck."; „Sie haben mich dazu gebracht, wieder mehr an mein Trauma zu denken, jetzt geht es mir miserabel."). Genauso gut kann es passieren, dass sich Therapeut:innen angegriffen fühlen und in der Rolle des Opfers wiederfinden, etwa, wenn Ärger oder destruktive Kritik geäußert wird (z.B. „Sie können mir offenbar einfach nicht helfen."; „Ich habe alles gemacht, was Sie vorgeschlagen haben, nichts davon hilft.").

Diese Konflikte können auch nonverbal deutlich werden, wenn Patient:innen beispielsweise nicht mehr zu den vereinbarten Terminen erscheinen, sich dafür aber mit einer Krise am Wochenende melden. Damit fühlen sich Therapeut:innen oftmals überfordert, inkompetent, hilflos oder haben den Eindruck, nicht ausreichend respektiert zu werden. Wenn Therapeut:innen in Konfliktsituationen unreflektiert reagieren, führt das unweigerlich zu therapieschädigenden Verhaltensweisen, wie zum Beispiel direkter oder indirekter Ablehnung der Patient:innen.

Es ist außerordentlich wichtig, dass Therapeut:innen sich selbst, ihre Emotionen und ihre Impulse genau beobachten, in die Dynamik einordnen und in ihrer professionellen Rolle bleiben, um weiterhin empathisch auf die Schwierigkeiten ihrer Patient:innen eingehen zu können.

Jedes konfliktreiche Verhalten wiederholt einen dynamischen Konflikt und hat somit auch einen therapeutischen Auftrag. Treten Konflikte auf, fragen Sie sich und Ihre Patient:innen: „Worum geht es hier eigentlich wirklich?" Nutzen Sie durch die Arbeit an interpersonellen Beziehungsmustern das STAIR-Handwerkszeug: Eruieren Sie, welche Überzeugungen über sich und andere hinter dem Problemverhalten stehen, stellen Sie den Bezug zu alten, traumaassoziierten Beziehungserfahrungen her und disputieren Sie diese sowie die Möglichkeit neuer, korrigierender Erfahrungen. Des Weiteren gehört es zu den STAIR-Prinzipien, dass Patient:innen die Führung übernehmen, wenn es um die Therapieziele und die Geschwindigkeit, in der diese erreicht werden können, geht. Dies hat zum einen den Zweck, dass sich Patient:innen als selbstwirksam erleben können. Zum anderen bietet es den Vorteil, sich dadurch als Therapeut:innen immer wieder daran zu erinnern, dass die Patient:innen die Verantwortung für sich selbst tragen und Therapeut:innen dabei lediglich helfende Begleiter:innen sein können.

Umgang mit Scham

In der psychotherapeutischen Praxis und insbesondere in der traumabezogenen Arbeit sind Therapeut:innen oftmals mit Schamgefühlen konfrontiert. Das Gefühl der Scham versteckt sich häufig und zeigt sich nicht direkt, sondern eher sekundär, wie etwa in Selbstabwertungen (internalisierte Scham) oder der Angst, von anderen abgewertet zu werden (externalisierte Scham). Scham resultiert meistens daraus, sich „dort und damals" im Rahmen der missbräuchlichen Geschehnisse als minderwertig oder schlecht erlebt zu haben. Teilweise ist das von den Bezugspersonen explizit vermittelt worden (z.B. „Du bist ein schlechtes Kind, deshalb hast du es nicht anders verdient."). Diese Lernerfahrungen können so weitreichend sein, dass Selbstanteile komplett verleugnet werden.

Immer wieder fragen sich Therapeut:innen, wie sie mit dieser traumaassoziierten Scham umgehen können und wünschen sich eine „Zauberformel". Tatsächlich ist es für die Patient:innen zunächst am wichtigsten, *von den beschämenden Erlebnissen zu berichten*, sich mitzuteilen. Das Teilen und Mitteilen erlaubt es, die Gefühle von Entfremdung und „Anderssein", aber auch die Loyalität zu Täter:innen, zu reduzieren. Dieser Schritt ist nötig, um sich überhaupt für einen anderen Umgang entscheiden zu können. Dabei ist es völlig in Ordnung, sehr kleinschrittig vorzugehen und erst einmal über kurze Sequenzen oder vielleicht auch nur „Überschriften" zu sprechen. Therapeut:innen sollten diesen Prozess in der therapeutischen Arbeit fördern und Patient:innen damit die korrigierende Erfahrung ermöglichen, dass es gut ist, zu reden und nicht länger zu schweigen.

Darüber hinaus können Therapeut:innen die „bekannten Skills" anwenden, die sie auch bezüglich anderer Emotionen einsetzen, wie etwa Gedankenüberprüfung und Neubewertung oder Einsatz von Imaginationen (z.B. Scham eine Form geben und sie modifizieren; Distanz zu ihr schaffen; sie aus einer anderer Perspektive betrachten).

1.7 Durchführung des ESTAIR-Gruppenprogramms

Damit ESTAIR möglichst einfach in der Praxis eingesetzt werden kann, wird im Folgenden ein Überblick über die Rahmenbedingungen, über die Sitzungen mit einer Zusammenfassung der Inhalte und über die allgemeine Struktur aller Sitzungen gegeben.

1.7.1 Rahmenbedingungen

Die psychotherapeutische Behandlung von (komplex) traumatisierten Personen beinhaltet einige spezielle Herausforderungen. Betroffene leiden häufig an einer Vielzahl von Beschwerden und berichten über Schwierigkeiten in vielen unterschiedlichen Lebensbereichen. Dadurch kann es sehr schwer sein, zu entscheiden, welche Inhalte und Ziele für die Therapie festgelegt und in welcher Reihenfolge sie bearbeitet werden sollten. Das ESTAIR-Gruppenprogramm arbeitet mit drei in sich geschlossenen Bausteinen zu (1) Emotionsregulation, (2) Selbstkonzept und (3) zwischenmenschlichen Beziehungen. Dieses modulare Vorgehen erlaubt eine Flexibilität in der Auswahl von Behandlungszielen und -prozessen.

Das hier beschriebene ESTAIR-Gruppenprogramm umfasst 17 Sitzungen, die über einen Zeitraum von 17 Wochen einmal in der Woche für zwei Stunden stattfinden. Nachdem in Sitzung 1 die Inhalte, die Struktur und die Rahmenbedingungen der Gruppe (wie etwa Voraussetzungen und Behandlungsvereinbarungen) mit den Patient:innen besprochen werden, folgen je fünf Sitzungen zur Arbeit an der Emotionsregulation, am Selbstkonzept und an zwischenmenschlichen Beziehungen. Die 17. Sitzung ist für Bilanz und Abschied vorgesehen. In der Praxis hat sich eine Gruppengröße von sechs Patient:innen bewährt. Die Zusammenstellung der Gruppe hinsichtlich gemeinsamer Merkmale (ähnliche traumatische Erlebnisse, Komorbiditäten, Alter u.a.) der Teilnehmer:innen kann individuell und nach eigener klinischer Einschätzung entschieden werden. Sowohl homogene als auch heterogene Gruppen haben ihre Vorteile. Von Seiten der Patient:innen ergab sich die Rückmeldung, dass es sinnvoll sein könnte, wenn das Ausmaß an Psychotherapieerfahrung nicht zu stark voneinander abweicht.

1.7.2 Überblick über Sitzungen und Inhalte

Das ESTAIR-Gruppenmanual besteht aus den in Tabelle 3 aufgeführten 17 Sitzungen.

1.7.3 Allgemeine Struktur der Sitzungen

Die Struktur jeder Gruppensitzung lässt sich grob in zwei Teilen beschreiben:

- Teil 1: Überblick über die jeweilige Sitzung (sog. „Fahrplan"), kurze Wiederholung der Inhalte der vergangenen Sitzung, Besprechung der Übungen zwischen den Sitzungen
- Teil 2: Einführung in das neue Thema, Vorstellung neuer Strategien, Skills etc., Vereinbarung der Übungen bis zur nächsten Sitzung

Jede Sitzung dauert 120 Minuten mit einer circa zehnminütigen Pause. Innerhalb dieser Zeit sollte nach Möglichkeit das gesamte Material abgedeckt werden. Für die spezifischen Bausteine in den Sitzungen ist eine Zeitspanne, in erster Linie zur Orientierung, vorgeschlagen. Sie spiegeln die Wichtigkeit der durchzuführenden Intervention wider. Die aus unserer Erfahrung heraus besonders wichtigen Sitzungsinhalte, die in jedem Fall einbezogen werden sollten, sind entsprechend markiert (vgl. Kapitel 3 bis 19).

Flexibilität in den Sitzungen

Das vorliegende Manual kann und soll als Ressource zur Traumabehandlung im Gruppensetting verstanden werden und nicht als fest vorgeschriebene Ver-

Tabelle 3: Überblick und wichtigste Inhalte der 17 Sitzungen des ESTAIR-Gruppenprogramms

Thema der Sitzung	Inhalte der Sitzung
Sitzung 1: Willkommen bei STAIR	• Überblick über den Ablauf und die Ziele der Behandlung • Therapeutischer Beziehungsaufbau und Kennenlernen der Teilnehmer:innen • „Bewusstes Atmen" als erster Skill
Sitzung 2: Emotionswahrnehmung	• Bewusstes Wahrnehmen von Emotionen • Psychoedukation zur Auswirkung von interpersonellen Traumatisierungen in der Kindheit auf die Emotionsregulation • Bedeutung der Wahrnehmung und Differenzierung von Emotionen • Anleitung und erste Versuche zur Benennung und Beschreibung von Gefühlen • Training der Selbstbeobachtung
Sitzung 3: Emotionsregulation auf Körperebene	• Fokus auf dem Zusammenhang zwischen Gefühlen und Körperreaktionen • Reflexion bisheriger (dysfunktionaler) Bewältigungsstrategien auf dieser Ebene • Identifikation und Einüben individueller Skills zur Bewältigung von Gefühlen • Identifikation positiver körperlicher Strategien
Sitzung 4: Emotionsregulation auf Gedankenebene	• Fokus auf dem Zusammenhang zwischen Gefühlen und Gedanken • Reflexion bisheriger (dysfunktionaler) Bewältigungsstrategien auf dieser Ebene • Identifikation und Einüben individueller Skills zur Bewältigung von Gefühlen • Identifikation hilfreicher kognitiver Strategien
Sitzung 5: Emotionsregulation auf Verhaltensebene	• Fokus auf dem Zusammenhang zwischen Gefühlen und Verhalten • Reflexion bisheriger (dysfunktionaler) Bewältigungsstrategien auf dieser Ebene • Identifikation und Einüben individueller Skills zur Bewältigung von Gefühlen • Identifikation positiver verhaltensbezogener Strategien
Sitzung 6: Leben in Kontakt mit den eigenen Emotionen (Belastungen tolerieren)	• Akzeptanz von Gefühlen und Belastungstoleranz • Abwägung von Vor- und Nachteilen der Toleranz emotionaler Belastung • Wahrnehmung positiver Gefühle und Nutzung zur Identifikation eigener Ziele
Sitzung 7: Förderung von Selbstwahrnehmung (Was ist mein „Ich"?)	• Psychoedukation zum Selbstkonzept • Einfluss des traumatischen Geschehens auf das Selbstbild • Typische Modelle des Selbstkonzepts • „Umsorgender Begleiter" als Skill
Sitzung 8: Förderung von Selbsterkenntnis (Mein „Ich" im gegenwärtigen Augenblick)	• Psychoedukation zu den Zusammenhängen von Trauma, Stresserleben und Achtsamkeit • Wahrnehmung von Gefühlen und Gedanken über sich selbst
Sitzung 9: Förderung von Selbsterkenntnis (Lernen, über das „Ich" nachzudenken)	• Erarbeitung von Annahmen über sich selbst • Formulierung von Überlebensregeln • Würdigung der Verluste von Zeit, Entwicklung „gesundem" Beziehungserfahren etc.
Sitzung 10: Selbstmitgefühl und Selbstkritik	• Identifikation von Selbstkritik, Selbstabwertungen und dysfunktionalen Selbstbildern • Gegenüberstellung von wohlwollenderen Perspektiven über sich selbst • Förderung von Selbstmitgefühl
Sitzung 11: Förderung von Selbsterkenntnis (Mein „Ich" in Beziehungen zu anderen)	• Sammeln von inneren und äußeren Ressourcen • Blick nach vorne: individuelle Ziele in der eigenen Entwicklung (Umgang mit sich selbst und anderen)
Sitzung 12: Verstehen von Beziehungsmustern	• Einführung in Beziehungsmuster und den Zusammenhang zwischen dem aktuellen Erleben und vergangenen Erfahrungen • Entwicklung eines Verständnisses für die Entstehung traumabezogener Beziehungsmuster • Informationen zur Modifikation eigener, traumaassoziierter Beziehungsmuster

Tabelle 3: Fortsetzung

Thema der Sitzung	Inhalte der Sitzung
Sitzung 13: Verändern von Beziehungsmustern	• Erarbeiten interpersoneller Ziele und alternativer Verhaltensweisen in relevanten zwischenmenschlichen Situationen • Arbeit an alternativen Beziehungsmustern
Sitzung 14: Verändern von Beziehungsmustern (Selbstsicherheit stärken)	• Psychoedukation zu selbstsicherem Handeln • Diskussion von alternativen Beziehungsmustern und Verhaltensreaktionen • Rollenspiele zu selbstsicherem Handeln und Vermittlung entsprechender Skills • Arbeit an hilfreicheren, alternativen Mustern bezüglich Durchsetzungsvermögen, Einforderung von Rechten, Äußern von Wünschen, Setzen von Grenzen etc.
Sitzung 15: Verändern von Beziehungsmustern (Flexibilität fördern)	• Umgang mit unterschiedlichen Machtverhältnissen in Beziehungen • Fortsetzung der Rollenspiele zu interpersonellen Situationen und der Arbeit an Mustern bezüglich verschiedener Machtverhältnisse in Beziehungen
Sitzung 16: Verändern von Beziehungsmustern (Nähe fördern)	• Psychoedukation zu Beziehungsgestaltung • Diskussion von alternativen Mustern und Verhaltensreaktionen • Rollenspiele zu Beziehungsgestaltung und Vermittlung entsprechender Skills • Arbeit an hilfreicheren, alternativen Mustern bezüglich Kontaktaufnahme, Herstellen von Nähe, Umgang mit Konflikten etc.
Sitzung 17: Bilanz und Abschied	• Zusammentragen des in der Therapie Erreichten • Rückblick und Bilanz • Zusammenfassen der Erfolge und Ressourcen • Rückfallprophylaxe und Klärung weiterer Bedarfe • Abschied

fahrensanweisung. *Die Anwendung der jeweiligen Bausteine, die Auswahl spezifischer Interventionen sowie die Anzahl der Sitzungen kann an die Bedarfe der Patient:innen sowie an die Kapazitäten des Arbeitssettings angepasst werden.*

Das Manual beschreibt Inhalte, Aufbau und Ziele der jeweiligen Sitzungen möglichst strukturiert, um eine gute Orientierungshilfe für Therapeut:innen zu bieten. Die markierten, besonders wichtigen Sitzungsinhalte sind auf jeden Fall durchzuführen. Die anderen Bausteine können Patient:innen auch gut eigenständig zwischen den Sitzungen bearbeiten oder von Therapeut:innen durch andere Interventionen ersetzt werden, die im individuellen Entscheidungsprozess vielleicht sinnvoller erscheinen. Wenn einzelne Bausteine länger dauern oder andere Bedarfe im Vordergrund stehen, sollte die aufgewendete Zeit an die Bedürfnisse und Ziele der Patient:innen (mehr Zeit) und an das bereits vorhandene Vorwissen (weniger Zeit) angepasst werden.

Die Entwicklung emotionaler und sozialer Fertigkeiten findet in einem dynamischen Prozess statt und kann daher nicht getrennt von- oder linear zueinander betrachtet werden. Die Themen und konkreten Skills, die ESTAIR adressiert und vermittelt, sind allerdings in einer Reihenfolge angeordnet, die einer „logischen" Entwicklung entsprechen. Beispielsweise ist es notwendig, zunächst gewisse Kompetenzen in der Wahrnehmung von Emotionen zu fördern, bevor es darum gehen kann, sie anderen gegenüber selbstsicher zu formulieren. Genauso ist es hilfreich, einige grundlegende Fertigkeiten der Kommunikation zu etablieren, bevor versucht wird, konfliktreiche und emotional besetzte interpersonelle Probleme zu lösen.

Dennoch ist es sinnvoll, dass Therapeut:innen die Sitzungen oder Sitzungsinhalte so gut es in dem jeweiligen Setting geht, an das individuelle Tempo der Patient:innen anzupassen, beispielweise wenn einzelne Gruppenteilnehmer:innen für einen „Entwicklungsschritt" länger brauchen als die anderen. Die betroffene Person könnte dann erst einmal bei dem entsprechenden Sitzungsthema bleiben, etwa mehrere Sitzungen an der Emotionswahrnehmung arbeiten, und den Aufbau von konkreten Skills im Umgang mit Emotionen zu einem späteren Zeitpunkt (in Einzelsitzungen, Eigenarbeit o.Ä.) nachholen.

Bei der Behandlung mit ESTAIR geht es vor allem darum, den Patient:innen korrigierende Erfahrungsmöglichkeiten anzubieten und die dafür grundlegenden Ressourcen aufzubauen. Auf welche der dargestellten Interventionen dafür zurückgegriffen wird und in welcher Form diese ausgeführt werden, ist zweitrangig. Therapeut:innen sowie Patient:innen können die Inhalte der Behandlung als „Ressourcensammlung“ mit vielen *Wahlmöglichkeiten* verstehen.

Vorbereitung durch die Therapeut:innen

Therapeut:innen sollten sich das Material vor jeder Sitzung ansehen, um sicherzustellen, dass die wichtigsten Interventionen gut erinnert und somit berücksichtigt werden. Dazu ist es sinnvoll, dass sich Therapeut:innen vor dem Behandlungsbeginn ausreichend mit dem Therapiematerial vertraut zu machen, um die jeweiligen Interventionen auf natürliche, fließende und patientenzentrierte Weise anbieten zu können. Voraussetzung dafür stellt die Kenntnis von STAIR/Narrative Therapie (Cloitre et al., 2025) dar, wo vertiefende Informationen zu dem ersten Behandlungsmodul zu finden sind.

1.8 Vorteile des Gruppensettings

Mit dem Skillstraining im Rahmen des ESTAIR-Gruppenprogramms wird ein besonderer Fokus darauf gelegt, Gegenwart und Vergangenheit miteinander in Beziehung zu setzen, und somit gleichzeitig eine Differenzierung zu erleichtern („Meine Erinnerungen und alten Beziehungsmuster gehören in die Vergangenheit.“). Das „Herzstück“ der Intervention ist daher die Modifikation von Beziehungsmustern, die traumaassoziiert sind und dementsprechend oftmals zu Reinszenierungen in aktuellen Beziehungen führen. Die Patient:innen lernen, zu erkennen, inwieweit ihre alten, negativen Erfahrungen sie täglich steuern und wie das ihren Umgang mit sich und anderen prägt.

Im zweiten Schritt erarbeiten Patient:innen hilfreichere, ressourcenvollere Wege und Strategien, die sie fortlaufend in den weiteren Gruppensitzungen (und auch im Rahmen der zweiten Phase und darüber hinaus) einüben. Somit ist es eine kontinuierliche Aufgabe, dysfunktionale Erlebens- und Verhaltensweisen zu erkennen, in eine innere Ordnung zu bringen und gleichzeitig neue Fertigkeiten und Interaktionsmöglichkeiten zu erproben.

Die Entwicklung neuer, funktionaler, gesunder Überzeugungen über sich und andere gelingt am besten durch korrigierende Erfahrungen. Dafür ist es sinnvoll, ESTAIR als erste Behandlungsphase im Gruppensetting durchzuführen und die Wirkfaktoren von Gruppen genau dafür zu nutzen. Jede Gruppensitzung bietet die Möglichkeit korrigierender Beziehungserfahrungen, beispielsweise dadurch, dass die Teilnehmer:innen einander zuhören, sich ernst nehmen, füreinander da sind und sich gegenseitig unterstützen. All das sind in der Regel neue und heilsame Erfahrungen, die von den Betroffenen als positiv und ihre Sichtweise verändernd beurteilt werden.

Darüber hinaus bietet das Gruppensetting einen „sicheren, geschützten Rahmen“, um neue Skills und Verhaltensweisen im Umgang mit anderen zu erproben. Dies geschieht zum einen durch angeleitete Rollenspiele. Zum anderen trägt dazu die sich auf natürliche Weise entwickelnde Gruppendynamik bei, die therapeutisch aufgegriffen und „bearbeitet“ werden kann. Die Patient:innen erhalten sowohl von der Therapeutin bzw. dem Therapeuten als auch den anderen Gruppenmitgliedern eine direkte Rückmeldung zu ihrem Interaktionsverhalten. Neue Strategien und Kompetenzen können unmittelbar und mit Unterstützung der Gruppe ausprobiert werden. Diese Art der korrigierenden Interaktionen innerhalb der Gruppe stärken neue Beziehungsmuster, ermöglichen gesunde Beziehungserfahrungen und fördern ein direktes Lernen zwischenmenschlicher Fertigkeiten.

Natürlich kann die Arbeit in der Gruppe – besonders vor dem Hintergrund der dysfunktionalen Beziehungsmuster – auch eine Reihe spezifischer Herausforderungen mit sich bringen. Insbesondere Ängste vor Kontrollverlust, Misstrauen und Schamgefühle sollten dabei Beachtung finden (vgl. Kapitel 1.6). Gelingt es Therapeut:innen einen sicheren, wertschätzenden Rahmen herzustellen und fortlaufend an den Beziehungsmustern zu arbeiten, erfahren die Betroffenen direkt ihre eigenen Kontrollmöglichkeiten, Vertrauen und Sicherheit.

1.9 Befunde zur Durchführung des ESTAIR-Gruppenprogramms

In drei Studien wurden positive Ergebnisse bezüglich des Gruppenprogramms ESTAIR festgestellt (Cloitre et al., 2025). Die erste Studie verglich Gruppen-STAIR mit einer Vergleichsgruppe, die in einer stationären Einrichtung für Erwachsene mit behandlungsresistenter Schizophrenie und schizoaffektiven Störungen behandelt wurde (Trappler & Newville, 2007). Die Teilnehmer:innen der Studie hatten sowohl eine psychotische Störung als auch eine PTBS. Die Ergebnisse zeigten, dass die Teilnehmer:innen des ESTAIR-Gruppenprogramms im Vergleich zur Vergleichsgruppe signifikante Verbesserungen der PTBS- und Psychosesymptome sowie eine bessere Emotionsregulation aufwiesen, einschließlich einer Verringerung von Wutausbrüchen und verhaltensbezogener Überaktivierung.

MacIntosh, Cloitre, Kortis, Peck und Weiss (2018) führten eine offene Studie durch, um die Zufriedenheit mit der Behandlung und die Ergebnisse der STAIR-Gruppenbehandlung in einer ambulanten Einrichtung zur Behandlung erwachsener Betroffener von sexueller Traumatisierung in der Kindheit zu evaluieren. Die Studie beinhaltete ein relativ begrenztes Training für die Studientherapeut:innen, bestehend aus einem Workshop gefolgt von wöchentlicher Supervision durch eine lokale Supervisorin, die mit einer Trainerin in Kontakt stand. Ziel war es, die einfache Anwendung einer strukturierten, manualisierten Behandlung in einer gemeindenahen Einrichtung zu bewerten. Diagnostische Erhebungen vor und nach der Behandlung zeigten eine signifikante Verringerung der PTBS-Symptome, der Probleme mit Emotionsregulation und der interpersonellen Schwierigkeiten. Standardisierte Interviews mit den Studientherapeut:innen ergaben, dass sie die Behandlung als einfach durchführbar und relevant für die Bedürfnisse ihrer Patient:innen ansahen; ihre Bedenken hinsichtlich der Anwendung eines manualisierten Behandlungsansatzes lösten sich dadurch auf. Die Patient:innen in der Gruppe äußerten eine hohe Zufriedenheit mit dem Ansatz und ein starkes Gefühl der Validierung, wenn sie sahen, welch eine „riesige Rolle" die Traumatisierung in ihrem täglichen Leben gespielt hatte (MacIntosh et al., 2018, S. 599).

Ähnliche Ergebnisse wurden in einer offenen Studie in einer ambulanten Einrichtung des „Department of Veterans Affairs (VA)" erzielt, in der Veteran:innen mit verschiedenen Arten von Traumatisierungen behandelt wurden, darunter auch sexuelle Traumatisierungen innerhalb des Militärs (Jackson, Weiss & Cloitre, 2018). Diese Studie bot eine Gruppenbehandlung in einem gemischtgeschlechtlichen Format an und war unseres Wissens nach die erste, die dies im Rahmen der VA tat. Die Ergebnisse zeigten eine signifikante Abnahme der PTBS-Symptome bei den Veteran:innen. Während jedoch sowohl männliche als auch weibliche Veteran:innen einen Rückgang der allgemeinen Stresssymptome zeigten, waren diese Ergebnisse nur für die Männer in der Gruppe signifikant. Dieses Ergebnis könnte die Auswirkungen der Teilnahme an einer gemischtgeschlechtlichen Gruppe widerspiegeln, insbesondere in Anbetracht der hohen Inzidenz von sexuellen Traumatisierungen bei weiblichen Veteran:innen. Trotz der erheblichen Hindernisse, mit denen weibliche Veteran:innen in der von Männern dominierten Gesundheitsversorgung der VA konfrontiert sind, waren diese Ergebnisse ermutigend für die Möglichkeit, gemischtgeschlechtliche STAIR-Gruppen anzubieten.

In den letzten Jahren konnten auch im deutschsprachigen Raum erste Erfahrungen mit dem Gruppenformat von STAIR gesammelt werden. So wurden in einer Untersuchung bei 30 Patient:innen mit einer kPTBS zur Akzeptanz und Durchführbarkeit des Verfahren die Inhalte, aber auch Struktur, Arbeitsmaterialien und Vorgehensweise positiv bewertet. Diese Erkenntnisse weisen auf eine gute Akzeptanz des Gruppenprogramms bei Patient:innen im deutschen Versorgungssystem hin (Borowski & Schäfer, 2023).

Kapitel 2

Indikationsstellung – Das Vorgespräch

2.1 Vorabinformationen für und Motivation der Patient:innen

Vor Behandlungsbeginn sollte die Gruppenleiterin oder der Gruppenleiter ein ausführliches Vorgespräch mit den Patient:innen im Einzelsetting führen. Ziel dessen ist zum einen, die Indikation für eine Gruppenteilnahme abzuklären, wobei Therapeut:in und Patient:in gemeinsam einschätzen, ob es sich beim ESTAIR-Gruppenprogramm um ein geeignetes Verfahren handelt – hinsichtlich Beschwerdespektrum, therapeutischer Vorerfahrungen und Ziele der Betroffenen. Außerdem kann die Passung zum Setting und damit die Bereitschaft der Patient:innen eingeschätzt werden. Zum anderen dient ein Vorgespräch einem ersten Beziehungsaufbau. Darüber hinaus sind die Traumaanamnese und die Diagnostik einer kPTBS Bestandteile des Vorgesprächs.

Für von komplexer Traumatisierung Betroffene ist es häufig schwer, Vertrauen zu fremden Personen und in neuen Situationen zu fassen. Die Teilnahme an einer Gruppentherapie kann für sich genommen schon eine große Herausforderung darstellen, die mit Unsicherheiten und Ängsten von Kontrollverlust einhergeht. Ein vertrauliches Vorgespräch hilft den Patient:innen, sich leichter auf das Behandlungsangebot einzulassen. Ein kurzes Vorstellen seitens der Therapeutin bzw. des Therapeuten sowie des Gruppenkonzepts gibt Orientierung und schafft Transparenz, was die meisten Patient:innen sehr zu schätzen wissen.

Unsere Erfahrungen zeigen deutlich, dass die Compliance zur Gruppenbehandlung stärker vorhanden ist und „Stolpersteine“ wie Ängste sowie Vorbehalte bezüglich der Behandlung reduziert werden konnten, wenn vor Gruppenstart ein erstes Kennenlernen zwischen Patient:in und Therapeut:in in einem vertraulichen Vorgespräch stattfand. Dieses bietet die Möglichkeit, den Patient:innen zu vermitteln, dass ihre Anliegen, Wünsche, Befürchtungen etc. gesehen und wertgeschätzt werden und Therapeut:innen in der Lage sind, einen sicheren Rahmen für die herausfordernden Schritte zu geben. Zusätzlich erfahren die Therapeut:innen vorab, welche Ziele und Erwartungen an die Gruppenbehandlung bestehen, welche Symptome und Beeinträchtigungen zu Leidensdruck führen und wie viel (Trauma-)Therapieerfahrung bereits vorhanden ist. All diese Informationen sind für eine Einschätzung hinsichtlich dessen hilfreich, welche ESTAIR-Inhalte in welcher Form und Intensität voraussichtlich in der Behandlungsplanung wichtig werden sowie der Bereitschaft der Patient:innen, sich auf die ESTAIR-Gruppenbehandlung einzulassen.

Vor diesen Hintergründen ist es ratsam, wichtige Fragen im persönlichen Kontakt zu stellen. Gleichzeitig sollten zusätzlich standardisierte psychometrische Tests eingesetzt werden, um sicher zu gehen, ein umfassendes Bild über die traumatischen Erlebnisse zu bekommen (vgl. Kapitel 2.2), nichts zu übersehen, was von Bedeutung ist, und eine fundierte Diagnostik zu stellen (vgl. Kapitel 2.3).

2.2 Traumaanamnese

Konkretes Fragen nach traumatischen Erfahrungen kann sowohl für Therapeut:innen als auch Patient:innen erst einmal ungewohnt und schwer sein. Für Therapeut:innen ist es dabei wichtig, „nicht wertende“ und möglichst verhaltensbezogene Fragen zu stellen (z. B. „Ist es jemals vorgekommen, dass ein Elternteil, ein anderes Familienmitglied oder sonst irgendjemand, der für Ihre Betreuung zuständig war, Sie auf sexuelle Weise berührt hat, als Sie ein Kind waren?“, statt „Hat in Ihrer Kindheit sexueller Missbrauch stattgefunden?“). Gleichzeitig müssen Therapeut:innen sensibel reagieren, wenn sie merken, dass die Betroffenen von der Art der Fragen überfordert sind. In diesem Fall kann es auch erst einmal ausreichen, bestimmte Bereiche grob und oberflächlich zu ermitteln (z. B. „Das ESTAIR-Gruppenangebot richtet sich vor allem an Menschen, die traumatische Erfahrungen machen mussten, als sie aufwuchsen, zum

Beispiel Gewalt oder Vernachlässigung erlebt haben. Sind das Erlebnisse, die auch Sie kennen?").

Da das ESTAIR-Gruppenprogramm ursprünglich zur Behandlung einer komplexen kPTBS entwickelt wurde, deren traumatische Erfahrungen meistens langanhaltende oder wiederholte Ereignisse sind, sollte das gesamte Spektrum von Typ-II-Traumatisierung erfragt werden. Dazu gehören[2]:

- Sexueller Missbrauch
- Körperliche Gewalt
- Emotionale Gewalt
- Körperliche Vernachlässigung
- Emotionale Vernachlässigung
- Sonstige zwischenmenschliche Traumatisierungen (auch später im Lebensverlauf)

Personen, die wiederholter und anhaltender Traumatisierung ausgesetzt waren, haben oftmals eine Vielzahl traumatischer Geschehnisse erfahren, weshalb es möglicherweise schwierig ist, von „dem" traumatischen Ereignis zu berichten. Deshalb kann es förderlich sein, die traumatischen Geschehnisse zunächst eher als verschiedene Cluster von Erfahrungen zu betrachten. Im Verlauf des Gesprächs arbeiten Patient:in und Therapeut:in dann gemeinsam heraus, welche Ereignisse die betroffene Person als besonders schlimm oder wirkungsreich erlebte. Das Geschehen, das die Person „auswählt" und aktuell am meisten Leid auslöst, muss dabei nicht unbedingt mit dem übereinstimmen, welches Therapeut:innen als am schwerwiegendsten ansehen.

Strukturierte Interviews unterstützen durch vorgegebene Formulierungen bei der Traumaanamnese und können bei Bedarf eingesetzt werden. Für die Traumaanamnese bei Kindheitstraumatisierung eignet sich beispielsweise der Childhood Trauma Questionnaire (CTQ; Bernstein & Fink, 1998; dt. Wingenfeld et al., 2010).

2.3 Diagnosestellung einer kPTBS

Die Aufnahme der kPTBS in die ICD-11 und damit die Möglichkeit, eine kPTBS zu diagnostizieren, erkennt die nachhaltigen Auswirkungen langanhaltender und wiederholter traumatischer Ereignisse auf die Entwicklung der Betroffenen an. Diese zeigen sich neben den klassischen Diagnosekriterien einer PTBS (Wiedererleben, Vermeidung und Hyperarousal) in einer affektiven Dysregulation, einem negativen Selbstkonzept und interpersonellen Schwierigkeiten (Maercker et al., 2013; WHO, 2023; vgl. Kapitel 1.3).

Zur Diagnostik von PTBS und kPTBS empfehlen wir Therapeut:innen, ein strukturiertes klinischen Interview zu führen. In der Praxis existieren unterschiedliche Messinstrumente, die die verschiedenen Symptombereiche abdecken (siehe Tabelle 4)[3].

2.4 Passung und Bereitschaft hinsichtlich der Behandlung

Wenn Patient:innen über Beschwerden berichten, die mit emotionalen und interpersonellen Regulationsstörungen einhergehen und ein Zusammenhang zu traumatischen Erlebnissen in der Vergangenheit besteht, kann davon ausgegangen werden, dass das ESTAIR-Gruppenprogramm ein passendes Behandlungsangebot darstellt.

Wie bereits beschrieben, stellen akute Suizidalität, psychotische Symptomatik und Substanzabhängigkeit Kontraindikationen dar. In abgewandelter oder abgeschwächter Form sollten Therapeut:innen individuell abwägen, ob die betroffene Person an der Gruppentherapie teilnehmen kann, da die Schwierigkeiten häufig auch Symptome bzw. Bewältigungsstrategien für traumatische Erlebnisse sind (vgl. Kapitel 1.2).

Wenn eine Indikation für das ESTAIR-Gruppenprogramm vorliegt, sollte im zweiten Schritt die Bereitschaft der Patient:innen geprüft werden. Das Programm ist sehr zeitintensiv (17 Wochen Therapiesitzungen plus intensives Üben zwischen den Sitzungen), dafür sollten sowohl innere als auch äußere Ressourcen vorhanden sein. Im Rahmen der Behandlung geht es um intensive Konfrontation, mit der traumatischen Biografie, aber auch mit belastenden Themen in der Gegenwart. Die Patient:innen müssen also die Bereitschaft mitbringen, sich ihren Ängsten und Geschichten zu stellen, andere Dinge im alltäglichen Leben ggf. für eine gewisse Zeit zu „pausieren" oder „abzugeben" und Belastung zu tolerieren. Gemeint ist damit nicht eine verbindliche Zusage für die gesamte Behandlungsdauer (realistischerweise kann die niemand geben), noch ein Commitment, dass an irgendwelche inhaltlichen Bedingungen geknüpft ist. Gemeint ist damit die Offenheit für neue Erfahrungen und der Mut, es auszuprobieren.

2 In Kapitel 9.4 des STAIR-Programms im Einzelsetting (Cloitre et al., 2025) finden sich weitere Informationen zu traumatisierenden Typ-II-Erfahrungen sowie Beispiele für Fragen zu den spezifischen Formen, die auch im Vorgespräch für das STAIR-Gruppenprogramm genutzt werden können.

3 Weitere Informationen sind im Einzelmanual von STAIR/Narrative Therapie zu finden (Cloitre et al., 2025).

Tabelle 4: Auswahl an Messinstrumenten zur Diagnostik von PTBS und kPTBS

Symptombereich	Instrument	Inhalte	Länge
PTBS	PTSD Checklist for DSM-5 (PCL-5; Weathers et al., 2013; dt. Krüger-Gottschalk et al., 2017)	Screening für vorläufige Diagnose, erhoben wird das traumatische Lebensereignis sowie die Symptombelastung (Diagnose sollte durch ausführlicheres Interview gesichert werden, z. B. SKID oder CAPS)	5–10 Min., 3 Teile mit insg. 45 Items
(k)PTBS	International Trauma Questionnaire (ITQ; Cloitre et al., 2018b; dt. Cloitre et al., 2018a)	Erfassung der sechs Symptombereiche einer (k)PTBS und der funktionalen Beeinträchtigungen im sozialen, beruflichen und in anderen wichtigen Bereichen	9 bis 18 Items
Affektive Dysregulation	Difficulties in Emotion Regulation Scale (DERS; Gratz & Roemer, 2004)	Umgang mit emotionaler Erregung; Bewusstsein, Verständnis und Akzeptanz für negative Emotionen; Fähigkeit, emotionsunabhängig zu handeln	6 Min., 36 Items
Negatives Selbstkonzept	Selbstkonzept-Inventar (SKI; von Georgi & Beckmann, 2004)	Selbst-, Fremd- oder Idealbild von Ich-Stärke, Attraktivität; Vertrauen, Ordnungsliebe und Durchsetzung	10 Min.
Interpersonelle Schwierigkeiten	Inventar zur Erfassung interpersonaler Probleme – Deutsche Version (IIP-D; Horowitz, Strauß, Thomas & Kordy, 2016)	Faktorenanalytisch Bildung von acht Skalen nach den Oktanten des Interpersonalen Circumplexmodells (Dimensionen Dominanz und Affiliation) sowie Gesamtwert	Kurzform: 10 Min., 32 Items Langform: 20 Min., 64 Items

II Die 17 Sitzungen der erweiterten STAIR-Gruppentherapie (ESTAIR)

Kapitel 3

Sitzung 1 – Willkommen bei ESTAIR

Thematischer Schwerpunkt

Der Schwerpunkt dieser Sitzung liegt darauf, dass Sie und die Patient:innen beginnen, sich miteinander wohlzufühlen und eine *therapeutische Allianz* aufbauen. Zudem werden die Behandlungsziele der Patient:innen identifiziert, indem herausgearbeitet wird, inwieweit ESTAIR die richtige Behandlungsmethode darstellt und ihnen helfen kann, ihre Ziele zu erreichen. Dies stärkt die *Motivation* der Patient:innen, an der Behandlung mitzuwirken. Zusätzlich ist es wichtig, deutlich zu machen, dass die Behandlung auch die Übung der Skills zwischen den Sitzungen umfasst. Besprechen Sie, wann und wo die Patient:innen das „Bewusste Atmen“ durchführen, um die Übung zu konkretisieren und ein hohes Engagement beim Üben von Fähigkeiten zu erwirken.

Sitzungsübersicht

Inhalt	Zeit	Arbeitsblätter und Audiodatei (vgl. Online-Materialien)
Schwerpunkt der Sitzung vorstellen	5 Min.	
Gruppenvereinbarungen besprechen	5 Min.	1.1 ESTAIR-Gruppenvereinbarungen
Vorstellungsrunde durchführen*	10 Min.	
Behandlungsziele vorstellen	5 Min.	
Einfluss von Traumatisierungen auf Emotionen besprechen	30 Min.	1.2 Einfluss von Traumatisierung auf Gefühle, Selbstbild und Beziehungen
Einfluss von Traumatisierungen auf das Selbstbild besprechen		1.2 Einfluss von Traumatisierung auf Gefühle, Selbstbild und Beziehungen
Auswirkungen von Traumatisierungen auf Beziehungen besprechen		1.2 Einfluss von Traumatisierung auf Gefühle, Selbstbild und Beziehungen
Persönliche Behandlungsziele der Patient:innen klären*	20 Min.	
Überblick über die drei Ebenen von Emotionen geben	10 Min.	1.3 Das Modell der drei Emotionsebenen
In das bewusste Atmen einführen und gemeinsam üben*	10 Min.	1.4 Bewusstes Atmen Audiodatei 01: Bewusstes Atmen
Übungen zwischen den Sitzungen vereinbaren	15 Min.	1.5 Wie Beziehungserfahrungen unser emotionales Erleben prägen 1.6 Übungen zwischen den Sitzungen

Erlernte Skills

- Bewusstes Atmen

Anmerkung: Die mit einem Stern (*) gekennzeichneten Inhalte sollten in jedem Fall berücksichtigt werden.

Vorabinformation zu Sitzung 1. Wie bereits beschrieben, handelt es sich bei den Zeitangaben um eine Orientierung. Passen Sie die Inhalte an die Bedürfnisse und Ziele der Patient:innen an. In der ersten Sitzung ist es vor allem wichtig, das Kennenlernen von und den Austausch zwischen den Gruppenteilnehmer:innen zu fördern sowie Raum für alles zu schaffen, was für sie von Bedeutung ist!

3.1 Schwerpunkt der Sitzung vorstellen

Machen Sie deutlich, dass der Zweck der heutigen ersten Sitzung zum einen darin besteht, die Behandlungsinhalte und den dazu gehörigen Rahmen kennenzulernen. Ermitteln Sie gemeinsam, wie genau diese den Patient:innen helfen können und lassen Sie Raum für eventuelle Fragen. Erläutern Sie, dass es zunächst einige psychoedukative Elemente gibt, bevor die Patient:innen am Ende der Sitzung eine ersten Stressbewältigungstechnik erlernen und durchführen. Verdeutlichen Sie den Patient:innen, dass es zum anderen in der Sitzung darum geht, eine Atmosphäre zu schaffen, in der sich diese wohlfühlen. Dazu tragen Gruppenvereinbarungen bei und ein gegenseitiges Kennenlernen.

3.2 Gruppenvereinbarungen besprechen

Gehen Sie gemeinsam mit den Teilnehmer:innen die ESTAIR-Gruppenvereinbarungen durch (Arbeitsblatt 1.1: ESTAIR-Gruppenvereinbarungen). Machen Sie den Nutzen für alle Beteiligten deutlich und klären Sie offene Fragen und Anliegen. An dieser Stelle können weitere Vereinbarungen aufgenommen werden, wenn sich die Gruppe gemeinsam darauf einigt. Natürlich können auch zum späteren Zeitpunkt des Gruppenverlaufs Vereinbarungen nachgetragen werden.

3.3 Vorstellungsrunde durchführen

Ermutigen Sie die Teilnehmer:innen, sich an einer kurzen Vorstellungsrunde zu beteiligen. Schlagen Sie hierfür einige Punkte vor, zu denen die Teilnehmer:innen etwas erzählen können, wie beispielsweise:

- Name und Alter,
- aktuelle familiäre, soziale und/oder berufliche Situation,
- bisherige Therapieerfahrungen,
- Wünsche und Erwartungen an die Gruppentherapie,
- individuelle Anliegen der Teilnehmer:innen,
- weitere eigene Ideen von Ihnen.

Diese Punkte sind als Vorschläge zu verstehen. Die Patient:innen können selbst entscheiden, was und wie viel sie von sich preisgeben möchten. Kommunizieren Sie den Teilnehmerinnen diese Freiheit explizit.

3.4 Behandlungsziele vorstellen

Erklären Sie, dass ein Trauma nicht nur Symptome einer PTBS oder Depression hervorrufen kann, sondern oft auch Auswirkungen darauf hat, mit *Emotionen umzugehen* oder *Emotionen zu tolerieren*. Erklären Sie außerdem, dass Traumatisierungen auch *Beziehungen beeinflussen,* indem sie häufig Belastungen erzeugen oder den Wunsch verstärken, Beziehungen zu vermeiden. Verdeutlichen Sie zudem, dass traumatische Erlebnisse das *Bild* – meist in eine negative Richtung – verändern, das Betroffene *über sich selbst* haben. Menschen, die ein Trauma erleben, neigen oft dazu, sich selbst negativ zu sehen und das Positive zu übersehen.

Zeigen Sie den Teilnehmer:innen auf, dass ESTAIR genau an diesen drei Bereichen arbeitet. Das Programm konzentriert sich auf (1) die Entwicklung von Fähigkeiten, die einen besseren Umgang mit den eigenen Gefühlen ermöglicht, (2) das Selbstbild in eine positive Richtung zu verändern sowie (3) die Beziehungsgestaltung und soziale Verbindungen zu verbessern. Merken Sie an, dass Sie gemeinsam Fähigkeiten, sogenannte Skills, auswählen, die gut zu den Themen passen, an denen die Patient:innen arbeiten möchten. Ein weiteres Ziel dieses Programms ist es, dass die Teilnehmer:innen diese Skills auch im Alltag nutzen, um das eigene Funktionslevel und Wohlbefinden zu verbessern.

Machen Sie deutlich, dass sich die Behandlung nicht auf detaillierte Inhalte der erlebten Traumatisierungen konzentriert, sondern auf die Folgen im Hier und Jetzt. Die Behandlung fokussiert die Entwicklung von Fähigkeiten zur Lösung traumaassoziierter Schwierigkeiten, die die Teilnehmer:innen im täglichen Leben haben. Bisherige Untersuchungen zu STAIR bzw. ESTAIR ergeben, dass Patient:innen beim Erlernen und Verwenden dieser Fähigkeiten eine signifikante Verringerung ihrer PTBS und Depression feststellen. Die Skills helfen also, die Symptome von PTBS und Depressionen direkt zu reduzieren. Bei manchen tragen sie auch zu einer positiveren und effektiveren Funktionsweise, besseren Beziehungen zu anderen und mehr Freude am täglichen Leben bei, sodass sich die Symptome dadurch auflösen.

3.5 Einfluss von Traumatisierungen auf Emotionen besprechen

Besprechen Sie anhand von Arbeitsblatt 1.2 „Einfluss von Traumatisierung auf Gefühle, Selbstbild und Beziehungen" (Abschnitt „Einfluss von Traumatisierung auf Gefühle"), welche Auswirkungen traumatische Erfahrungen auf Emotionen haben können. Fragen Sie die Patient:innen, welche der aufgeführten Schwierigkeiten im Umgang mit den eigenen Gefühlen auf sie zutreffen. Bitten Sie die Teilnehmer:innen, diese auf dem Arbeitsblatt zu markieren und in der Gruppe vorzustellen. Nehmen Sie sich anschließend einen kurzen Moment und fassen Sie dann das Gesagte auf unterstützende und validierende Weise zusammen. Vermitteln Sie den Patient:innen, dass dieses Erleben normal ist, ohne die Belastung abzusprechen. Stellen Sie klar und deutlich heraus, dass es Fähigkeiten bzw. Skills gibt, die helfen, genau diese Probleme zu lösen.

3.6 Einfluss von Traumatisierungen auf das Selbstbild besprechen

Besprechen Sie anhand von Arbeitsblatt 1.2 „Einfluss von Traumatisierung auf Gefühle, Selbstbild und Beziehungen" (Abschnitt „Einfluss von Traumatisierung auf das Selbstbild"), inwieweit traumatische Erlebnisse das Bild von sich selbst beeinflussen und formen können, wie uns vermittelte Botschaften und Zuschreibungen über uns verinnerlicht und übernommen werden und welche Rolle Scham- und Schuldgefühle dabei haben können (sich selbst als „schlecht" oder „minderwertig" erleben, Eigenschaften, Bedürfnisse, Wünsche etc. verleugnen u.a.). Thematisieren Sie ebenfalls wie häufig erlebte Ohnmacht und Hilflosigkeit sich auf unser Selbstkonzept und das eigene Wirksamkeitserleben auswirken können. Fragen Sie die Patient:innen, welche dieser typischen Folgen sie von sich kennen und bitten Sie sie, entsprechende Punkte auf dem Arbeitsblatt zu markieren. Ermutigen Sie, sich auch dazu auszutauschen und sorgen Sie dabei für eine würdigende Atmosphäre. Vermitteln Sie den Teilnehmer:innen, dass ihr Erleben vor dem Hintergrund der Erfahrungen verstehbar ist und es in der Gruppe darum gehen soll, durch neue Erfahrungen gestärkte und gesündere Sichtweisen zu entwickeln.

3.7 Auswirkungen von Traumatisierungen auf Beziehungen besprechen

Besprechen Sie ebenfalls anhand von Arbeitsblatt 1.2 „Einfluss von Traumatisierung auf Gefühle, Selbstbild und Beziehungen" (Abschnitt „Einfluss von Traumatisierung auf Beziehungen"), welche Auswirkungen traumatische Erfahrungen auf Beziehungen haben können. Fragen Sie die Patient:innen, welche der aufgeführten Schwierigkeiten in der eigenen Beziehungsgestaltung auf sie zutreffen. Bitten Sie die Teilnehmer:innen, dieses auf dem Arbeitsblatt zu markieren und sich in der Gruppe darüber auszutauschen. Nehmen Sie sich anschließend einen kurzen Moment und fassen Sie dann das Gesagte auf unterstützende und validierende Weise zusammen. Vermitteln Sie den Patient:innen, dass solche zwischenmenschlichen Schwierigkeiten normal sind, ohne den damit einhergehenden Leidensdruck abzusprechen. Stellen Sie klar und deutlich heraus, dass es Kompetenzen gibt, die in der Gruppentherapie gemeinsam gefördert werden und die helfen, Beziehungen mehr nach den eigenen Vorstellungen leben zu können.

3.8 Persönliche Ziele der Patient:innen klären

Nehmen Sie die zuvor identifizierten Schwierigkeiten als Grundlage, um die wichtigsten Behandlungsziele der Gruppenmitglieder zu klären: Bei welcher Schwierigkeit möchten sie vorrangig Hilfe? Unterstützen Sie die Entscheidungen und merken Sie an, dass andere Betroffene, die an der ESTAIR-Gruppe teilgenommen haben, ähnliche Probleme hatten, die verbessert werden konnten.

Die deutliche Herausarbeitung der persönlichen Ziele der Patient:innen hat drei Ziele:

1. Sie hilft Ihnen, zu überlegen, welche Aufgaben und Skills, die im Laufe des ESTAIR-Gruppenprogramms bearbeitet und eingeübt werden, am hilfreichsten für die jeweiligen Patient:innen sein könnten.
2. Sie können die Behandlung dadurch so gestalten und organisieren, dass sie mit den Zielen der Teilnehmer:innen in Einklang steht.
3. Die identifizierten Ziele der Patient:innen lassen sich dazu nutzen, sie bei nachlassender Motivation und/oder wenn sie vergessen haben, wieso sie sich überhaupt für die Behandlung entschieden haben,

wieder zu motivieren und an die eigenen Ziele zu erinnern.

Diesen Punkt können Sie auch kürzer gestalten. Er ist aber für den weiteren Therapieverlauf ausschlaggebend!

3.9 Überblick über die drei Ebenen von Emotionen geben

Gegen Ende der ersten Sitzung wird auf den ersten Behandlungsschwerpunkt, die Emotionsregulation, übergeleitet. Geben Sie dazu einen kurzen Überblick darüber, dass der Baustein nach drei Emotionsebenen geordnet ist, da sich in der Regel auf jeder dieser Erlebnisebenen Beschwerden zeigen (Arbeitsblatt 1.3: Das Modell der drei Emotionsebenen). Gleichzeitig kann auf allen drei Ebenen Einfluss auf das eigene emotionale Erleben genommen werden. Merken Sie an, dass das Lernen von Skills für jede dieser Ebenen dazu beiträgt, mehr Expertise für sich selbst zu entwickeln.

Möglicherweise stellen die Patient:innen fest, dass sie bereits mehr Fertigkeiten auf einer Ebene als auf einer anderen haben oder mehr Skills auf einer Ebene als auf einer anderen erlernen möchten. Dies ist vollkommen in Ordnung. Gemeinsam können Sie identifizieren, auf welcher Ebene die Patient:innen „stark sind" und auf welcher sie Unterstützung benötigen. Merken Sie an, dass sich die Erweiterung von Fähigkeiten auf einer Ebene darauf auswirken kann, Schwierigkeiten auf den anderen Ebenen zu bewältigen, weil die Ebenen alle miteinander in Beziehung stehen. Es gibt also keinen falschen Ausgangspunkt und keine Ebene, die der anderen bei der Lösung von Problemen überlegen ist.

Zusammenfassend sollten Sie herausstellen:

- Die Verwendung der drei Ebenen ordnet das emotionale Erleben der Teilnehmer:innen und hilft ihnen, Bewältigungsstrategien für jede der drei Ebenen zu finden.
- Das Modell veranschaulicht, dass eine emotionale Reaktion verhaltensbasierte, körperbezogene und kognitive Teile bzw. Ebenen enthält *und* Bewältigungsstrategien auf jeder dieser Ebenen entwickelt und genutzt werden können.
- Patient:innen unterscheiden sich hinsichtlich der Fähigkeit, welche Ebene sie leichter modifizieren können. Das ist normal. Ermutigen Sie die Gruppenmitglieder, indem Sie anmerken, dass Skills auf einer Ebene auch Auswirkungen auf die anderen Ebenen haben und es somit einfacher wird, sich mit Skills auf den anderen Ebenen vertraut zu machen.

3.10 In das bewusste Atmen einführen

Die erste Fähigkeit zum Umgang mit belastenden Gefühlen des ESTAIR-Gruppenprogramms ist das bewusste Atmen. Dazu wird eine detaillierte Anweisung (Arbeitsblatt 1.4: Bewusstes Atmen; Audiodatei 01: Bewusstes Atmen) bereitgestellt. Auf dem Arbeitsblatt wird die (längere) Originalversion des bewussten Atmens vorgestellt. Die Therapeut:innen wie auch die Patient:innen können diese als Anleitung zum (selbstständigen) Üben verwenden. Die Audiodatei (vgl. Online-Materialien) umfasst eine kürzere, abgewandelte Version, die ebenfalls als Orientierung dienen kann und die den Teilnehmer:innen zur Verfügung gestellt werden kann. In der ersten Sitzung sollten Sie die Gruppenmitglieder jedoch durch einen Durchgang des bewussten Atmens führen.

Üben zu Hause. Betonen Sie, dass es – wie bei allen im Laufe der Behandlung erlernten Skills – umso einfacher ist, diese Fertigkeit in Belastungssituationen anzuwenden, je häufiger sie geübt wird. Um das selbstständige Üben zu unterstützen, ist es hilfreich zu besprechen, wann die Patient:innen die Atemübungen (am besten täglich, z. B. am Morgen und vor dem Schlafengehen) üben möchten oder können. Besprechen Sie zudem, wo die Übung jeweils durchgeführt wird. Betonen Sie die Bedeutung des wiederholten Übens. Identifizieren Sie alle möglichen Hindernisse, die vom Üben abhalten könnten und suchen Sie gemeinsam Lösungen dafür.

Mögliche Schwierigkeiten. Für einige Patient:innen ist es sehr schwierig, sich auf ihre Atmung oder generell ihren Körper zu fokussieren. Auch mögen sich nicht alle selbst an Brust oder Bauch berühren. Bieten Sie in diesen Fällen eine alternative Durchführung an, etwa die „Feder-Atmung". Dabei liegt die Aufmerksamkeit auf der Vorstellung einer Feder und weniger auf der Wahrnehmung des eigenen Körpers. Durch ein solches Bild nähern sich manchen Patient:innen an Atemübungen an. Sie können die Feder-Atmung beispielsweise nach Rost und Overkamp (2018) wie folgt anleiten:

> Nehmen Sie eine bequeme Sitzhaltung ein. Ihre Hände liegen mit den Handflächen nach oben auf

den Knien. Beim Einatmen stellen Sie sich vor, dass aus der einen Hand eine Feder aufsteigt, und zwar genauso lange wie Sie einatmen. Beim Ausatmen sinkt sie langsam wieder ab und landet auf der anderen Handfläche. Von dort steigt sie beim Einatmen wieder langsam auf, um mit dem Ausatmen dann wieder in die andere Handfläche abzusinken.

3.11 Übungen zwischen den Sitzungen vereinbaren

Führen Sie am Ende der Sitzung in die Übungen zwischen den Sitzungen ein. Erinnern Sie die Gruppenmitglieder an die Wichtigkeit dessen, die Skills im Alltag zu üben, und verdeutlichen Sie, dass die Übungen zwischen den Sitzungen Bestandteil der Behandlung sind. Sie können es etwa so formulieren:

Am Anfang kann es schwierig sein, die Art und Weise zu ändern, in der Sie atmen. Das ist zu erwarten. Je mehr Sie diesen Skill üben, desto einfacher und selbstverständlicher wird es werden *[hier können Analogien zur Verdeutlichung genannt werden, wie die Trockenübungen der Feuerwehr oder der für uns ungewohnte und doch - wenn man sich im Land aufhält - überlebenswichtige Linksverkehr in England]*. Wir sind nur zwei Stunden pro Woche zusammen. Sie können unsere Arbeit hier als Startrampe ansehen, um diese Fähigkeiten im täglichen Leben anzuwenden. Während Sie üben, stellen Sie möglicherweise fest, dass bestimmte Tageszeiten oder Orte für Sie einfacher sind, oder kleine Anpassungen der Übung helfen können, wie eine Kombination mit der Feder-Atmung. Üben Sie so, wie es für Sie gut funktionieren kann. Denken Sie daran, dass die Übungen wichtig sind, um Ihren Zielen näher zu kommen und dass Sie Teil der Behandlung sind.

Um die Patient:innen an die Übungen zu erinnern, sind diese für jede Sitzung auf einem Arbeitsblatt zusammengefasst. Zwischen den Sitzungen 1 und 2 sollen die Teilnehmer:innen folgende Übungen durchführen (Arbeitsblatt 1.6: Übungen zwischen den Sitzungen):

- Durchführung der Atemübung „Bewusstes Atmen" (möglichst zweimal täglich);
- Bearbeitung von Arbeitsblatt 1.5 „Wie Beziehungserfahrungen unser emotionales Erleben prägen".

Geben Sie einen Ausblick auf die nächste Sitzung, wenn Sie die Übungen für zu Hause durchgehen: In dieser liegt der Fokus darauf, was die Patient:innen über Emotionen in der Kindheit gelernt und welchen immensen Einfluss diese Überzeugungen wahrscheinlich auf ihren aktuellen Umgang mit Emotionen haben. Als Vorbereitung bitten Sie die Gruppenmitglieder, sich Gedanken darüber zu machen, welche Botschaften über Gefühle sie im Laufe ihres Lebens erhalten haben und diese auf Arbeitsblatt 1.5 „Wie Beziehungserfahrungen unser emotionales Erleben prägen" festzuhalten.

Kapitel 4
Sitzung 2 – Emotionswahrnehmung

Thematischer Schwerpunkt

In dieser Sitzung geht es weiterhin darum, eine *therapeutische Allianz* mit den Patient:innen aufzubauen. Passen Sie dafür die Psychoedukation und Bearbeitung der Arbeitsblätter an die Anliegen und Schwierigkeiten der Gruppenmitglieder an, ohne das Gefühl zu haben, eingreifen oder schon jetzt etwas verändern zu müssen.

Der psychoedukative Schwerpunkt dieser Sitzung ist die wichtige, nützliche und positive *Funktion von Emotionen* in unserem Leben. Sie sollten sich stets bewusst sein, dass Ihre Patient:innen vermutlich eine negative und/oder sehr distanzierte Beziehung zu ihren Gefühlen haben. Es ist hilfreich, all Ihre Beobachtungen über die Lernerfahrungen und den Umgang Ihrer Patient:innen mit Emotionen an sie zurückzumelden. Das zeigt den Teilnehmer:innen, dass Sie sie verstehen und Mitgefühl für diese Art von Beziehungen zu Gefühlen haben. Zudem normalisieren Sie ihre Erfahrungen. Ihre therapeutische Haltung lädt die Patient:innen ein, über den möglichen Wert des Erlebens von Gefühlen nachzudenken. Sie können die Botschaft verstärken, indem Sie ihnen erlauben, Emotionen selbst zu betrachten und auf ihre eigene Weise zu erfahren. Dadurch können mehr Selbstwirksamkeit und eigene Entscheidungsfreiheit im Erleben entwickelt werden.

Sitzungsübersicht

Inhalt	Zeit	Arbeitsblätter (vgl. Online-Materialien)
Schwerpunkt der Sitzung vorstellen	5 Min.	
Übungen zwischen den Sitzungen nachbesprechen	15 Min.	
Persönliche Lerngeschichte der Teilnehmer :innen hinsichtlich Emotionen besprechen und darüber austauschen✷	20 Min.	► 1.5 Wie Beziehungserfahrungen unser emotionales Erleben prägen (ausgefüllt)
Über den Zweck von Emotionen austauschen (Botschaften von Gefühlen)✷	20 Min.	2.1 Die Sichtweise auf Gefühle nach dem ESTAIR-Ansatz 2.2 Gefühle als „Boten von Nachrichten“
In das Gefühlstagebuch einführen und ggf. Skill vorstellen	20 Min.	2.3 Gefühlstagebuch 2.4 Einstufungsskala für die Intensität von Gefühlen 2.5 Gefühlsliste 2.6 Gefühlsrad
Emotionssurfen vorstellen und üben✷	15 Min.	2.7 Emotionssurfen 2.8 „Werkzeuge“ im Umgang mit Gefühlen
Übungen zwischen den Sitzungen vereinbaren	15 Min.	2.9 Übungen zwischen den Sitzungen

Erlernte Skills

- Gefühlstagebuch
- Skala für die Intensität von Emotionen
- Gefühlsliste
- Gefühlsrad
- Emotionssurfen

Anmerkung: Die mit einem Stern (✷) gekennzeichneten Inhalte sollten in jedem Fall berücksichtigt werden.
Hinweis (►): In dieser Sitzung wird mit einem Arbeitsblatt aus einer vorherigen Sitzung (weiter-)gearbeitet.

4.1 Schwerpunkt der Sitzung vorstellen

Erläutern Sie, dass sich die heutige Sitzung zum einen auf die Funktion von Gefühlen, also ihre „Botschaften“ an uns, konzentriert. Zum anderen geht es um den Austausch über das, was die Gruppenmitglieder über Gefühle in ihrer Kindheit, aber auch in ihren derzeitigen Bezugsrahmen, gelernt haben.

4.2 Übungen zwischen den Sitzungen nachbesprechen

Fragen Sie nach, ob und wie die Übung zum bewussten Atmen gelungen ist. Verdeutlichen Sie erneut die Bedeutung der täglichen Anwendung, indem Sie zum Beispiel sagen:

> Je mehr Sie üben, desto einfacher und selbstverständlicher wird diese Art des Atmens für Sie.

Wenn ein Gruppenmitglied noch nicht geübt hat oder Schwierigkeiten dabei aufgetreten sind, bieten Sie alternative Vorgehensweisen an, die mögliche Hindernisse aus dem Weg räumen können.

Eine Alternative ist beispielsweise das Atmen im Liegen. In dieser Position lässt es sich einfacher aus dem Bauch und schwieriger aus der Brust atmen. Wichtig ist auch, zunächst in ruhigen Situationen zu üben (und nicht erst dann mit dem Üben zu beginnen, wenn bereits Stress erlebt wird). Die Verwendung von beruhigenden Bildern oder Geräuschen können zusätzlich unterstützen.

4.3 Die persönliche Lerngeschichte hinsichtlich der Emotionen der Patient:innen besprechen

Besprechen Sie gemeinsam Arbeitsblatt 1.5 „Wie Beziehungserfahrungen unser emotionales Erleben prägen“, welches die Patient:innen zwischen den Sitzungen ausfüllen sollten. Arbeiten Sie heraus, dass die Art und Weise, wie *Menschen aufwachsen, den Umgang mit Gefühlen maßgeblich beeinflusst*. Stellen Sie den Teilnehmer:innen dazu während der Besprechung vertiefende Fragen, wie beispielsweise:

- Wie haben Familienmitglieder auf verschiedenartige Gefühle reagiert?
- Wurden die Gefühle der Patient:innen ernst genommen, ignoriert, invalidiert oder kommentiert?
- Wie sind Familienmitglieder mit ihren eigenen Emotionen umgegangen: Wurde das emotionale Befinden unter den Teppich gekehrt? Wurden Angst und Traurigkeit ausgedrückt? Wurde Ärger als unkontrollierbar erlebt? Wurden destruktive Verhaltensweisen gegen Gefühle eingesetzt, wie etwa Alkoholkonsum?

Diskutieren Sie außerdem, wie die Teilnehmer:innen von anderen, weiterführenden Beziehungen geprägt wurden. Schauen Sie, ob es noch andere wichtige Bezugsrahmen gab, die die Entwicklung der Emotionsregulation beeinflusst haben. Dies kann auch kulturelle oder religiöse Werte einschließen. Verknüpfen Sie gemeinsam die Erfahrungen aus dem „Dort und Damals“ mit dem emotionalen Erleben im „Hier und Jetzt“. Am Ende der Besprechung sollte den Gruppenmitgliedern bewusst sein, inwieweit ihr bisheriger Umgang mit Emotionen eine wichtige Überlebensstrategie war, die zur gegebenen Zeit Sinn ergab, für die Gegenwart jedoch hinderlich ist.

4.4 Über den Zweck von Emotionen austauschen

Orientieren Sie sich am Arbeitsblatt 2.1 „Die Sichtweise auf Gefühle nach dem ESTAIR-Ansatz“, um das Kernthema dieser Sitzung vorzustellen: Die Botschaften von Gefühlen.

Erklären Sie, dass Gefühle zu unserer Biologie gehören und einen *Zweck* haben, also eine „Ressource“ für ein effektives und gesundes Leben darstellen: Emotionen informieren uns darüber, was in unserer Umwelt passiert und helfen, Entscheidungen zu treffen und sich zielgerichtet zu verhalten. Essenzielle Gefühle wie Angst, weisen uns an, wachsam zu sein, eine Person bzw. Situation anzugreifen oder zu vermeiden. Angenehme Gefühle wie Glück oder Zufriedenheit, geben uns einen Hinweis darauf, sich einer Person oder Situation zu nähern oder mit ihr in Verbindung zu bleiben.

Kommen Sie dann auf die Auswirkungen traumatischer Ereignisse auf das „emotionale System“ zu sprechen: Diese können Gefühle desorganisieren oder auch dämpfen. Das Erleben eines Traumas kann eine betroffene Person von diesem für uns Menschen sehr wichtigen Informationssystem abtrennen. Ein Ziel von ESTAIR ist es, Gefühle wieder zu aktivieren, sodass sie als eine Ressource wahrgenommen werden können.

Um dieses Ziel zu erreichen, gibt es *hilfreiche Werkzeuge,* die die Teilnehmer:innen in dieser und den weiteren Sitzungen kennenlernen.

Gemeinsam überlegen die Gruppenmitglieder anschließend, welchen Zweck ganz bestimmte Emotionen haben. Gehen Sie dafür das Arbeitsblatt 2.2 „Gefühle als ‚Boten von Nachrichten'" je nach Bedarf flexibel durch. *Konzentrieren Sie sich auf die Emotionen, die im Leben der Patient: innen relevant sind.* Stellen Sie außerdem einen Zusammenhang zwischen dem Zweck verschiedener Emotionen und ihrem Ausdruck auf den in der letzten Sitzung beschriebenen drei Erlebnisebenen her. Es ist nicht erforderlich, dass die Gruppenmitglieder den Zweck jeder einzelnen Emotion kennenlernen oder sich alle über die zusammengetragenen Botschaften einig sind. Am Ende sollten die Patient:innen mitnehmen, dass die eigenen Gefühle eine wichtige, individuelle Signalfunktion haben, auf die es sich lohnt, zu hören!

Im nächsten Schritt sollen Patient:innen überlegen, welche Erfahrungen sie selbst bezüglich dem Zwecke von Emotionen gesammelt haben. Unterstützen Sie die Teilnehmer:innen dabei, ein Erlebnis zu finden, bei dem sie eine Emotion als hilfreich erlebt haben, beispielsweise um eine Entscheidung zu treffen oder sich so zu verhalten, dass es zufriedenstellend war. Weisen Sie auch explizit auf den Zweck von unangenehmen Gefühlen hin, die ebenso erlebenswert sind wie angenehme Gefühle. Erläutern Sie an einem Beispiel den konkreten Zweck von negativen Emotionen. Beispielsweise kann Traurigkeit eine nützliche Botschafterin sein, die aufzeigt, dass man mit einem bestimmten Bereich des Lebens unzufrieden ist. Diese Unzufriedenheit kann dann der Veränderung dienen. Bei der Besprechung der Botschaft von Gefühlen sind zwei Punkte besonders wichtig:

1. *Emotionen nicht vermeiden.* Eine betroffene Person kann zum Beispiel viel Ärger empfinden und in aggressive Zustände und/oder Auseinandersetzungen geraten. Validieren Sie die Wut und zeigen Sie ihre Funktion auf. Sagen Sie etwas wie:

> Ein Zweck der Wut besteht darin, uns darauf aufmerksam zu machen, dass vielleicht Grenzüberschreitungen stattgefunden haben und Maßnahmen erforderlich sind, um uns selbst oder auch andere zu schützen. Nach einem Trauma ist diese Emotion möglicherweise überaktiviert. Lassen Sie uns schauen, was gerade los war, um dann bewusst entscheiden zu können, ob und wie eine Reaktion erforderlich ist. Das Gefühl Wut ist also wichtig. Gut, dass Sie es fühlen können. Im zweiten Schritt müssen Sie nur lernen, bewusst auszuwählen, für welche Zwecke Sie diese Kraft nutzen.

2. *Den Unterschied zwischen aktuellen und „alten", traumaassoziierten Emotionen vermitteln.* Wenn wir über unsere Gefühle als Botschafter oder „Wegweiser" sprechen, wird rasch deutlich, dass es sowohl hilfreiche Gefühle gibt, die uns auf den für uns besten Weg leiten wollen, als auch Gefühle, die uns „in die Irre führen" und immer wieder zu einem Erleben und Verhalten führen, mit dem wir uns selbst schaden (Gross, 2002). Wie können wir zwischen diesen Gefühlen unterscheiden? Bei den „In-die-Irre-Führern" handelt es sich oftmals um unsere alten, also mit dem Trauma verbundenen Emotionen, wie übermäßige Angst oder unangemessene Scham. Wir erkennen Sie daran, dass wir diese Gefühle außerordentlich gut kennen, beinahe täglich erleben, eine starke körperliche Beteiligung spüren und/oder uns „sehr klein" fühlen. Diese Emotionen aus dem „Dort und Damals" werden zwar durch aktuelle Erlebnisse (re-)aktiviert, haben jedoch keine Signalfunktion für das Geschehen im „Hier und Jetzt". Um mit diesen „Irreführern" umzugehen, sollten Patient:innen ihnen mit validierender, mitfühlender Zuwendung, Beruhigung und Differenzierung begegnen. Dabei hilft, mit diesen alten Emotionen in einen inneren Dialog zu gehen, etwa so:

> Angst, ich merke, du tauchst immer wieder auf, wenn ich von meinen Gefühlen spreche. Dort und damals war das auch gut so, weil du mich davor bewahrt hast, abgelehnt und bestraft zu werden. Hier und jetzt möchte ich allerdings einen neuen Weg gehen und bin mit Menschen zusammen, die mir nichts Böses wollen. Also lass es uns gemeinsam versuchen!

Mit diesem Sitzungsbaustein sollen die Teilnehmer:innen lernen, ihre Gefühle mehr und mehr als „innere Helfer" zu betrachten, gegen die sie nicht kämpfen müssen, sondern mit denen es einen Umgang zu lernen gilt.

4.5 In das Gefühlstagebuch einführen

Das Gefühlstagebuch (Arbeitsblatt 2.3) soll den Patient:innen helfen, ihre Gefühle einzuordnen und konkret zu beobachten. Sie lernen damit, sich ihrer Gefühle bewusster zu werden und zu erkennen, wie sich Gefühle körperbezogen, kognitiv und verhaltensbasiert ausdrücken. Weiterhin behalten die Patient:innen dadurch einen Überblick darüber, ob und wann sie die ESTAIR-Bewältigungsstrategien angewendet haben und ob sie hilfreich waren.

Führen Sie in die Arbeit mit dem Gefühlstagebuch anhand eines aktuellen Beispiels aus dem Leben der Patient:innen ein, damit die Patient:innen bis zur nächsten Sitzung weiterhin üben können, das Gefühlstagebuch auszufüllen.

Für die Beobachtung der eigenen Gefühle gibt es verschiedenen Hilfsstellungen, die entweder während oder nach Fertigstellung des Gefühlstagebuchs eingeführt werden können:

- Einstufungsskala für die Intensität von Gefühlen (Arbeitsblatt 2.4),
- Gefühlsliste (Arbeitsblatt 2.5; angelehnt an Cloitre et al., 2025),
- Gefühlsrad (Arbeitsblatt 2.6; aus Cloitre et al., 2025).

Die Arbeitsblätter unterstützen dabei, Worte für das eigene emotionale Erleben zu finden und zwischen verschiedenen Intensitäten zu unterscheiden. Passen Sie die Einführung der Arbeitsblätter und die dafür verwendete Zeit auf den Bedarf der Gruppe an.

4.6 Emotionssurfen vorstellen

Auch der Skill dieser Sitzung, das Emotionssurfen, unterstützt eine funktionale Emotionsregulation (Arbeitsblatt 2.7: Emotionssurfen). Führen Sie diesen Skill zur Emotionserkennung und -akzeptanz ein.

Der Zweck des Emotionssurfens ist es, sich der eigenen Gefühle bewusster zu werden und sie erst einmal für sich anzunehmen – ohne gleich reagieren zu müssen. Verwenden Sie zur Ein- und Durchführung der Übung das Bild einer Surferin bzw. eines Surfers. Um das Emotionssurfen gemeinsam in der Sitzung zu üben, wählen Sie ein Gefühl aus, welches die Patient:innen gut kennen, vielleicht sogar in dem Moment spüren. Leiten Sie die Teilnehmer:innen dazu an, in Verbindung mit der ausgewählten Emotion zu bleiben, diese deutlich zu spüren, ohne sich von ihr überwältigen zu lassen. Genau wie eine Surferin oder ein Surfer, die oder der das Rauschen der Wellen unter ihrem bzw. seinem Board spüren kann, sich von ihnen tragen und leiten lässt. Erklären Sie, dass sich die Gefühle mit der Zeit verringern werden und man sich dann wieder geerdeter fühlt – genau wie die Surferin oder der Surfer, die bzw. der die Welle reitet und ans Ufer kommt.

Schließen Sie die Übung damit ab, mit den Patient:innen zu reflektieren, inwieweit das Emotionssurfen hilfreich war und die Ziele erreicht wurden. Wenn Gruppenmitglieder Schwierigkeiten haben, das Abflachen der Emotionen wahrzunehmen, erklären Sie, dass auch dies Übung erfordert. Für einige Emotionen braucht es mehr Übung als für andere, bis sich diese verringern. Eine Kombination mit dem bewussten Atmen kann dabei achtsam unterstützen.

Fassen Sie am Ende der Sitzung zusammen, dass alle heute bearbeiteten „Fähigkeiten“ Werkzeuge sind, die den Patient:innen auf unterschiedliche Art helfen, mit ihren Gefühlen umzugehen. Arbeitsblatt 2.8 „‚Werkzeuge‘ im Umgang mit Gefühlen“ gibt eine Übersicht über den jeweiligen Zweck der Werkzeuge.

4.7 Übungen zwischen den Sitzungen vereinbaren

Erinnern Sie die Gruppenmitglieder daran, wie essenziell es ist, die Skills im Alltag zu üben. Verdeutlichen Sie, dass die Übungen zwischen den Sitzungen Bestandteil der Behandlung sind. Sie können zum Beispiel sagen:

> Je mehr Sie diese Strategien üben, desto besser beherrschen Sie sie. Wir sind nur zwei Stunden pro Woche zusammen. Um nachhaltig etwas aus der Behandlung mitzunehmen, ist es unerlässlich sich auch zwischen den Sitzungen, in ihrem Alltag, mit den Inhalten vertraut zu machen. Wenn Sie Schwierigkeiten damit haben, melden Sie sich gerne. Verwenden Sie Ihr Gefühlstagebuch als persönliches Tagebuch, um wichtige Erlebnisse und Beobachtungen in Bezug auf ihre Gefühle aufzuschreiben. Das Gefühlstagebuch betrachten wir in der nächsten Sitzung als Grundlage für die Vertiefung der Skills, die Ihnen dabei helfen, Emotionen zu regulieren.

Zwischen den Sitzungen 2 und 3 sollen die Teilnehmer:innen folgende (neue) Übungen durchführen (Arbeitsblatt 2.9: Übungen zwischen den Sitzungen):

- wiederholtes Durchführen des bewussten Atmens;
- Vervollständigung von Arbeitsblatt 2.2 „Gefühle als ‚Boten von Nachrichten‘“;
- Bearbeitung des Gefühlstagebuchs: Die Instrumente und Skills, die dafür relevant sind, sollen zusätzlich genutzt und notiert werden;
- Durchführung des Emotionssurfens (täglich).

Kapitel 5

Sitzung 3 – Emotionsregulation auf Körperebene

Thematischer Schwerpunkt		
In dieser Sitzung beginnen Sie und Ihre Patient:innen damit, Strategien im *Umgang mit Gefühlen auf der Körperebene* aufzubauen. Dafür gibt es viele Optionen. Vermeiden Sie es möglichst, die Patient:innen mit zu vielen Entscheidungen zu überfordern. Machen Sie sich und ihnen nicht den Druck alle Optionen durchgehen zu müssen, sondern wählen Sie bewusst auf der Grundlage dessen aus, was sich aus dem Gefühlstagebuch ableiten lässt. Bauen Sie dabei auf vorhandenen gesunden Aktivitäten und Vorlieben auf.		
Sitzungsübersicht		
Inhalt	**Zeit**	**Arbeitsblätter (vgl. Online-Materialien)**
Schwerpunkt der Sitzung vorstellen	5 Min.	
Übungen zwischen den Sitzungen nachbesprechen✷	15 Min.	► 2.3 Gefühlstagebuch (ausgefüllt)
Den Begriff der Emotionsregulation einführen und erklären	10 Min.	3.1 Was können wir von Limonade über Emotionen lernen?
Beispiele für gesunde und ungesunde Strategien zur Emotionsregulation besprechen✷	25 Min.	3.2 Angemessene Emotionsregulation
Zusammenhang zwischen emotionaler und körperlicher Gesundheit aufzeigen	15 Min.	3.3 Verbesserung der emotionalen Gesundheit
Skills auf der Körperebene anschauen und auswählen✷	25 Min.	3.4 Die Körperebene 3.5 Gesunde Strategien auf der Körperebene zur Emotionsregulation 3.6 Beruhigung über unsere Sinne 3.7 Progressive Muskelentspannung 3.8 Skills auf der Körperebene
Übungen zwischen den Sitzungen vereinbaren	15 Min.	3.9 Aktivitätenprotokoll 3.10 Übungen zwischen den Sitzungen
Erlernte Skills		
• Körperliche Selbstfürsorge (gesunde Strategien auf der Körperebene zur Emotionsregulation) • Beruhigung über unsere Sinne • Progressive Muskelentspannung		
Anmerkung: Die mit einem Stern (✷) gekennzeichneten Inhalte sollten in jedem Fall berücksichtigt werden. *Hinweis (►):* In dieser Sitzung wird mit einem Arbeitsblatt aus einer vorherigen Sitzung (weiter-)gearbeitet.		

5.1 Schwerpunkt der Sitzung vorstellen

Erläutern Sie, dass sich die heutige Sitzung auf Bewältigungsstrategien zur Regulation von Gefühlen konzentriert, die den Körper einbeziehen, wie Aktivitäten, die als entspannend empfunden werden oder mehr körperliches Wohlbefinden schaffen können. Vor der Betrachtung spezifischer Strategien, wird besprochen, was unter Emotionsregulation verstanden wird.

5.2 Übungen zwischen den Sitzungen nachbesprechen

Wiederholen Sie gemeinsam mit den Patient:innen die Inhalte aus der letzten Sitzung. Fragen Sie nach, wie das Ausfüllen des Gefühlstagebuchs, das bewusste Atmen und das Emotionssurfen gelungen sind.

Geben Sie positive Rückmeldungen zu der Arbeit, die die Patient:innen geleistet haben. Verstärken Sie die Bedeutung des täglichen Übens. Gruppenmitgliedern, die Schwierigkeiten mit Übungen hatten, können Sie etwas Extrazeit zum gemeinsamen Üben anbieten. Geben Sie außerdem den Ausblick, dass einige der heute eingeführten Skills eventuell dabei helfen, zukünftiges Üben zu erleichtern, beispielsweise durch Gedankenüberprüfung oder positive Selbstinstruktionen. Sollten Teilnehmer:innen nicht geübt haben, ist das auch in Ordnung. Ermutigen Sie sie, in der kommenden Woche wieder zu üben und besprechen Sie, welche Hilfestellungen dabei unterstützen könnten.

Gehen Sie anschließend gemeinsam die ausgefüllten Gefühlstagebücher (Arbeitsblatt 2.3) durch. Markieren Sie Auffälligkeiten und Aspekte, die nützlich für die kommenden Sitzungen sind. Merken Sie schon einmal an, auf welche Weise die Übungen, die Sie in dieser Sitzung durchgehen werden, zur Regulation genannter Gefühlszustände auf der Körperebene beitragen können (vgl. Kapitel 5.5).

5.3 Den Begriff der Emotionsregulation einführen

Erklären Sie, was unter Emotionsregulation zu verstehen ist, und warum sie uns bei der Bewältigung unseres Alltags hilft. Sie können die Metapher des Schüttelns einer Falsche Limonade (Arbeitsblatt 3.1: Was können wir von Limonade über Emotionen lernen?) nutzen, um in den Austausch mit den Teilnehmer:innen einzusteigen, indem sie beispielsweise fragen, was Limonade und Emotionen gemeinsam haben. Diese Metapher verdeutlicht, dass emotionale Vermeidung zwar kurzfristig emotionale Schmerzen lindern kann, aber keine langfristig wirksame Lösung darstellt. Vielmehr müssen Emotionen zumindest gegenüber sich selbst zum Ausdruck gebracht werden, damit sie auf natürliche Weise verarbeitet und an Intensität abnehmen können.

Erläutern Sie das Ziel von Emotionsregulation: *Belastende oder überwältigende Emotionen* (wie Wut oder Angst) *verringern* und *angenehme Emotionen* (wie Freude oder Zufriedenheit) *steigern*. Damit trägt die Emotionsregulation dazu bei, dass sich die Patient:innen zunehmend wieder wohlfühlen können. Die Regulation der eigenen Gefühle hilft dabei, im gegenwärtigen Moment zu bleiben, sich der Umgebung bewusster zu sein, leichter mit anderen in Verbindung zu treten und mit ihnen zu kommunizieren sowie persönliche Ziele ohne Ablenkung zu erreichen.

5.4 Gesunde und ungesunde Strategien zur Emotionsregulation besprechen

Sammeln Sie Beispiele für gesunde *und* ungesunde Arten der Emotionsregulation, die die Gruppenmitglieder aktuell anwenden, indem Sie die vervollständigten Gefühlstagebücher durchgehen. Verwenden Sie zusätzlich Arbeitsblatt 3.2 „Angemessene Emotionsregulation“, um in den gemeinsamen Austausch einzuleiten. Arbeiten Sie gesunde Strategien heraus und schlagen Sie Möglichkeiten vor, wie die Patient:innen sie am besten nutzen oder an individuelle Bedarfe anpassen können. Verdeutlichen Sie für ungesunde Strategien die negativen Folgen. Erläutern Sie, dass fast jedes Verhalten und viele Kognitionen eine emotionale Regulationskomponente haben. Schauen Sie sich gemeinsam die entsprechenden Spalten im Protokoll (Körperempfinden, Gedanken und Verhalten) an und diskutieren Sie, wie effektiv die jeweils genutzte Strategie auf den verschiedenen Ebenen bei der Bewältigung der Gefühle war.

Überprüfen Sie, ob Ihre Patient:innen auch positive Emotionen und angenehme Aktivitäten, etwa zur Förderung des körperlichen Wohlbefindens in ihrem Gefühlstagebuch notiert haben. Beachten Sie, dass es ebenso das Ziel des ESTAIR-Gruppenprogramms ist, diese zu verstärken! Sie können ein Modell dafür sein, positive Emotionen und bereits vorhandene gesunde Strategien bewusster wahrzunehmen und zu fokussieren.

5.5 Zusammenhang zwischen emotionaler und körperlicher Gesundheit aufzeigen

Zeigen Sie auf, wie unsere Emotionen unsere körperliche Gesundheit beeinflusst und dementsprechend sowohl die Psyche als auch der Körper Pflege benötigen. Verdeutlichen Sie anhand der Frage auf Arbeitsblatt 3.3 „Verbesserung der emotionalen Gesundheit", dass die emotionale und körperliche Gesundheit miteinander in Beziehung stehen und sich gegenseitig beeinflussen. Gehen Sie mit den Beispielen auf dem Arbeitsblatt oder eigenen Beispielen der Patient:innen durch, wie ein ungesunder Umgang mit dem eigenen Körper zu schwierigen emotionalen Zuständen führen kann und andersherum.

5.6 Skills auf der Körperebene auswählen

Leiten Sie auf die Emotionsregulation speziell auf der Körperebene über. Fragen Sie die Gruppenmitglieder, welche ungesunden Strategien auf der Körperebene sie selbst kennen (Arbeitsblatt 3.4: Die Körperebene). Machen Sie deutlich, dass viele Menschen körperlich so mit unangenehmen Gefühlen umgehen.

Gehen Sie die vorgeschlagenen Strategien zur körperlichen Selbstfürsorge durch und vervollständigen Sie die Liste je nach Bedarf (Arbeitsblatt 3.5: Gesunde Strategien auf der Körperebene zur Emotionsregulation). Wenn es Gruppenmitglieder gibt, die explizit Schwierigkeiten mit der Aufmerksamkeitslenkung auf den Körper oder generell mit grundlegenden körperlichen Grundbedürfnissen haben, gehen Sie darauf ein. Erstellen Sie gemeinsam einen Plan, um sich zumindest einem der Bereiche (Schlaf, Essen, Bewegung oder Umgebungsbedingungen) anzunähern.

Vertiefen Sie die Emotionsregulation auf der Körperebene, indem Sie als konkrete Interventionen die „Beruhigung über unsere Sinne" (Arbeitsblatt 3.6), die die vermittelnde Kernintervention dieser Sitzung darstellt, einführen und üben. Diese Intervention auf der Körperebene eignet sich auch für Patient:innen mit Schwierigkeiten mit der Körperarbeit.

Sollte im Rahmen der Sitzung noch ausreichend Zeit zur Verfügung stehen, kann ein vollständiger Zyklus der Progressiven Muskelentspannung (PME) nach Jacobson (1934) exemplarisch als beruhigende Aktivität durchgeführt werden (Arbeitsblatt 3.7; weitere Informationen zu dieser Fertigkeit sind beispielsweise bei Hofmann, 2020 zu finden). Häufig wenden die Patient:innen die in der Gruppe gemeinsam eingeübten Strategien auch zu Hause zum selbstständigen Üben zwischen den Sitzungen an. Betonen Sie deshalb, dass die Übung, genauso wie alle anderen Übungen, wiederholt werden muss: Je mehr das Verfahren geübt wird, desto leichter wird es sein, Anspannung rechtzeitig zu bemerken und mithilfe der PME entsprechend gegensteuern zu können.

Geben Sie den Gruppenmitgliedern abschießend Zeit, individuell Strategien zur Emotionsregulation auf der Körperebene auszuwählen, die sie zwischen den Sitzungen anwenden möchten. Das bewusste Atmen sollte in jedem Fall weiter geübt werden, ebenso wie die Selbstberuhigung über die Sinne. Da Patient:innen unterschiedlich gut mit den Strategien auf Körperebene arbeiten können, ist es zudem sinnvoll, wenn sie eine weitere Strategie zum Erproben auswählen. Unterstützen Sie bei der Auswahl einer dritten Strategie. Nutzen Sie dafür Ihre Eindrücke, die Sie bisher von den jeweiligen Teilnehmer:innen gesammelt haben. Berücksichtigen Sie die Bedürfnisse, Präferenzen und Fähigkeiten der Betroffenen. Es sollten Strategien ausgewählt werden, von denen Sie und die Patient:innen glauben, dass sie sie tatsächlich regelmäßig praktizieren. Besprechen Sie so konkret wie möglich vor, wie und wo die Patient:innen üben.

Fassen Sie am Ende der Sitzung nochmal alle Strategien zusammen, die sich zur Emotionsregulation auf der Körperebene eignen (Arbeitsblatt 3.8: Skills auf der Körperebene).

5.7 Übungen zwischen den Sitzungen vereinbaren

Erinnern Sie die Patient:innen erneut an die Wichtigkeit des Übens im Alltag. Wiederholen Sie zum Beispiel folgendes:

> Je mehr Sie diese Strategien üben, desto besser Sie beherrschen sie. Wir sind nur zwei Stunden pro Woche zusammen. Um nachhaltig etwas aus der Behandlung mitzunehmen, ist es unerlässlich sich auch zwischen den Sitzungen, in ihrem Alltag, mit den Inhalten vertraut zu machen. Wenn Sie Schwierigkeiten damit haben, melden Sie sich gerne. Verwenden Sie Ihr Gefühlstagebuch als persönliches Tagebuch, um wichtige Erlebnisse und Beobachtungen in Bezug auf ihre Gefühle aufzuschreiben. In der nächsten Sitzung benötigen wir Ihre Notizen als Grundlage für die weitere Arbeit an unseren Skills.

Zwischen den Sitzungen 3 und 4 sollen die Teilnehmer:innen folgende (neue) Übungen durchführen (siehe Arbeitsblatt 3.10: Übungen zwischen den Sitzungen):

- wiederholtes Durchführen des bewussten Atmens und ggfs. des Emotionssurfens;
- Ausfüllen des Gefühlstagebuchs (täglich; siehe Arbeitsblatt 2.3);
- Durchführung von zwei weiteren Strategien zur Emotionsregulation auf Körperebene (täglich):
  - Beruhigung über die Sinne und
  - Durchführung der in der Sitzung individuell vereinbarten Strategie auf Körperebene;
- Dokumentation der Durchführung der Strategien (Aktivitäten) im Aktivitätenprotokoll (siehe Arbeitsblatt 3.9).

Merken Sie an, dass die Bewältigungsstrategien „im Trocknen“ geübt, aber auch eingesetzt werden sollten, um mit schwierigen Gefühlen oder Situationen umzugehen (Dokumentation im Gefühlstagebuch).

Kapitel 6

Sitzung 4 – Emotionsregulation auf Gedankenebene

Thematischer Schwerpunkt		
Der Schwerpunkt dieser Sitzung liegt darauf, gemeinsam *kognitive Strategien im Umgang mit Gefühlen* zu erarbeiten – und zwar nach Möglichkeit diejenigen, die die von Ihren Patient:innen herausgearbeiteten Therapieziele unterstützen. Bauen Sie auch hier auf den Stärken und Präferenzen der Patient:innen auf. Arbeiten Sie mithilfe der Arbeitsblätter zunächst die dysfunktionalen Strategien heraus, bevor Sie zur Auswahl dazu passender Skills übergehen.		
Sitzungsübersicht		
Inhalt	**Zeit**	**Arbeitsblätter (vgl. Online-Materialien)**
Schwerpunkt der Sitzung vorstellen	5 Min.	
Übungen zwischen den Sitzungen nachbesprechen*	20 Min.	► 2.3 Gefühlstagebuch (ausgefüllt)
Ungesunde kognitive Strategien besprechen („Typische Gedankenmuster nach Traumata")*	25 Min.	4.1 Die Gedankenebene
Beispiele für gesunde und ungesunde Strategien zur Emotionsregulation besprechen*	25 Min.	4.2 Gesunde Strategien auf der Gedankenebene zur Emotionsregulation 4.3 Positive Selbstaussagen 4.4 Skills auf der Gedankenebene
Gemeinsames Erproben einer oder mehrerer kognitiver Techniken	20 Min.	
Übungen zwischen den Sitzungen vereinbaren	15 Min.	4.5 Übungen zwischen den Sitzungen
Erlernte Skills		
• Gedankentesten • Gedankenwechsel • Positive Bilder • Positive Selbstgespräche und -aussagen		
Anmerkung: Die mit einem Stern (*) gekennzeichneten Inhalte sollten in jedem Fall berücksichtigt werden. *Hinweis (►):* In dieser Sitzung wird mit einem Arbeitsblatt aus einer vorherigen Sitzung (weiter-)gearbeitet.		

6.1 Schwerpunkt der Sitzung vorstellen

Erläutern Sie, dass sich die heutige Sitzung auf Bewältigungsstrategien konzentriert, die unsere *gedanklichen Prozesse* einbeziehen, wie das Überprüfen von Gedanken oder die Lenkung der Wahrnehmung. Diese Strategien helfen uns, Distanz zu automatisch ablaufenden Gedanken und Bewertungen zu bekommen.

6.2 Übungen zwischen den Sitzungen nachbesprechen

Wiederholen Sie gemeinsam mit den Patient:innen die Inhalte aus der letzten Sitzung. Fragen Sie nach, wie das Ausfüllen des Gefühlstagebuchs, die Atemübung sowie die Beruhigung über die Sinne gelungen ist.

Geben Sie positive Rückmeldungen zu der Arbeit, die die Patient:innen geleistet haben. Verstärken Sie die Bedeutung des täglichen Übens. Gruppenmitgliedern, die Schwierigkeiten mit Übungen hatten, können Sie etwas Extrazeit zum gemeinsamen Üben anbieten. Geben Sie außerdem den Ausblick, dass einige der heute eingeführten Skills eventuell dabei helfen, zukünftiges Üben zu erleichtern, beispielsweise durch Gedankenüberprüfung oder positive Selbstinstruktionen. Sollten Teilnehmer:innen nicht geübt haben, ist das auch in Ordnung. Ermutigen Sie sie, in der kommenden Woche wieder zu üben und besprechen Sie, welche Hilfestellungen dabei unterstützen könnten.

Besprechen Sie gemeinsam die ausgefüllten Gefühlstagebücher (Arbeitsblatt 2.3). Markieren Sie, inwieweit die eingesetzten Skills auf der Körperebene bei der Bewältigung schwieriger Situationen geholfen haben. Stellen Sie in Aussicht, dass die Teilnehmer:innen in der heutigen Sitzung weitere Skills zur Regulation belastender Emotionen kennenlernen, die bei unseren Gedanken und damit auf einer anderen Ebene ansetzen. Denken Sie, wenn möglich, schon vorab darüber nach, welche Skills für die jeweiligen Patient:innen nützlich sein könnten. Wenn Teilnehmer:innen das Gefühlstagebuch nicht bearbeitet haben, ermutigen Sie sie, dies nun in der laufenden Sitzung gemeinsam nachzuholen. Sagen Sie so etwas wie:

> Ich kann mir vorstellen, dass die Aufgabe für Sie schwierig war. Heute werden wir weitere Fertigkeiten kennenlernen, die in genau solchen Situationen angewendet werden können, die für Sie eine Herausforderung darstellen. Nehmen wir uns doch jetzt gemeinsam einen Moment Zeit, um ein Gefühlstagebuch auszufüllen und schwierige Situationen herauszuarbeiten, die wir für das Training ihrer Skills nutzen können.

6.3 Ungesunde Bewältigungsstrategien auf der Gedankenebene besprechen („Typische Gedankenmuster nach Traumata“)

Nutzen Sie das Gefühlstagebuch der Patient:innen als Grundlage für den Austausch über ungesunde Bewältigungsstrategien auf der Gedankenebene. Vermutlich umfassen die mit der auslösenden Situation einhergehenden Gedanken sowohl gesunde als auch weniger gesunde Muster. Gehen Sie zusätzlich gemeinsam Arbeitsblatt 4.1 „Die Gedankenebene“ durch, um zunächst ungesunde Gedankenmuster zu fokussieren, die häufig nach einem erlebten Trauma auftreten. Fragen Sie die Patient:innen, welche der aufgeführten Gedankenmuster ihnen bekannt vorkommen. Bitten Sie sie, diese auf der Liste zu markieren und in der Runde vorzustellen. Nehmen Sie sich nach dem Austausch einen kurzen Moment und fassen Sie dann das Gesagte auf unterstützende und validierende Weise zusammen. Normalisieren Sie das Erleben, ohne den Teilnehmer:innen die Belastung abzusprechen. Stellen Sie klar und deutlich heraus, dass die Skills, die die Patient:innen in dieser Sitzung kennenlernen, den „alten Mustern“ etwas entgegensetzen können.

6.4 Skills auf der Gedankenebene auswählen

Die verschiedenen Strategien auf der Gedankenebene können sehr wirkungsvolle Instrumente zur Emotionsregulation sein. Sie unterstützen dabei, unmittelbar eine kognitive Umstrukturierung im Sinne einer Neubewertung vorzunehmen und gesündere Alternativen gegenüber den traumaassoziierten Überzeugungen anzubieten. Setzen Sie den ungesunden Mustern alternative Gedanken entgegen, die die Patient:innen vielleicht noch nie in Betracht gezogen haben.

Besprechen Sie die Gedankenüberprüfung nicht nur bezogen auf aktuelle Situationen, sondern auch auf die Geschichte der Patient:innen bzw. deren Bewertungen. Machen Sie Gruppenmitgliedern, die sich selbst die Schuld an den traumatischen Erlebnissen in der Kindheit geben klar, dass sie nicht dafür verantwortlich sind. Zeigen Sie bei sexuellem Missbrauch beispielsweise auf:

> Sie waren nur ein Kind und haben das getan, was eine Person, die für Sie verantwortlich war, Ihnen aufgetragen hat.

Bei körperlicher Misshandlung können Sie nochmal verdeutlichen:

> Selbst wenn Sie sich selbst als ein rüpelhaftes Kind in Erinnerung haben, gibt es viele andere Möglichkeiten für Eltern, ihre Kinder zu disziplinieren und zu erziehen. Es liegt in der Verantwortung der Eltern, angemessenere Wege zu finden und an sich zu arbeiten. (So wie Sie es jetzt tun.)

Bitten Sie die Gruppenmitglieder an ein Kind zu denken, welches sie im Hier und Jetzt kennen und sich vorzustellen, dass dieses Kind die gleichen Geschehnisse wie die Patient:innen erleben müsste. Fragen Sie in die Gruppe:

- Was würden Sie zu dem Kind sagen?
- Was würden Sie zu den Eltern sagen?

Oft sind Patient:innen, die ein Trauma erlebt haben, sich selbst gegenüber viel weniger mitfühlend als anderen Personen gegenüber. Ziel dieser kleinen Imaginationsübung ist es deshalb, die eigene Situation mitfühlender zu bewerten, indem sich die Patient:innen zuerst vorstellen, dass das Erlebnis jemand anderem passiert ist.

Ein zur Imaginationsübung alternatives Vorgehen, um auf die verschiedenen Strategien auf Gedankenebene überzuleiten, stellt der folgende Ansatz dar. Ziel ist es, die Patient:innen an alternative Überzeugungen heranzuführen, die Sie als Therapeut:innen anbieten bzw. zu deren „Entdeckung“ Sie leiten können:

1. Validieren Sie die aktuelle Sichtweise, dass traumaassoziierte Überzeugungen (in der Vergangenheit) dem Überleben dienten.
2. Erkundigen Sie sich, wie Patient:innen aus der Perspektive des Hier und Jetzt, wo das Trauma vorbei ist, über das Ereignis denken könnten (z.B. „Auf welche andere Weise könnte man über die Erlebnisse denken?“).
3. Fragen Sie, ob es Beweise für die alte Sichtweise gibt und wie stark dieser ist (z.B. „Wie stark ist der Beweis für die alte Sichtweise?“). Hören Sie zu und ergänzen Sie die Ansichten der Patient:innen mit gesunden, realistischen, wohlwollenden Alternativen.
4. Laden Sie dazu ein, die Alternativen in Betracht zu ziehen (z.B. „Probieren Sie es mal aus, nur so zum Testen“).
5. Laden Sie dazu ein, die alten Überzeugungen loszulassen (z.B. „Vielleicht möchten Sie sich dazu entscheiden, nach Ihren eigenen Überzeugungen zu leben und dem Alten nicht mehr so viel Macht zu geben“).

Führen Sie anschließend in die Techniken der Gedankenüberprüfung ein (Arbeitsblatt 4.2: Gesunde Strategien auf der Gedankenebene zur Emotionsregulation). Stellen Sie heraus, dass es, genauso wie bei den Strategien auf der Körperebene, verschiedene kognitive Skills gibt, mit denen betroffene Personen unterschiedlich gut arbeiten können. Welche Strategie sich am besten für eine spezifische Person eignet, lässt sich durch Ausprobieren herausfinden. Die Techniken zur Emotionsregulation, die auf der Gedankenebene ansetzen, werden in der Praxis sowohl in der Einzeltherapie bei PTBS (z.B. Boos, 2014) als auch in der Gruppentherapie bei anderen Erkrankungen, wie in der DBT nach Linehan (2015), eingesetzt und haben sich als effektiv erwiesen.

Gedankentesten

Das Gedankentesten stellt eine Art „Realitätscheck“ dar und dient der Überprüfung, ob die eigenen Gedanken tatsächlich realistisch sind bzw. der Wahrheit entsprechen oder eben „nur“ Gedanken sind – Gedanken, die durch unsere Vorerfahrungen und Emotionen „getönt“ bzw. „verzerrt“ sind. Es kann hilfreich sein, nach „Beweisen“ zu suchen und konkret zu notieren, welche Fakten für und gegen den Gedanken sprechen. Diese Technik kann sehr hilfreich sein, um etwas Distanz zu den eigenen Gedanken zu bekommen und sie mit innerem Abstand besser einzuordnen. Im zweiten Schritt sollte dann versucht werden, die als verzerrt und nicht hilfreich eingeschätzten Gedanken loszulassen. Erleichtert wird das durch die Nutzung eines eigenen Mantras, etwa „Lass los!“ oder „Mein Gedanke ist nur ein Gedanke, keine Tatsache“. Zu guter Letzt kann dann noch darüber reflektiert werden, welche inneren Prozesse hinter diesen verzerrten Gedanken stecken, die vorgeben Tatsachen zu sein. Wichtig dabei ist, einen Schritt nach dem anderen zu machen und die Patient:innen nicht zu überfordern oder gleich in die nächste Grübelschleife zu bringen.

Gedankenwechsel

Der Gedankenwechsel ist vor allem für Patient:innen nützlich, die dazu neigen, viel zu grübeln, und die sich nur schlecht von ihren Gedanken distanzieren können. Dafür wird die Aufmerksamkeit bewusst auf etwas anderer gelenkt. Eine Kombination mit inneren Bildern bietet sich hier an: Vielen Patient:innen hilft beispielsweise das Bild, sich die eigenen Gedanken auf den *Titelblättern von Zeitungen* vorzustellen und sich dann zu entscheiden weiterzublättern. Analog können Patient:innen das Bild hervorrufen, einen anderen *Radiosender* einzuschalten oder einen neuen „inneren Film“ auszuwählen. Für Teilnehmer:innen, denen der imaginative Zugang schwerfällt, eignet es sich ganz pragmatisch in eine andere Handlung zu gehen, die sie im wahrsten Sinne auf andere Gedanken bringt. Weitere verhaltensbezogene Strategien werden in der kommenden Sitzung behandelt.

Positive Bilder

Positive Bilder umfassen Imaginationsübungen, mithilfe derer sich Patient:innen von aversiven Bildern distanzieren können. Besonders hilfreich hat sich die Vorstellung von Situationen oder Umgebungen erwiesen, in denen sich die Gruppenmitglieder wohlfühlen. Beispiele für Übungen mit positiven Bildern ist die *Imagination eines inneren Ortes, der Sicherheit und Geborgenheit* oder die *Tresorübung*. Beschreibungen zu diesen und anderen hilfreichen Imaginationsübungen, im Sinne der Arbeit mit positiven Bildern, finden sich u.a. bei Reddemann (2012).

Positives Selbstgespräch

Das positive Selbstgespräch und damit verbunden die positiven Selbstaussagen sind für viele Patient:innen besonders schwierig zu generieren. Deshalb werden auf Arbeitsblatt 4.3 einige Beispiele für positive Selbstaussagen zur Verfügung gestellt. An diesen können Sie und Ihre Patient:innen sich orientieren, um dann individuelle Formulierungen zu erarbeiten. Am Ende der Übung sollen alle Gruppenmitglieder ihr eigenes persönliches Mantra auf dem Arbeitsblatt notieren.

Erproben der Techniken

Das Gedankentesten haben die Teilnehmer:innen ggf. schon mit der Entdeckung der alternativen Überzeugungen geübt. Den Gedankenwechsel sowie die positiven Selbstinstruktionen können Sie direkt nach der Einführung in die Übung erproben (lassen). Sollte im Rahmen der Sitzung noch ausreichend Zeit zur Verfügung stehen, kann zusätzlich eine Imaginationsübung, im Sinne der Arbeit mit positiven Bildern durchgeführt werden (z.B. Imagination eines sicheren inneren Ortes oder Tresorübung; siehe Reddemann; 2012).

Da oftmals genau die Übungen zwischen den Sitzungen wiederholt und in herausfordernden Situationen angewandt werden, die in der Sitzung gemeinsam erprobt wurden, kann es sich anbieten, gezielt Zeit für eine gemeinsame Übung einzuplanen und die Übersicht zu den Strategien eher eigenständig zwischen den Sitzungen lesen zu lassen.

Als Abschluss der heutigen Sitzung bekommen die Teilnehmer:innen einen Überblick über alle bisher gelernten Skills zur Emotionsregulation (Arbeitsblatt 4.4: Skills auf der Gedankenebene).

6.5 Übungen zwischen den Sitzungen vereinbaren

Erinnern Sie die Teilnehmer:innen erneut an die Bedeutung des Übens zwischen den Gruppensitzungen!

Leiten Sie mehr und mehr dazu an, auch *positive Emotionen und Erlebnisse* zu notieren. Einige der gedanklichen Strategien konzentrieren sich auf die Förderung positiver Emotionen und angenehmer Erfahrungen. Deshalb kann das Üben und Erproben dieser Skills zu Erfolgsgefühlen und Schlüsselerlebnissen bei den Patient:innen führen, die sie unbedingt markieren und festhalten sollten. Ermutigen Sie die Gruppenmitglieder dazu, und sich auch weiterhin angenehme Erlebnisse zu erlauben, um sich selbst die Möglichkeit korrigierender Erfahrungen einzuräumen.

Zwischen den Sitzungen 4 und 5 sollen die Teilnehmer:innen folgende (neue) Übungen durchführen (Arbeitsblatt 4.5: Übungen zwischen den Sitzungen):

- weiterhin Ausfüllen des Gefühlstagebuchs (täglich);
- wiederholte Durchführung von Strategien auf Körperebene und Dokumentation im Aktivitätenprotokoll (täglich);
- regelmäßiges Üben von mindestens zwei Skills zur Emotionsregulation auf Gedankenebene:
  - Vorsagen des eigenen Mantras (täglich) und
  - Durchführung einer individuell ausgewählten Strategie auf Gedankenebene.

Kapitel 7
Sitzung 5 – Emotionsregulation auf Verhaltensebene

Thematischer Schwerpunkt

Der Schwerpunkt dieser Sitzung liegt darauf, gemeinsam *verhaltensbasierte Strategien im Umgang mit Gefühlen* zu erarbeiten. Orientieren Sie sich auch hier nach Möglichkeit sowohl an den individuellen Therapiezielen als auch an Stärken und Präferenzen der Patient:innen. Helfen Sie den Patient:innen mit den entsprechenden Arbeitsblättern, ihre eigenen dysfunktionalen Strategien und damit einhergehende Herausforderungen zu erkennen, bevor Sie gemeinsam Skills auswählen.

Sitzungsübersicht

Inhalt	Zeit	Arbeitsblätter (vgl. Online-Materialien)
Schwerpunkt der Sitzung vorstellen	5 Min.	
Übungen zwischen den Sitzungen nachbesprechen*	20 Min.	► 2.3 Gefühlstagebuch (ausgefüllt)
Beispiele für ungesunde Bewältigungsstrategien auf der Verhaltensebene besprechen*	25 Min.	5.1 Die Verhaltensebene
Skills auf der Verhaltensebene anschauen und auswählen*	25 Min.	5.2 Gesunde Strategien auf der Verhaltensebene zur Emotionsregulation 5.3 Eine Auszeit nehmen 5.4 Entgegengesetzt zu den eigenen Emotionen handeln 5.5 Positive Aktivitäten
Alle drei Ebenen der Emotionsregulation zusammenfassen	20 Min.	5.6 Skills auf der Verhaltensebene
Übungen zwischen den Sitzungen vereinbaren	15 Min.	5.7 Übungen zwischen den Sitzungen

Erlernte Skills

- Auszeit nehmen
- Entgegengesetztes Handeln
- Alternative und angenehme Aktivitäten

Anmerkung: Die mit einem Stern (*) gekennzeichneten Inhalte sollten in jedem Fall berücksichtigt werden.
Hinweis (►): In dieser Sitzung wird mit einem Arbeitsblatt aus einer vorherigen Sitzung (weiter-)gearbeitet.

7.1 Schwerpunkt der Sitzung vorstellen

Erläutern Sie, dass sich die heutige Sitzung auf Bewältigungsstrategien konzentriert, die unser *konkretes Verhalten* einbeziehen, beispielsweise Skills zur bewussten Distanzierung von dysfunktionalem Verhalten und zum zielgerichteteren Handeln.

7.2 Übungen zwischen den Sitzungen nachbesprechen

Wiederholen Sie gemeinsam mit den Patient:innen die Inhalte aus der letzten Sitzung. Fragen Sie nach, wie das Ausfüllen des Gefühlstagebuchs und die Anwendung gesunder Strategien auf der Gedankenebene zur Emotionsregulation, wie z. B. das Einsetzen positiver Bilder oder Selbstgespräche, gelungen sind.

Geben Sie positive Rückmeldungen zu der Arbeit, die die Patient:innen geleistet haben. Verstärken Sie die Bedeutung des täglichen Übens. Gruppenmitgliedern, die Schwierigkeiten mit Übungen hatten, können Sie etwas Extrazeit zum gemeinsamen Üben anbieten. Sollten Teilnehmer:innen nicht geübt haben, ist das auch in Ordnung. Ermutigen Sie sie, in der kommenden Woche wieder zu üben und besprechen Sie, welche Hilfestellungen dabei unterstützen könnten.

Machen Sie deutlich, dass es ganz natürlich ist, dass die drei Ebenen unterschiedlich leicht oder schwer zugänglich sind. Finden Teilnehmer:innen zu einer Bewältigungsebene keinen Zugang, dafür aber zu den anderen Ebenen, ist das völlig normal. Die vorgestellten Skills sind als Angebote zu verstehen: Ermutigen Sie die Gruppenmitglieder darin, auf ihre Entscheidungs- und Urteilsfähigkeit zu vertrauen. Gleichzeitig sollten Sie in diesem Fall gemeinsam mit der betroffenen Person prüfen, was genau den Zugang so schwer macht und ob die Person etwas daran ändern möchten. Erklären Sie, dass es wichtig sein kann, Ressourcen auf jeder der drei Bewältigungsebenen aufzubauen, etwa für den Fall, wenn die bevorzugte Ebene vorübergehend „ausfällt“ (z. B. wenn jemand, der Joggen als Skill nutzt, sich den Knöchel verstaucht).

Besprechen Sie dann gemeinsam die ausgefüllten Gefühlstagebücher nach (Arbeitsblatt 2.3). Markieren Sie, inwieweit die eingesetzten Skills auf der Gedanken- (und Körper-)ebene bei der Bewältigung schwieriger Situationen geholfen haben. Stellen Sie in Aussicht, dass die Teilnehmer:innen in der heutigen Sitzung weitere Skills zur Regulation belastender Emotionen kennenlernen, die an unserem Verhalten und damit auf einer anderen Ebene ansetzen. Auch vor dieser Sitzung sollten Sie, wenn möglich, vorab schon darüber nachdenken, welche Skills für die jeweiligen Patient:innen passend sein könnten.

7.3 Ungesunde Bewältigungsstrategien auf der Verhaltensebene besprechen

Nutzen Sie das Gefühlstagebuch der Patient:innen als Grundlage für den Austausch über ungesunde Bewältigungsstrategien auf der Verhaltensebene. Vermutlich umfassen die mit den auslösenden Situationen einhergehenden Verhaltensweisen sowohl funktionale als auch dysfunktionale Strategien. Gehen Sie zusätzlich gemeinsam Arbeitsblatt 5.1 „Die Verhaltensebene“ durch, um zunächst häufig vorkommende, ungesunde, behaviorale Bewältigungsstrategien zu fokussieren. Helfen Sie Ihren Patient:innen, die ungesunden Verhaltensweisen zur Stressbewältigung herauszuarbeiten, die sie von sich kennen. Erklären Sie, dass diese Verhaltensweisen häufig kurzfristige Vorteile haben, wie eine relativ schnelle Anspannungsreduktion, weshalb Patient:innen diese Strategien oft nutzen und als sinnvoll erleben. Allerdings sind diese meist „schnell wirkenden“ Bewältigungsstrategien auf der Verhaltensebene ungesund, weil sie langfristig zu negativen Folgen führen. Zeigen Sie auf, dass der Zweck der ungesunden Verhaltensweisen ebenso durch gesündere Strategien erreicht werden kann (wenn auch nicht unmittelbar, sondern nach viel Üben). Erkunden Sie gemeinsam mit den Teilnehmer:innen, welchem Zweck ihr ungesundes Verhalten dient, und helfen Sie ihnen, alternative Strategien auf der Verhaltensebene zu finden, die die dysfunktionalen Strategien Schritt für Schritt ersetzen.

7.4 Skills auf der Verhaltensebene auswählen

Ergänzen Sie die von den Gruppenmitgliedern aufgezählten Strategien durch weitere gesunde Verhaltensweisen (Arbeitsblatt 5.2: Gesunde Strategien auf der Verhaltensebene zur Emotionsregulation). Betonen Sie auch hier, dass Personen unterschiedliche Skills auf der Verhaltensebene bevorzugen. Welche Strategie sich am besten für eine spezifische Person eignet, lässt sich durch Ausprobieren herausfinden. Einige der behavioralen Strategien, wie z. B. das zu den Emotionen entgegengesetzte Handeln, stammen aus der DBT nach Linehan (2015) und werden häufig im Gruppenkontext eingesetzt.

Eine Auszeit nehmen

Beginnen Sie mit der Einführung des Skills „Eine Auszeit nehmen“ (Arbeitsblatt 5.3). Eine Auszeit hat viele Vorteile und kann viele andere Fertigkeiten beinhalten und stärken (z. B. bewusstes Atmen, Beruhigung über die Sinne, Gedankenüberprüfung). Erläutern Sie unbedingt, dass es einen Unterschied zwischen einer geplanten Auszeit und Vermeidung gibt! Nach der Auszeit wenden sich die Patient:innen dem Problem wieder zu, sobald sie sich ausreichend herunterreguliert haben, um die Situation gut für sich lösen zu können.

Sich entgegengesetzt zu den eigenen Emotionen verhalten

Wenn Patient:innen entgegen der eigenen Emotionen handeln ist es wichtig, zu schauen, in welcher Form das dem Impuls entgegengesetzte Verhalten angemessen ist (Arbeitsblatt 5.4: Entgegengesetzt zu den eigenen Emotionen handeln). Statt dem Impuls zu folgen, die ein Gefühl in den Patient:innen auslöst, können sie verschiedene entgegengesetzte Verhaltensweisen anwenden. Die Patient:innen sollen mindestens zwei spezifische alternativen Verhaltensweisen auswählen, die sie in der kommenden Woche ausprobieren und üben wollen.

Beispiele für positive Aktivitäten

Ein weiterer wichtiger Bereich auf der Verhaltensebene ist die Anleitung zur Durchführung angenehmer Aktivitäten. Positiv erlebte Aktivitäten können dazu beitragen, achtsamer „in der Gegenwart" zu leben. Angenehme Aktivitäten helfen zusätzlich dabei, die Balance zu halten, indem sie ein „Gegengewicht" zu den negativen Emotionen und Erfahrungen schaffen. Gehen Sie mit den Teilnehmer:innen die Liste mit Beispielen für positive Aktivitäten durch und bestärken Sie sie, individuell weitere Aktivitäten zu ergänzen und mit der Gruppe zu teilen (Arbeitsblatt 5.5). Besprechen Sie mit den Patient:innen, wie es gelingen kann, bei der Durchführung einer angenehmer Aktivität möglichst im Moment zu bleiben. Ermutigen Sie die Gruppenmitglieder sowohl alte, verloren gegangene Aktivitäten wieder zu beleben als auch Neues auszuprobieren.

7.5 Alle drei Ebenen der Emotionsregulation zusammenfassen

Mit der Verhaltensebene haben die Patient:innen Skills auf allen drei Ebenen der Emotionsregulation kennengelernt und viele davon in der Therapie und zwischen den Sitzungen ausprobiert. Schauen Sie sich nun gemeinsam das vollständige Arbeitsblatt der drei Ebenen an (Arbeitsblatt 5.6: Skills auf der Verhaltensebene). Tauschen Sie sich darüber aus, wie die jeweiligen Skills zusammenwirken und sich gegenseitig ergänzen können.

Das Hauptziel dieser Zusammenfassung ist die Wiederholung und Festigung der Strategien für eine nachhaltige Nutzung. Arbeiten Sie dafür auch heraus, welche der ausgewählten und bereits eingeübten Skills für welche Gefühle und/oder welche Intensität von Gefühlen am besten zu funktionieren scheinen. Validieren Sie abschließend die Auswahl der Skills der Patient:innen, die sie für sich entdeckt und erarbeitet haben. Lassen Sie die Teilnehmer:innen eine individuelle Sammlung ihrer Skills erstellen, etwa in Form einer Skills-Liste, Skills-Box o.Ä.

7.6 Übungen zwischen den Sitzungen vereinbaren

Erinnern Sie die Teilnehmer:innen erneut an die Bedeutung des Übens zwischen den Gruppensitzungen!

Verdeutlichen Sie noch einmal mehr, wie wichtig es ist, auch positive Emotionen und Erlebnisse zu (ver-)stärken. Insbesondere die Durchführung angenehmer Aktivitäten zielt auf die Förderung positiver Emotionen und Erfahrungen ab. Ermutigen Sie die Gruppenmitglieder dazu, sich angenehme Erlebnisse zu erlauben, um sich selbst die Möglichkeit korrigierender Erfahrungen einzuräumen.

Zwischen den Sitzungen 5 und 6 sollen die Teilnehmer:innen folgende (neue) Übungen durchführen (Arbeitsblatt 5.7: Übungen zwischen den Sitzungen):

- weiterhin Ausfüllen des Gefühlstagebuchs (täglich);
- wiederholte Durchführung der Skills auf Körper- und Gedankenebene und Dokumentation im Aktivitätenprotokoll (täglich);
- Üben von mindestens zwei Strategien zur Emotionsregulation auf der Verhaltensebene.

Kapitel 8

Sitzung 6 – Leben in Kontakt mit den eigenen Emotionen (Belastungen tolerieren)

Thematischer Schwerpunkt		
In dieser Sitzung wird die Bedeutung der Belastungstoleranz vorgestellt. Ein Ziel ist es, ein Bewusstsein und eine gewisse Akzeptanz dafür zu schaffen, dass das *Erleben von Stress bzw. Belastung* ein *integraler Bestandteil des Lebens* ist und ein Stück weit *toleriert* werden kann. Außerdem bekommen die Patient:innen eine kleine „Verschnaufpause", in dem sie die erlernten *Skills* anhand eines individuell umzusetzenden Ziels *wiederholen und festigen*. Dafür sollten Ziele formuliert werden, die die Teilnehmer:innen erreichen möchten, von denen sie aber gleichzeitig wissen, dass sie eine Herausforderung darstellen und mit einer gewissen Belastung einhergehen. Die gemeinsame Arbeit an einem konkreten Beispiel fördert die Akzeptanz einer gewissen Belastung zur Zielerreichung und das Erleben von Selbstwirksamkeit durch den Einsatz von Skills zur erfolgreichen Emotionsregulation. Die Patient:innen erleben, dass sie Einfluss auf den Grad ihrer Belastung nehmen können und ihr nicht hilflos ausgeliefert sind.		
Sitzungsübersicht		
Inhalt	**Zeit**	**Arbeitsblätter (vgl. Online-Materialien)**
Schwerpunkt der Sitzung vorstellen	5 Min.	
Übungen zwischen den Sitzungen nachbesprechen✷	20 Min.	► 2.3 Gefühlstagebuch (ausgefüllt)
Den Begriff der Belastungstoleranz und ihren Nutzen einführen und darüber austauschen	15 Min.	6.1 Was ist Belastungstoleranz und wofür brauchen wir sie?
Ziele und dafür nützliche Bewältigungsstrategien erarbeiten✷	40 Min.	6.2 Wie kann ich entscheiden, ob ich ein unangenehmes Gefühl tolerieren soll oder nicht? 6.3 Sollte ich die Belastung tolerieren?
Erfolge und Herausforderungen bei der Anwendung der Skills diskutieren	15 Min.	6.4 Überblick: Meine Skills auf allen drei Emotionsebenen
Übungen zwischen den Sitzungen vereinbaren	15 Min.	6.5 Übungen zwischen den Sitzungen
Erlernte Skills		
• Bewusstsein für die Akzeptanz von Belastungstoleranz • Bewusstsein für Fertigkeiten zur Förderung der Belastungstoleranz und Zielerreichung		
Anmerkung: Die mit einem Stern (✷) gekennzeichneten Inhalte sollten in jedem Fall berücksichtigt werden. *Hinweis (►):* In dieser Sitzung wird mit einem Arbeitsblatt aus einer vorherigen Sitzung (weiter-)gearbeitet.		

8.1 Schwerpunkt der Sitzung vorstellen

Beginnen Sie die Sitzung mit der Anmerkung, dass es heute nicht darum geht, etwas Neues zu lernen, sondern die bereits vorhandenen Fähigkeiten und Skills zu verfeinern und sie zum Erreichen wertvoller Ziele einzusetzen. Erinnern Sie die Gruppenmitglieder, dass sie bisher Skills auf allen drei Ebenen der Emotionsregulation kennengelernt haben. Heute nutzen die Patient:innen dieses Wissen, indem sie ein für sie wichtiges Ziel herausarbeiten, für dessen Erreichung die erlernten Fähigkeiten nützlich sein können. Merken Sie an, dass viele bedeutsame Ziele in unserem Leben mit einer gewissen Belastung verbunden sind. Deshalb ist es wichtig, diese Belastungen tragen zu lernen, um sich Wünsche zu erfüllen und

Ziele zu erreichen. Fragen Sie die Teilnehmer:innen, ob sie das nachvollziehen können und ob ihnen vielleicht schon eigene Beispiele dazu einfallen. Geben Sie selbst auch Beispiele aus dem Leben der Betroffenen, an denen deutlich wird, dass sie schon Erfahrung mit dem Anwenden von Belastungstoleranz haben: etwa die Teilnahme an dieser Gruppe!

8.2 Übungen zwischen den Sitzungen nachbesprechen

Wiederholen Sie gemeinsam mit den Patient:innen die Inhalte aus der letzten Sitzung. Fragen Sie nach, wie das Ausfüllen des Gefühlstagebuchs und der gezielte Einsatz der Strategien zur Emotionsregulation auf der Verhaltensebene gelungen sind. Thematisieren Sie kurz die Skills auf der Körper- und Gedankenebene.

Geben Sie positive Rückmeldungen zur Arbeit, die die Patient:innen geleistet haben. Verstärken Sie die Bedeutung des täglichen Übens. Gruppenmitgliedern, die Schwierigkeiten mit Übungen hatten, können Sie etwas Extrazeit zum gemeinsamen Üben anbieten. Sollten Teilnehmer:innen nicht geübt haben, ist das auch in Ordnung. Ermutigen Sie sie, in der kommenden Woche wieder zu üben und besprechen Sie, welche Hilfestellungen dabei unterstützen könnten.

Besprechen Sie gemeinsam die ausgefüllten Gefühlstagebücher (Arbeitsblatt 2.3) und ermitteln Sie, wie die Skills der drei Ebenen bei der Bewältigung schwieriger Situationen geholfen haben. Wenn ein Gruppenmitglied kein Gefühlstagebuch geführt hat, können Sie etwas sagen wie:

> Ich kann mir vorstellen, dass die Umsetzung für Sie schwierig war. Manchmal fällt es uns schwer, überhaupt eine „richtige" Auswahl an Skills zu treffen oder Situationen wahrzunehmen, die für uns belastend sind. Heute werden wir ein individuelles Ziel herausarbeiten, das für Sie im Moment wichtig ist. Dies könnte Ihnen helfen, das Gefühlstagebuch mehr und ganz konkret dafür zu nutzen.

8.3 Den Begriff der Belastungstoleranz und ihren Nutzen einführen

Einige Patient:innen gehen davon aus (oder hoffen), dass sie durch das Erlernen von Fähigkeiten zur Emotionsregulation keinen emotionalen Stress mehr erleben müssen. Stellen Sie an dieser Stelle nochmal klar, dass die Teilnahme am ESTAIR-Gruppenprogramm ermöglichen soll, unangemessene oder besonders schwerwiegende Belastungen aufzulösen. Der Zweck der Behandlung besteht jedoch vor allem darin, die Betroffenen dabei zu unterstützen, sich *auf ein gesundes Leben einzulassen,* sich *an ihren Werten zu orientieren* und *ihre Ziele zu erreichen* – auch wenn die Arbeit an diesen Zielen sehr wahrscheinlich eine gewisse Belastung darstellt. Insbesondere Gefühle aus dem „Dort und Damals" machen es häufig schwer, die Ziele im „Hier und Jetzt" zu erreichen (etwa aufkommende Schuldgefühle während der Selbstfürsorge oder „alte" Ängste bei Forderungen an Mitmenschen). Weiterhin leitet die Behandlung die Patient:innen dazu an, zu erkennen, ob ein Ziel die damit verbundene Belastung wert ist und wenn ja, wie sie diese Belastung mithilfe ihrer eigenen Fertigkeiten bewältigen können.

Nutzen Sie diesen Einstieg, um die Belastungstoleranz einzuführen. Besprechen Sie mithilfe von Arbeitsblatt 6.1 „Was ist Belastungstoleranz und wofür brauchen wir sie?", (1) was Belastungstoleranz ist und (2) wofür wir sie brauchen. Am Ende sollten die Gruppenmitglieder mitnehmen, dass wir damit Situationen erkennen können, in denen Belastung ein unvermeidlicher Teil einer Erfahrung ist. Verbringen Sie einige Zeit damit, die Vorteile und Unvermeidbarkeit von Belastungen bzw. Stress herauszuarbeiten.

Die Fragen auf Arbeitsblatt 6.2 „Wie kann ich entscheiden, ob ich ein unangenehmes Gefühl tolerieren soll oder nicht?" können den Patient:innen zukünftig dabei helfen, zu entscheiden, ob es sich lohnt, Belastungen zu tolerieren, um ein Ziel zu erreichen. Damit treffen die Patient:innen diese Entscheidung ganz bewusst.

8.4 Ziele und dafür nützliche Bewältigungsstrategien erarbeiten

Der Fokus der heutigen Sitzung liegt darauf, dass die Gruppenmitglieder ein für sie wichtiges Ziel identifizieren. Dadurch sollen sie merken, dass die Akzeptanz einer gewissen Belastung zur Zielerreichung notwendig ist, wobei ihnen die erlernten Skills helfen. Nutzen Sie zur Festlegung der individuellen Ziele der Teilnehmer:innen ein neues Gefühlstagebuch (Arbeitsblatt 2.3). Die Spalte „Auslösende Situation" hilft, mögliche Ziele der Patient:innen zu erkennen. Zudem liefert das Gefühlstagebuch Hinweise darauf, welche Gedanken, Gefühle und Verhaltensweisen die Patient:innen beim Versuch, ihr Ziel zu erreichen, erleben könnten. Validieren Sie diese „alten Reaktionsmuster" und helfen Sie gleichzeitig, alternative Gedanken, Gefühle und Verhaltensweisen einzubeziehen, die den Stress reduzieren und die Zielerreichung erleichtern können.

Unterstützen Sie die Teilnehmer:innen auf Basis des ausgefüllten Gefühlstagebuchs anschließend darin, ein „passendes" Ziel auszuwählen. Leiten Sie sie beispielsweise zu einem Ziel, das mit den bisherigen Eindrücken im Gruppenverlauf übereinstimmt (dabei kann es sich auch um eine Konkretisierung oder Vereinfachung eines bereits formulierten Ziels handeln). Gelegentlich fällt Patient:innen gar kein Ziel ein. In diesem Fall lautet ein gutes Standardziel, die Gruppentherapie abzuschließen. Wenn die Zielerreichung lange Zeit dauert oder sehr komplex ist, helfen Sie den Patient:innen, erste kleinere Schritte auf dem Weg dorthin zu erarbeiten. Ihre individuellen Ziele halten die Gruppenmitglieder auf Arbeitsblatt 6.3 „Sollte ich die Belastung tolerieren?" fest, dass Sie mithilfe der Informationen aus dem Gefühlstagebuch ausfüllen.

Um die letzte Zeile von Arbeitsblatt 6.3 auszufüllen, tragen Sie alle Skills der verschiedenen Ebenen zusammen, die zur Toleranz der mit dem Ziel einhergehenden Belastung beitragen können. Wählen Sie idealerweise Skills aus, die die Patient:innen bereits in der Praxis anwenden.

Machen Sie unbedingt deutlich, dass es *nicht darum geht, aversive Zustände auszuhalten* – vermeiden Sie dieses Wort nach Möglichkeit gänzlich. Stattdessen entscheiden sich die Patient:innen bewusst dafür, eine gewisse Belastung für eine gewisse Zeit zu tolerieren, und zwar für ein Ziel, das ihnen persönlich am Herzen liegt!

8.5 Erfolge und Herausforderungen bei der Anwendung der Skills besprechen

Den Austausch über die zur Zielerreichung nützlichen Skills können Sie gut dafür nutzen, um alle Fertigkeiten auf den drei Ebenen zusammenzufassen und den Behandlungsschwerpunkt „Emotionsregulation" abzuschließen. Machen Sie eine „bilanzierende" Gesprächsrunde: Welche der gelernten Skills funktionieren für die Teilnehmer:innen gut? Spätestens jetzt sollten alle Gruppenmitglieder mithilfe von Arbeitsblatt 6.4 „Überblick: Meine Skills auf allen drei Emotionsebenen" eine eigene Skills-Sammlung erstellen oder diese aktualisieren, wenn sie bereits eine aus der letzten Sitzung haben (vgl. hierzu nochmals Arbeitsblatt 5.6). Dieser Baustein kann auch nochmal Möglichkeiten des gemeinsamen Übens bieten.

8.6 Übungen zwischen den Sitzungen vereinbaren

Erinnern Sie die Teilnehmer:innen erneut an die Bedeutung des Übens zwischen den Gruppensitzungen!

Verdeutlichen Sie noch einmal mehr, wie wichtig es ist, sich selbst die Möglichkeit korrigierender Erfahrungen einzuräumen. Ziele, die im Rahmen der Behandlung vereinbart und angegangen werden sollen bzw. wollen, bieten eine sehr gute Möglichkeit dazu. Ermutigen Sie Ihre Patient:innen, den durch die Gruppe vorhandenen „sicheren Ort" zu nutzen, um sich auszuprobieren, auftretende Schwierigkeiten gemeinsam zu lösen und genauso Erfolge zusammen zu feiern.

Zwischen den Sitzungen 6 und 7 sollen die Teilnehmer:innen folgende (neue) Übungen durchführen (Arbeitsblatt 6.5: Übungen zwischen den Sitzungen):

- weiterhin Ausfüllen des Gefühlstagebuchs (täglich);
- weiterhin Anwendung der ausgewählten Skills auf Körper-, Gedanken- und Verhaltensebene und Dokumentation im Aktivitätenprotokoll (täglich), um eigene positive Erlebnisse und positive Gefühle zu fördern;
- Umsetzung des vereinbarten Ziels (oder der ersten Schritte dorthin) und Anwendung aller dafür notwendigen Skills.

Kapitel 9

Sitzung 7 – Förderung von Selbstwahrnehmung (Was ist mein „Ich“?)

<table>
<tr><th colspan="3">Thematischer Schwerpunkt</th></tr>
<tr><td colspan="3">In dieser ersten Sitzung des Behandlungsschwerpunkts „Selbstkonzept“ wird dargestellt, wie sich unser Selbstkonzept bzw. Selbstbild über die Lebensspanne entwickelt, welche unterschiedlichen Konzepte es dazu gibt und wie sich traumatische Ereignisse (in der Kindheit) auf eben diese auswirken können.</td></tr>
<tr><th colspan="3">Sitzungsübersicht</th></tr>
<tr><th>Inhalt</th><th>Zeit</th><th>Arbeitsblätter (vgl. Online-Materialien)</th></tr>
<tr><td>Schwerpunkt der Sitzung vorstellen</td><td>5 Min.</td><td></td></tr>
<tr><td>Übungen zwischen den Sitzungen nachbesprechen✷</td><td>20 Min.</td><td></td></tr>
<tr><td>Einfluss von Trauma auf die Entwicklung des Selbstkonzepts besprechen✷</td><td>30 Min.</td><td>7.1 Das Selbstkonzept</td></tr>
<tr><td>Typische selbstkonzeptbezogene Muster vorstellen und darüber austauschen</td><td>20 Min.</td><td>7.2 Entwicklung und Veränderung selbstwertbezogener Muster
7.3 Typische Selbstbilder</td></tr>
<tr><td>Imaginationsübung „Umsorgender Begleiter“ durchführen✷</td><td>20 Min.</td><td></td></tr>
<tr><td>Übungen zwischen den Sitzungen vereinbaren</td><td>15 Min.</td><td>7.4 Umsorgende Begleiterin oder umsorgender Begleiter
7.5 Mein „Ich“ im Laufe der Zeit
7.6 Übungen zwischen den Sitzungen</td></tr>
<tr><th colspan="3">Erlernte Skills</th></tr>
<tr><td colspan="3">• Umsorgende Begleiterin oder umsorgender Begleiter
• Mein „Ich“ im Laufe der Zeit</td></tr>
<tr><td colspan="3">Anmerkung: Die mit einem Stern (✷) gekennzeichneten Inhalte sollten in jedem Fall berücksichtigt werden.</td></tr>
</table>

9.1 Schwerpunkt der Sitzung vorstellen

Erläutern Sie, dass es in der heutigen Sitzung darum geht, zu verstehen, wie sich Selbstbilder, die den Umgang mit uns selbst und Beziehungen zu anderen beeinflussen, vor dem Hintergrund traumatischer Erfahrungen entwickeln. Dazu schauen Sie sich zunächst psychoedukativ typische Muster des Selbstbilds und erarbeiten darauf aufbauend hilfreiche Strategien zur Modifikation.

9.2 Übungen zwischen den Sitzungen nachbesprechen

Erkundigen Sie sich nach der Umsetzung des persönlichen Ziels, das sich die Teilnehmer:innen beim letzten Mal vorgenommen haben. Fragen Sie dann gezielt nach dem Einsatz von Skills auf allen drei Ebenen (z. B. Beruhigung über die Sinne, positive Selbstaussagen, Auszeit nehmen) und loben Sie die Patient:innen für die erfolgreiche Belastungstoleranz.

Fragen Sie auch nach der Planung und Durchführung positiver Aktivitäten und besprechen Sie die dazugehörigen Gefühlstagebücher.

9.3 Einfluss von Trauma auf das Selbstkonzept besprechen

Erinnern Sie die Gruppenmitglieder an die erste Sitzung, in der thematisiert wurde, dass ein Trauma nicht nur Symptome einer PTBS hervorrufen kann, sondern oft auch Auswirkungen auf die Emotionen, das Selbstbild und die Beziehungen der betroffenen Menschen hat. Der Einfluss auf die Emotionsregulation und welche Skills dabei helfen haben die Patient:innen in den letzten Sitzungen ausführlich besprochen. Ab der heutigen Sitzung geht es um den zweiten Bereich, auf den sich traumatische Ereignisse auswirken: Das Selbstbild.

Besprechen Sie anhand von Arbeitsblatt 7.1 „Das Selbstkonzept", wie ein Trauma das Selbstbild der Teilnehmer:innen beeinflusst und welche Auswirkungen traumatische Erfahrungen auf die Entwicklung unseres Selbstbilds haben können. Fragen Sie die Patient:innen, welche der aufgeführten Schwierigkeiten auf sie zutreffen. Bitten Sie die Teilnehmer:innen, diese auf dem Arbeitsblatt zu markieren und in der Gruppe vorzustellen. Nehmen Sie sich anschließend einen kurzen Moment und fassen Sie dann das Gesagte auf unterstützende und validierende Weise zusammen. Vermitteln Sie den Patient:innen, dass dieses Erleben normal ist, ohne die Belastung abzusprechen. Stellen Sie klar und deutlich heraus, dass es Fähigkeiten bzw. Skills gibt, die helfen, genau diesen Problemen auf gesunde Weise zu begegnen.

Geben Sie anschließend eine ausführlichere edukative Einführung in das Themenfeld „Trauma und Selbstkonzept". Seien Sie währenddessen offen für Fragen und planen Sie etwas Zeit für einen Austausch ein, der die Diskussion individueller Erfahrungen und Bedenken erlaubt. Beachten Sie in der Psychoedukation folgende Aspekte:

- Es gibt keine einheitliche Definition dessen, was wir unter dem „Ich" verstehen, sondern eher viele verschiedene Konzepte, mit denen wir das „Ich" beschreiben können, wie Charakter, Persönlichkeit, Seele, Identität, Ego oder Selbstbild. Selbstbild und Selbstkonzept bedeuten dabei das Gleiche. Damit meinen wir die Gedanken, Gefühle und Überzeugungen, die wir über uns selbst haben.
- Wir alle werden mit bestimmten Eigenschaften geboren. Viele andere Aspekte, die uns zu dem machen, was wir sind, entwickeln sich aber erst im Laufe der Zeit durch unsere Erfahrungen. Frühe Beziehungen, die wir haben, insbesondere Beziehungen zu den Menschen, die sich um uns als Kleinkind kümmern, können sich darauf auswirken, wie handlungsfähig und sicher wir uns fühlen und wie wir andere Menschen und die Welt um uns herum sehen. Ein früh erlebtes Trauma kann daher dazu führen, dass wir uns und die Welt als unsicher erleben.
- Wir alle haben Grundbedürfnisse, wie das Bedürfnis nach Sicherheit, Liebe, emotionaler Unterstützung und dem Gefühl, sich mitteilen zu können und zu dürfen. Wenn diese Bedürfnisse von den Menschen um uns herum nicht erfüllt werden, reagieren wir auf zwei Wege: Entweder passen wir uns an, um andere Wege zu finden, diese Bedürfnisse zu befriedigen oder wir beginnen zu glauben, unsere Bedürfnisse sind nicht wichtig.
- Traumatische Erfahrungen, die von einer uns nahestehenden Person verursacht werden, können dazu führen, dass wir uns selbst infrage stellen und das Gefühl haben, nicht zu wissen, wer wir sind oder welche Rolle wir haben. Missbrauchende Beziehungen beeinflussen die Selbstwahrnehmung nachhaltig, z. B. betrachten wir uns dann oftmals selbst als „schwach", „hilflos", „nicht kompetent", „beschämt" oder „schlecht" und nehmen an, eine derart schlechte Behandlung zu verdienen.
- Es ist nicht ungewöhnlich, dass Menschen dissoziieren, wenn sie traumatische Ereignisse oder damit einhergehende starke aversive Emotionen erleben. Dies fühlt sich so fühlen, als wäre man „nicht wirklich da". Diese während des traumatischen Geschehens sinnvolle Strategie kann auch in der Folge zu dem Gefühl beitragen, nicht real zu sein.
- Neben dem direkten Einfluss des Traumas auf die Wahrnehmung über uns selbst können die Beeinträchtigungen, die als Traumafolgen entstehen, wie Schlaf-, Gedächtnis- und Aufmerksamkeitsschwierigkeiten, anhaltende Anspannung, unangemessene Emotionsregulation oder zwischenmenschliche Probleme zusätzlich zu einem verminderten Selbstwertgefühl beitragen.
- Unser Selbstbild verändert sich im Laufe der Lebensspanne fortlaufend – in Kindheit, Jugendalter und Erwachsenenalter – vor allem dann, wenn wir in sich verändernde Rollen hineinwachsen, etwa in die eines Elternteils. Auch die meisten Persönlichkeitsmerkmale ändern sich im Laufe des Lebens. Das bedeutet, dass wir uns ändern können.

9.4 Typische selbstkonzeptbezogene Muster vorstellen und darüber austauschen

Erklären Sie den Patient:innen, dass Menschen in einem sehr hohen Maße anpassungsfähig sind, insbesondere dann, wenn wichtige Bedürfnisse nicht ausreichend befriedigt werden (Arbeitsblatt 7.2: Entwicklung und Veränderung selbstwertbezogener Muster). Wir ändern unser Verhalten, Erleben und sogar unser Selbstbild, wenn dies unserem (sozialen) Überleben dient. Das ist häufig auch während traumatischen Erlebnissen der Fall. Diese übermäßige Anpassung kann früh zu Mustern führen, die zwar in der traumatischen Situation hilfreich waren, wie Ausweichen, Aufgeben, Überkompensieren oder Angreifen, in der Gegenwart jedoch nicht länger sinnvoll und angemessen sind. Trotzdem können diese Muster auch heute noch in verschiedenen Situationen und durch verschiedene Personen aktiviert werden. Gehen Sie mit den Teilnehmer:innen die als typisch beschriebenen Muster durch (Arbeitsblatt 7.3: Typische Selbstbilder). Lassen Sie sich erzählen, in welchen Mustern sich die Betroffenen wiederfinden, wann die Muster vor allem aktiv werden und als wie hilfreich die Patient:innen sie einschätzen.

9.5 Imaginationsübung „Umsorgende Begleiterin/ Umsorgender Begleiter" durchführen

Nachdem Sie sich nun darüber ausgetauscht haben, auf welche Art und Weise, der Umgang früherer Bezugspersonen eine Wirkung darauf hat, wie wir uns selbst sehen, versuchen Sie einen „korrigierenden Gegenpart" zu etablieren. Indem Sie imaginativ eine umsorgende und fürsorgliche Person schaffen, die das „Ich" (der Patient:innen) aus einer mitfühlenden und liebenswürdigen Perspektive betrachtet, können Sie Veränderung des Selbstbilds auf den Weg bringen (Arbeitsblatt 7.4).

Leiten Sie die Imagination etwa wie folgt an:

> Stellen Sie sich ein unterstützendes und fürsorgliches Wesen vor, das sich um Sie kümmert, Sie versteht, Sie akzeptiert und nur das Beste für Sie will. Schauen Sie, dass Sie sich vollkommen sicher fühlen, wenn Sie bei diesem Wesen sind. Dieses Wesen kann real oder von Ihnen ausgedacht sein. Es kann ein Mensch, ein Tier, eine symbolische Figur ein Held oder eine Heldin aus Kindheitsgeschichten sein. Vielleicht sehen Sie gleich deutlich ein solches Wesen vor sich, vielleicht aber auch noch nicht. Wenn nicht, setzen Sie sich nicht unter Druck und vertrauen Sie darauf, dass es sich zeigt, wenn die Zeit dafür gekommen ist. Sollte bereits etwas aufgetaucht sein, beschreiben Sie sich diesen inneren Begleiter oder diese innere Begleiterin so detailliert wie möglich: Wie sieht er oder sie aus? Wie klingt er oder sie? Wie fühlt es sich an? Wie riecht er oder sie?
>
> Machen Sie sich mit ihrem inneren Wesen, das sie begleitet, bekannt und verbringen Sie ein paar Momente miteinander. Wie fühlt es sich an, umsorgt zu werden?

Helfen Sie Ihren Patient:innen, sich nach einigen stillen Minuten wieder im Hier und Jetzt zu reorientieren, wohl wissend, dass sie jederzeit wieder in Kontakt mit ihrem inneren Wesen treten dürfen.

Besprechen Sie dann die Übung nach. Fragen Sie die Teilnehmer:innen, ob es ihnen gelungen ist, ein solches Wesen entstehen zu lassen. Bitten Sie die Patient:innen, so wie diese es möchten, davon zu erzählen. Greifen Sie eventuelle Schwierigkeiten wohlwollend auf. Betonen Sie auch bei dieser Übung: Je häufiger die Patient:innen ihr inneres Wesen vor sich entstehen lassen, umso leichter gelingt die Vorstellung.

9.6 Übungen zwischen den Sitzungen vereinbaren

Genauso wie bei den Skills zur Emotionsregulation ist es auch bei den Fertigkeiten, die das Selbstkonzept stärken wichtig, diese zwischen den Gruppensitzungen zu üben. Erinnern Sie die Teilnehmer:innen nochmals dran.

Zwischen den Sitzungen 7 und 8 sollen die Teilnehmer:innen folgende Übungen durchführen (Arbeitsblatt 7.6: Übungen zwischen den Sitzungen):

- Imagination des umsorgenden inneren Wesens (Arbeitsblatt 7.4) (täglich). Falls Patient:innen die Imagination während der heutigen Übung noch nicht gelungen ist, kann es helfen, wenn sich die betroffenen Teilnehmer:innen als erste Annährung Gedanken dazu zu machen, wer oder was das innere Wesen für sie sein könnte. Besprechen Sie diese Aufgabe individuell, sodass sie funktionieren kann.
- Bearbeitung von Arbeitsblatt 7.5 „Mein ‚Ich' im Laufe der Zeit". Wenn Sie in das Arbeitsblatt einführen und dieses durchgehen, erklären Sie, dass Sie sich in der kommenden Sitzung ausführlich damit beschäftigen und das Ausfüllen als Vorbereitung auf die kommende Sitzung dient.

Kapitel 10

Sitzung 8 – Förderung von Selbsterkenntnis (Mein „Ich“ im gegenwärtigen Augenblick)

Thematischer Schwerpunkt		
In der heutigen Sitzung wird verdeutlicht, welche Fertigkeiten die Patient:innen für einen *wohlwollenderen, fürsorglicheren Umgang mit sich selbst* nutzen können. Im ersten Schritt sollen die Teilnehmer:innen einen Eindruck davon bekommen, wie sie sich selbst samt ihres Erlebens besser wahrnehmen können, und zwar im gegenwärtigen Augenblick. Sie werden in das Thema Achtsamkeit eingeführt und lernen einige konkrete Übungen kennen.		
Sitzungsübersicht		
Inhalt	**Zeit**	**Arbeitsblätter (vgl. Online-Materialien)**
Schwerpunkt der Sitzung vorstellen	5 Min.	
Übungen zwischen den Sitzungen nachbesprechen*	20 Min.	► 7.5 Mein „Ich“ im Laufe der Zeit (ausgefüllt)
Achtsamkeit als ein Weg zur Selbsterkenntnis einführen und aktuelle Selbsterkenntnis einschätzen lassen*	30 Min.	8.1 Auswirkung von Traumatisierung auf die natürlichen Funktionen unseres Gehirns 8.2 Achtsamer Umgang mit sich 8.3 Verbesserung von Achtsamkeit
Erdungsübung (5-4-3-2-1 Übung) ein- und durchführen	20 Min.	8.4 Erdungsübung bzw. 5-4-3-2-1-Übung
Meditation zu Selbsterkenntnis durchführen*	20 Min.	8.5 Meditation zu Selbsterkenntnis
Übungen zwischen den Sitzungen vereinbaren	15 Min.	8.6 Wahrnehmung negativer Gefühle und Gedanken über mich selbst 8.7 Übungen zwischen den Sitzungen
Erlernte Skills		
• Erdungsübung (5-4-3-2-1 Übung) • Meditation		
Anmerkung: Die mit einem Stern (*) gekennzeichneten Inhalte sollten in jedem Fall berücksichtigt werden. *Hinweis (►):* In dieser Sitzung wird mit einem Arbeitsblatt aus einer vorherigen Sitzung (weiter-)gearbeitet.		

10.1 Schwerpunkt der Sitzung vorstellen

Erläutern Sie, dass es in der heutigen Sitzung um den *achtsamen Umgang mit sich* als ersten Schritt zur besseren Selbstfürsorge geht. Stellen Sie in Aussicht, dass die Teilnehmer:innen heute einige konkrete Übungen kennenlernen, die ihnen helfen, sich selbst sowie ihre eigenen Gedanken und Gefühle im Hier und Jetzt wahrzunehmen und zu erkennen.

10.2 Übungen zwischen den Sitzungen nachbesprechen

Fragen Sie nach, ob und wie die Übung zum „Umsorgenden Begleiter/Umsorgenden Begleiterin“ gelungen ist. Verdeutlichen Sie erneut die Bedeutung des täglichen Übens, indem Sie zum Beispiel sagen:

> Je mehr Sie üben, desto einfacher wird es für Sie und desto selbstverständlicher kann diese neue Ressource für Sie verfügbar werden.

Erkundigen Sie sich bei Patient:innen, die nicht geübt haben oder bei denen Schwierigkeiten aufgetreten sind, woran es lag. Bieten Sie alternative Vorgehensweisen an, die mögliche Hindernisse aus dem Weg räumen können.

Besprechen Sie dann gemeinsam und in aller Ruhe Arbeitsblatt 7.5 „Mein ‚Ich' im Laufe der Zeit", welches die Patient:innen zwischen den Sitzungen ausfüllen sollten. Fragen Sie die Teilnehmer:innen, wie sie sich selbst in den verschiedenen Lebensphasen – Kindheit, Jugendalter und Erwachsenenalter – gesehen haben:

- Welche Eigenschaften haben sie ausgemacht?
- Welche Rollen mussten von ihnen eingenommen werden?
- Was waren die Erwartungen wichtiger Bezugspersonen?
- Welche kritischen Lebensereignisse haben eventuell ihr Selbstbild beeinflusst? (Hinweise auf solche Ereignisse gibt die Frage „Was ist passiert, dass sich Ihr Selbstbild in dieser Zeit verändert hat?" auf dem Arbeitsblatt.)

Diskutieren Sie außerdem, wie andere wichtige Bezugspersonen in späteren Beziehungen (etwa Freund:innen, Partner:innen, Arbeitskolleg:innen) die Teilnehmer:innen prägten. Schauen Sie, ob es noch andere wichtige Bezugsrahmen gab, die die Entwicklung des Selbstkonzepts beeinflussten, wie kulturelle oder religiöse Werte.

Arbeiten Sie abschließend gemeinsam heraus, inwieweit der bisherige Umgang der Patient:innen mit sich selbst eine wichtige Anpassung an gewisse Lebensumstände war, bei denen es sich lohnt, sie in der Gegenwart zu überdenken und zu „erneuern". Dabei können die Skills, die die Teilnehmer:innen in dieser und den nächsten Sitzungen kennenlernen, unterstützen. Ein erster Schritt dorthin ist es, sich selbst bewusst wahrzunehmen, also achtsam zu sein, worum sich der erste Teil der heutigen Sitzung dreht.

10.3 Achtsamkeit als ein Weg zur Selbsterkenntnis einführen

Bedeutung von Achtsamkeit. Starten Sie mit einem kleinen Überblick dazu, was Achtsamkeit bedeutet bzw. was wir im Rahmen der ESTAIR-Gruppe darunter verstehen. Häufig sprechen wir von Achtsamkeit, wenn wir „im gegenwärtigen Augenblick" sind. Erläutern Sie, welche Aspekte hier einfließen (angelehnt an Kabat-Zinn, 1990 sowie Michalak, Heidenreich & Williams, 2022):

- Sich selbst bewusst sein, was um einen herum geschieht, die Aufmerksamkeit also gezielt auf das Hier und Jetzt lenken.
- Diese Erlebnisse nicht bewerten, sondern akzeptieren.
- Mehr Einfluss auf das eigene Erleben und Verhalten bekommen.

Von Achtsamkeit angesprochene Gehirnfunktionen. Besprechen Sie psychoedukativ auch einige wichtige Gehirnfunktionen, die durch achtsames Verhalten angesprochen werden und über die wir alle in unterschiedlichem Maße verfügen. Gerade traumatische Erfahrungen können sich auf diese Gehirnfunktionen auswirken. Nennen Sie dazu folgende Beispiele:

- Fähigkeit, sich auf bestimmte Aufgaben zu konzentrieren, auch wenn wir sie uninteressant finden: Die Aufmerksamkeit wird eingesetzt, um auf Details unseres Bewusstseins Einfluss zu nehmen und ist daher eng mit dem Gefühl der Kontrolle verbunden.
- Fähigkeit, Informationen zu filtern und nur die Wichtigen zu behalten.
- Fähigkeit, Überlegungen anzustellen und daraufhin Entscheidungen zu treffen.
- Fähigkeit, Impulse zu kontrollieren und geeignete Verhaltensweisen auszuwählen, um Ziele in einer für uns erfüllenden Weise zu erreichen – also so zu handeln, wie wir es wollen: selbstbestimmt.

Training der betroffenen Fähigkeiten. Machen Sie dann deutlich, dass Sie sich in den kommenden Sitzungen dafür Zeit nehmen wollen, eben solche durch Trauma beeinträchtigten Fähigkeiten zu trainieren, damit sich die Betroffenen wieder mehr wie „sie selbst" und nicht so „außerhalb der eigenen Kontrolle" fühlen. Als Orientierung können drei dafür sinnvolle Schritte herausgearbeitet werden:

1. Lernen, zu erkennen, was im gegenwärtigen Moment mit mir und um mich herum geschieht.
2. Strategien üben, die helfen, starke Emotionen zu regulieren und es ermöglichen, sich so zu verhalten, dass es für mich „passt".
3. Lernen, das auszudrücken, was in mir vorgeht.

Auswirkung von Traumatisierung auf das Gehirn. Thematisieren Sie nun, wie sich traumatische Ereignisse auf die natürlichen Funktionen des Gehirns auswirken können. Bitten Sie die Teilnehmer:innen dafür, sich über Arbeitsblatt 8.1 „Auswirkung von Traumatisierung auf die natürlichen Funktionen unseres Gehirns" auszutauschen sowie darüber, wie sie ihre Fähigkeit, im gegenwärtigen Moment zu sein, aktuell einschätzen (Arbeitsblatt 8.2: Achtsamer Umgang mit sich).

Diskutieren Sie im zweiten Schritt miteinander einige Möglichkeiten zum Aufbau von Achtsamkeit (Arbeitsblatt 8.3: Verbesserung von Achtsamkeit). Lassen Sie die Patient:innen abschließend ein bis zwei Vorgehensweisen auswählen, die sie bis zur nächsten Sitzung ausprobieren wollen. Antizipieren Sie dabei auch gleich mögliche Schwierigkeiten oder Hindernisse sowie entsprechende Hilfestellungen.

Arbeit mit verschiedenen Anteilen. Neben dem Konzept der Achtsamkeit bietet die „Arbeit mit verschiedenen Anteilen" eine Option zu mehr Selbsterkenntnis. Sie können Ihren Patient:innen auch diesen Weg näherbringen. Orientieren Sie sich dazu beispielsweise an dem Modell von Hayes und Ciarrochi (2015). Dieses Modell beschreibt, dass wir alle mehrere Anteile in uns haben: einen entdeckenden, beobachtenden und beratenden Anteil. All drei Anteile können an unseren Entscheidungen und Verhaltensweisen beteiligt sein:

- Der *entdeckende Anteil* möchte Dinge ausprobieren und erforschen. Dieser Teil in uns macht Pläne und ist neugierig auf die Welt.
- Der *beobachtende Anteil* fokussiert sich auf das, was in uns und um uns herum im Hier und Jetzt vorgeht. Dieser Teil bringt uns dazu, nachzudenken und in uns hineinzufühlen.
- Der *beratende Anteil* schaltet sich zum Abwägen ein, zum Beispiel wenn wir innere Selbstgespräche zu einer Überlegung führen.

Bei der Förderung von Achtsamkeit geht es darum, insbesondere den beobachtenden Anteil zu schulen. Damit lernen wir, möglichst aufmerksam, teilnehmend und wertfrei das eigene Erleben wahrzunehmen und für sich zu beschreiben.

10.4 Erdungsübung (5-4-3-2-1-Übung) als Skill zur Förderung von Selbsterkenntnis vorstellen

Weisen Sie die Patient:innen darauf hin, dass es verschiedene Skills gibt, um zu erkennen, was im gegenwärtigen Moment passiert (Arbeitsblatt 8.3 Verbesserung von Achtsamkeit). Betonen Sie erneut die Wichtigkeit, das wahrzunehmen, was in und um uns herum geschieht. Denn das ist der erste wichtige Schritt, um mit sich selbst in Verbindung zu treten und zu erkennen, wo wir uns gerade befinden.

Stellen Sie dann als ersten „Selbstwahrnehmungs-Skill" die *Erdungsübung* (nach Yvonne Dolan, 2009), auch bekannt als 5-4-3-2-1-Übung (Arbeitsblatt 8.4), vor. Sie ist ein einfacher und wirkungsvoller Weg, um aus dem Modus von „Autopilot:innen" und in den Modus von „Beobachter:innen" zu kommen, sich also zu reorientieren.

Führen Sie die Übung, die aus drei Teilen besteht, die unterschiedlich oft wiederholt werden können, mit den Gruppenmitgliedern durch. Dazu können Sie beispielsweise sagen:

1. Benennen Sie 5 Dinge, die Sie aktuell (also hier und jetzt) sehen können.
2. Benennen Sie 5 Dinge, die Sie aktuell (also hier und jetzt) hören können.
3. Benennen Sie 5 Dinge, die Sie aktuell (also hier und jetzt) körperlich wahrnehmen oder spüren können. Gemeint sind damit konkrete körperliche Wahrnehmungen an der Körpergrenze, wie Berührungspunkte mit dem Stuhl, auf dem Sie sitzen oder die Fußsohle im Schuh.

Die Erdungsübung nennt sich auch 5-4-3-2-1-Übung, weil diese drei Teilschritte erst mit 5, dann mit 4, dann mit 3, dann mit 2 und schließlich mit einer Benennung durchlaufen werden. Schon gesagte Dinge können dabei problemlos wiederholt werden. Fahren Sie mit der Übung mit den weiteren Benennungen fort. Zu Beginn kann es für Patient:innen schwierig sein, etwas Äußeres wahrzunehmen, da ihre Aufmerksamkeit im Inneren „wie gefangen" sein kann. Bleiben Sie freundlich bestimmt und zählen Sie das Genannte mit.

Beenden Sie die Übung, indem Sie die Aufmerksamkeit der Patient:innen auf ihre Sinne lösen. Besprechen Sie die Übung mit allen Teilnehmer:innen nach. Stellen Sie folgende Fragen:

- Wie einfach oder schwierig war die Übung zu bewerkstelligen?
- Wie hilfreich ist es, im gegenwärtigen Augenblick zu bleiben?

Alternative: Es gibt noch eine weitere Möglichkeit, die Erdungs- bzw. die 5-4-3-2-1-Übung durchzuführen. In diesem Fall werden die Patient:innen dazu aufgefordert, sich nacheinander 5 Dinge, die sie sehen, 4 Dinge, die sie hören, 3 Dinge, die sie berühren bzw. fühlen, 2 Dinge, die sie riechen und 1 Ding, das sie schmecken, zu beschreiben.

10.5 Meditation zu Selbsterkenntnis durchführen

Der zweite Skill zur Selbstwahrnehmung ist die „Meditation zu Selbsterkenntnis“ (Arbeitsblatt 8.5). Diese können die Patient:innen regelmäßig in ihrem Alltag üben. Führen Sie die Mediation einmal gemeinsam durch: Wie bei den vorherigen Übungen auch fällt den meisten Gruppenmitgliedern eine eigenständige Anwendung leichter, wenn sie bereits im Rahmen der Gruppensitzung Erfahrung damit machen konnten. Leiten Sie die Meditation in etwa so an:

> Setzen Sie sich bequem hin, egal ob aufrecht oder angelehnt, wie es Ihnen lieber ist. Wenn Sie möchten, schließen Sie sanft die Augen oder lassen Sie sie auf einem Punkt im Raum ruhen. Richten Sie Ihre Aufmerksamkeit auf Ihre Atmung. Versuchen Sie nicht, Ihre Atmung zu ändern, sondern nehmen Sie sie einfach wahr, so wie sie ist, wie sie kommt und geht. Nehmen Sie wahr, wie Sie ein- und ausatmen.
>
> Während Sie das tun, werden Sie vielleicht bemerken, dass Ihnen Gedanken in den Sinn kommen. Das ist völlig normal und okay. Nehmen Sie diese Gedanken nur wahr. Versuchen Sie nicht, die Gedanken loszuwerden, festzuhalten oder zu ändern. Nehmen Sie sie einfach zur Kenntnis und lassen Sie sie dann vorüberziehen, wie Wolken am Himmel. Lassen Sie los.
>
> Vielleicht möchten Sie sich selbst sagen: „Da ist ein Gedanke“, während Sie zuschauen, wie er wegschwebt. Versuchen Sie, sich nicht in den Gedanken hineinziehen zu lassen, auch wenn Sie leicht davon eingenommen werden und es eine Weile dauern kann, bis Sie merken, dass Sie mit ihm zusammen weggetrieben sind. Wenn Sie das bemerken, denken Sie daran: Es ist nur ein Gedanke. Lassen Sie ihn los.
>
> Üben Sie dieses Wahrnehmen und Loslassen für einige Minuten.

Nehmen Sie sich auch nach der Meditation Zeit, um sich in der Gruppe darüber auszutauschen. Fragen Sie die Teilnehmer:innen wieder, ob es Ihnen gelungen ist, sich auf die Übung einzulassen und Ihre Atmung achtsam wahrzunehmen. Wo lagen Schwierigkeiten? Wie könnte die Übung in Zukunft leichter fallen?

Erläutern Sie nach Abschluss der Meditation, dass die Patient:innen bei regelmäßigem Üben vermutlich merken, dass sie viele Gedanken haben. Wir haben in der Meditation die Wahl, auf welche wir achten, auf welche wir reagieren möchten und auf welche nicht. Manchmal können bestimmte Gedanken zu bestimmten Handlungen führen oder wir fühlen uns gezwungen, uns bei diesen Gedanken auf diese bestimmte Weise zu verhalten. Regelmäßiges Meditieren kann dabei helfen, solche Muster wahrzunehmen und zu erkennen, dass es nicht immer notwendig ist, diesen Gedanken zu folgen. Wir können die Muster unterbrechen! Regelmäßiges Meditieren stärkt zudem unseren inneren Beobachter bzw. unsere innere Beobachterin. Zu guter Letzt kann es einfach schön sein, regelmäßig „einfach nur etwas bei sich selbst zu sein“. Ermutigen Sie die Patient:innen deshalb, die Mediation in ihren Alltag einzubauen und gleich nach dieser Sitzung damit zu beginnen.

10.6 Übungen zwischen den Sitzungen vereinbaren

Welche Vorteile die Integration der Übungen in den Alltag der Gruppenmitglieder hat, wurde bereits ausführlich dargestellt. Laden Sie die Patient:innen dazu ein, zwischen den Sitzungen achtsam auf sich und ihre Umgebung zu schauen, indem Sie mindestens einer der durchgeführten Achtsamkeitsübungen durchführen.

Zwischen den Sitzungen 8 und 9 sollen die Teilnehmer:innen folgende (neue) Übungen durchführen (Arbeitsblatt 8.7: Übungen zwischen den Sitzungen):

- Imagination der umsorgenden Begleiterin bzw. des umsorgenden Begleiters (Arbeitsblatt 7.4) (täglich);
- Ergänzung von Arbeitsblatt 7.5 „Mein ‚Ich‘ im Laufe der Zeit“ um neue Erkenntnisse und Ideen aus der heutigen Sitzung;
- Durchführung mindestens einer der beiden Achtsamkeitsübungen (Erdungs- bzw. 5-4-3-2-1-Übung oder Meditation);
- Ausfüllen von Arbeitsblatt 8.6 „Wahrnehmung negativer Gefühle und Gedanken über mich selbst“. Führen Sie dazu dieses Wahrnehmungsprotokoll kurz ein, indem Sie das Beispiel gemeinsam durchgehen. Leiten Sie dazu an, das Protokoll in Augenblicken auszufüllen, in denen die Patient:innen negative Gedanken und/oder Gefühle sich selbst gegenüber bemerken.

Kapitel 11

Sitzung 9 – Förderung von Selbsterkenntnis (Lernen, über das „Ich“ nachzudenken)

Thematischer Schwerpunkt		
In der heutigen Sitzung werden die Patient:innen dazu angeleitet, ihre *negativen und abwertenden Überzeugungen über sich selbst zu identifizieren* und *modifizieren.*		
Sitzungsübersicht		
Inhalt	**Zeit**	**Arbeitsblätter (vgl. Online-Materialien)**
Schwerpunkt der Sitzung vorstellen	5 Min.	
Übungen zwischen den Sitzungen nachbesprechen✷	20 Min.	► 8.6 Wahrnehmung negativer Gefühle und Gedanken über mich selbst (ausgefüllt)
(Geringes) Selbstwertgefühl sowie dahinterliegende Überzeugungen über sich selbst thematisieren und darüber austauschen	15 Min.	
Selbstabwertende Überzeugungen identifizieren und dahinterliegende Erfahrungen würdigen✷	40 Min.	9.1 Selbstwertgefühl verstehen ► 8.6 Wahrnehmung negativer Gefühle und Gedanken über mich selbst
Möglichkeiten zur Veränderung aufzeigen: Ausgleich durch wohltuende Perspektiven	15 Min.	9.2 Überlebensregeln verändern 9.3 Eine wohltuende Perspektive einnehmen
Übungen zwischen den Sitzungen vereinbaren	15 Min.	9.4 Grundannahmen über mich selbst 9.5 Übungen zwischen den Sitzungen
Erlernte Skills		
• Anpassung der Überzeugungen über sich selbst • Für Ausgleich sorgen		
Anmerkung: Die mit einem Stern (✷) gekennzeichneten Inhalte sollten in jedem Fall berücksichtigt werden. *Hinweis (►):* In dieser Sitzung wird mit einem Arbeitsblatt aus einer vorherigen Sitzung (weiter-)gearbeitet.		

11.1 Schwerpunkt der Sitzung vorstellen

Erläutern Sie, dass es in der heutigen Sitzung um die *Identifikation selbstabwertender Gedankenmuster* und den *Aufbau ausgleichender positiver Selbstbilder* geht. Stellen Sie in Aussicht, dass die Teilnehmer:innen heute einige konkrete Übungen kennenlernen, die ihnen helfen, die eigenen Überzeugungen über sich zu hinterfragen und zu verändern.

11.2 Übungen zwischen den Sitzungen nachbesprechen

Fragen Sie nach, ob und wie die Übungen zum „Umsorgenden Begleiter/Umsorgende Begleiterin“ sowie zur Selbstwahrnehmung (Erdungsübung, Meditation zur Selbsterkenntnis) gelungen sind. Besprechen Sie eventuelle Stolpersteine und erste Erfolge. Verstärken Sie einen Austausch unter den Teilnehmer:innen:

- Wer möchte von seinen Erfahrungen mit den Übungen erzählen?
- Wer hat vielleicht Tipps, um typischen Schwierigkeiten zu begegnen?
- Was war gut und hilfreich?

Besprechen Sie dann gemeinsam und in aller Ruhe Arbeitsblatt 8.6 „Wahrnehmung negativer Gefühle und Gedanken über mich selbst", welches die Patient:innen zwischen den Sitzungen ausfüllen sollten. Fragen Sie nach, welche negativen Gedanken und Gefühle sie notiert haben und in welchen Situationen diese aufgetaucht sind. Versuchen Sie dabei, gemeinsam mit den Betroffenen, in einer beobachtenden, beschreibenden Perspektive zu bleiben.

11.3 (Geringes) Selbstwertgefühl sowie dahinterliegende Überzeugungen über sich selbst thematisieren und darüber austauschen

Schauen Sie dann noch einmal expliziter auf die negativen Gedanken: Welche negativen Gedanken, speziell über sich selbst, konnten die Patient:innen identifizieren? Wie gut kennen die Patient:innen diese Gedanken? Wie häufig tauchen sie auf? Wie würden die Betroffenen auf Grundlage dieser Gedanken ihr aktuelles Selbstbild beschreiben?

Nutzen Sie diesen Austausch als Überleitung zu einer allgemeinen Aufklärung darüber, wie ein geringes Selbstwertgefühl entsteht und welche Aspekte damit einhergehen. Eine Möglichkeit der Aufklärung wäre zum Beispiel:

Ein geringes Selbstwertgefühl bedeutet, ein allgemein negatives Bild über sich selbst zu haben, sich selbst negativ zu beurteilen oder zu bewerten. Die Art und Weise, wie wir uns selbst sehen und erleben, hängt stark mit grundlegenden Annahmen zusammen, die wir über uns entwickelt haben. Diese Grundannahmen können so wirksam sein, dass sie unsere Fähigkeit, uns realistisch zu betrachten, stark verzerren und beeinträchtigen können. Wir verwechseln dann oftmals unsere „Meinung" über uns selbst mit Fakten. Dann achten wir vor allem auf Dinge, die wir eh erwarten und bereits glauben.

Wir alle haben diese erfahrungsbasierten Überzeugungen über uns selbst und die Welt und entwickeln daraus gewisse „Überlebensregeln", die entweder zu unseren Grundannahmen passen oder uns dabei unterstützen, trotz unserer Annahmen zu „funktionieren".

Wenn ich mich zum Beispiel minderwertig fühle, sobald ich mit anderen Menschen zusammen bin, dann könnte ich eine Regel wie „Meide Menschen!" entwickeln. Oder wenn ich davon überzeugt bin, dumm zu sein, könnte ich eine Regel entwickeln, die besagt: „Vermeide jegliche Möglichkeit, dich weiterzubilden!".

Unabhängig davon, warum wir an unseren Regeln festhalten: Sie können uns sehr im Weg stehen, solange sie unrealistisch, überzogen, starr und nicht anpassungsfähig sind. Solche Regeln, die uns einschränken, enthalten oftmals Worte wie „ich sollte", „ich muss", „immer", „nie" oder „alle".

Hilfreiche Regeln dagegen sind flexibel und anpassungsfähig, wie zum Beispiel „Ich spreche nicht so gern mit fremden Menschen, deshalb vermeide ich Unterhaltungen in der Öffentlichkeit oder in großen Runden, aber ich kann gut mit meiner Familie und meinen Freundinnen und Freunden sprechen."

Außerdem helfen solche Regeln meistens, zwischen der Vergangenheit und der Gegenwart zu differenzieren, wie etwa: „Mir hat die Schule nicht gefallen, deshalb mag ich keine Prüfungssituationen. Aber ich würde gerne in einen Hochschulkurs gehen, um eine Fremdsprache zu lernen."

Die Beispiele machen zusätzlich deutlich, wie unsere Überlebensregeln unser Verhalten, unsere Beziehungen und unser Selbstverständnis steuern können. Wenn wir unseren Regeln erwartungsgemäß folgen können, nehmen wir sie oftmals nicht einmal wahr. Irritationen entstehen, wenn die Regeln aus irgendwelchen Gründen nicht oder nicht mehr funktionieren oder wir uns in manchen Situationen nicht (mehr) an sie halten können.

Sowohl hilfreiche als auch hinderliche Annahmen und Regeln führen auch zu Erwartungen oder Vorhersagen. Das schützt uns erst einmal. Erwartungen und Vorhersagen, die aus hinderlichen Annahmen entstehen, führen aber nicht selten dazu, dass wir uns nicht mal die Möglichkeit einräumen, entgegengesetzte oder korrigierende Erfahrungen zu machen.

Es kann sehr schmerzhaft sein, die eigenen Überzeugungen und Überlebensregeln zu erkennen. Außerdem ist es nicht leicht, sie zu verändern. Gleichzeitig ist eine wohlwollende, wertschätzende und realistische Sicht auf uns selbst (was nicht heißt, dass sie nur positiv ist) wichtig für unsere psychische Gesundheit. Es kann heilsam sein, unsere Erwartungen an uns selbst und an andere zu ändern, unser Verhalten zu korrigieren und die „Rückkopplungsschleife" damit zu durchbrechen. Wir können es schaffen, für eine selbstwertförderliche Rückkopplung zu sorgen und zu erkennen, dass wir gut genug sind!

11.4 Selbstabwertende Überzeugungen identifizieren und dahinterliegende Erfahrungen würdigen

Erarbeiten Sie nun gemeinsam mit den Gruppenmitgliedern, welche Grundannahmen und Überlebensregeln hinter dem geringen Selbstwertgefühl stecken könnten. Diese sollen die Teilnehmer:innen auf dem entsprechenden Arbeitsblatt (Arbeitsblatt 9.1: Selbstwertgefühl verstehen) festhalten, wobei das Protokoll der letzten Woche zur Wahrnehmung der negativen Gedanken und Gefühle (Arbeitsblatt 8.6) hilft. Diskutieren Sie, nach einigen Minuten „Einzelarbeit", folgende Fragestellungen:

- Erkennen Sie bestimmte Muster in Ihrem Denken? Worauf deuten die Gedanken hin?
- Welche zugrunde liegenden Überzeugungen über Sie selbst können für diese Gedanken verantwortlich sein?
- Wie sehr glauben Sie heute an diese Überzeugungen?

Im zweiten Schritt geht es dann um die Frage, wie sich die, vermutlich überwiegend negativen, selbstabwertenden, Überzeugungen über sich entwickelt haben und weshalb die Entwicklung entsprechender Überlebensregeln wichtig war. Planen Sie Raum und Zeit für die Würdigung der Biografien ein! Viele Patient:innen berichten über großes Verlusterleben und damit verbundene Trauer: Verlust von Entwicklungsmöglichkeiten, Verlust von Lebenszeit, Verlust von den liebenden, unterstützenden, helfenden Eltern (die es nicht gegeben hat) etc.

Diese Trauerarbeit soll hier ihren Platz bekommen! Leiten Sie einen gemeinsamen Austausch über den Verlust und die Verlusterfahrungen der Patient:innen an. Folgende Fragen können eine Orientierung geben:

- Was hat gefehlt?
- Was hätten Sie anders oder anderes gebraucht?
- Wer oder was hätte da sein müssen?

Im Rahmen dieser Trauerarbeit geht es explizit darum, *zuzuhören, anzunehmen, gemeinsam zu trauern* und *die Schwere zu halten,* statt den Gruppenmitgliedern gleich Tipps zur Veränderung oder Wiedergutmachung anzubieten. Auch wenn es sowohl Patient:innen als auch Therapeut: innen schwerfällt: *Bleiben Sie dabei, stützen und validieren Sie – mehr nicht.* Es ist immens wichtig, dass Patient:innen (vielleicht zum ersten Mal in ihrem Leben) erfahren, dass das Erlebte, das Schreckliche, das Verlorene da sein darf, dass ihnen geglaubt und mitgefühlt wird, dass ihnen nichts abgesprochen oder relativiert wird. Dies können wichtige und heilsame korrigierende Erfahrungen sein.

Merke

Je nach Sitzungsverlauf ist es ggfs. sinnvoll, den auf die Trauerarbeit folgenden gegenüberstellenden Teil (vgl. Kapitel 11.5) in die nächste Sitzung zu „vertagen", damit keine innere oder äußere Hektik in der Bearbeitung entsteht. Nehmen Sie sich die Zeit zum Trauern – weniger ist mehr!

11.5 Möglichkeiten zur Veränderung aufzeigen: Ausgleich durch wohltuende Perspektiven

Wiederholen Sie, dass es vermutlich schmerzlich ist, Grundannahmen zu hinterfragen und zu verändern. Gleichzeitig trägt dies dazu bei, dass es uns nachhaltig besser geht und ist eine Möglichkeit, auch unser Verhalten zu lenken.

Überlebensregel hinterfragen. Denken Sie im ersten Schritt gemeinsam darüber nach, wie diese Grundannahmen verändert werden können. Regen Sie Ihre Patient:innen dazu an, ihr negatives Selbstverständnis infrage zu stellen. Lassen Sie die Teilnehmer:innen dafür eine Überlebensregel oder eine negative Überzeugung über sich selbst auswählen, die sie ändern möchten und auf Arbeitsblatt 9.2 „Überlebensregeln verändern" festhalten. Tauschen Sie sich mithilfe der Fragen auf dem Arbeitsblatt über die Überlebensregel bzw. Überzeugung aus.

Auf ein positives Selbstbild konzentrieren. Konzentrieren Sie sich im zweiten Schritt auf positive Selbstbilder! Vielen Patient:innen mit komplexer Traumatisierung wird dieser Schritt sehr schwerfallen. Zu tief sitzen die eingeprägten Bilder, minderwertig und schlecht zu sein. Versuchen Sie sich gemeinsam dem anzunähern, was die Betroffenen gut können, was sie gerne tun oder mit wem oder was sie gerne ihre Zeit verbringen (Arbeitsblatt 9.3: Eine wohltuende Perspektive einnehmen).

Darauf aufbauend können die Gruppenmitglieder gemeinsam Ideen dafür entwickeln, was sie tun können, um wohlwollender mit sich umzugehen. Dazu hilft es, an Ressourcen zu denken und Dinge zu tun, die diese Ressourcen ansprechen. Das gelingt, wenn neue Ideen generiert oder alte Vorhaben und Ressourcen reaktiviert werden. Erarbeiten Sie nach Möglichkeit ein positives Bild oder einen Helfersatz, der unterstützen und die aufkommenden alten Überlebensregeln samt ihrer aversiven Gefühle tolerierbar machen kann.

Zur Orientierung einige Beispiele für Helfersätze:
- Ich will/kann/darf auch Nein sagen
- Ich darf um Hilfe bitten
- Ich wecke meine Kräfte
- Worauf ich meine Aufmerksamkeit richte, das verstärke ich
- Ich habe schon so viel erreicht, das schaffe ich auch

11.6 Übungen zwischen den Sitzungen vereinbaren

Ermutigen Sie die Gruppenmitglieder, ihre Grundannahmen und Überlebensregeln auch im Alltag infrage zu stellen. Dazu helfen die Übungen zwischen den Übungen, die teilweise auch dabei unterstützen, eine wohlwollendere Perspektive auf sich selbst einzunehmen und achtsamer mit sich zuzugehen.

Zwischen den Sitzungen 9 und 10 sollen die Teilnehmer:innen folgende (neue) Übungen durchführen (Arbeitsblatt 9.5: Übungen zwischen den Sitzungen):
- weiterhin Durchführung einer stärkenden Übung: Umsorgende Begleiterin oder umsorgender Begleiter, Erdungs- bzw. 5-4-3-2-1-Übung oder Meditation (täglich);
- Ergänzung von Arbeitsblatt 7.5 „Mein ‚Ich' im Laufe der Zeit" um neue Erkenntnisse und Ideen, die möglicherweise in der Trauerarbeit aufgekommen sind;
- Ausfüllen von Arbeitsblatt 9.4 „Grundannahmen über mich selbst". Führen Sie dazu das Protokoll kurz ein, indem Sie das Beispiel gemeinsam durchgehen. Leiten Sie dazu an, das Protokoll in der kommenden Woche in mindestens einer Situation auszufüllen. Zeigen Sie auf, dass die Patient:innen das Ausfüllen des Arbeitsblatts nutzen können, um ihre eigenen Überlebensregeln zu hinterfragen und/oder den Blick auf ihre Ressourcen zu richten.
- *Wenn in der Sitzung die wohltuende Perspektive thematisiert wurde:* Durchführung einer wohltuenden Aktivität zur Konzentration auf die eigenen Ressourcen (Arbeitsblatt 9.3).

Kapitel 12

Sitzung 10 – Selbstmitgefühl und Selbstkritik

Thematischer Schwerpunkt		
In der heutigen Sitzung geht es zunächst darum, eigene „selbstkritische Stimmen“ *zu erkennen*. Im zweiten Schritt wird den Patient:innen aufgezeigt, wie sie zu einer *mitfühlenderen Art des Denkens* über sich selbst kommen können, wozu die Teilnehmer:innen eine spezifische Übung durchführen.		
Sitzungsübersicht		
Inhalt	**Zeit**	**Arbeitsblätter und Audiodatei (vgl. Online-Materialien)**
Schwerpunkt der Sitzung vorstellen	5 Min.	
Übungen zwischen den Sitzungen nachbesprechen ✱	20 Min.	► 9.4 Grundannahmen über mich selbst (ausgefüllt)
In Selbstkritik und Selbstmitgefühl einführen ✱	20 Min.	10.1 Selbstkritik und Selbstmitgefühl
Selbstkritische Gedanken identifizieren und in selbstmitfühlende Alternativgedanken umwandeln	30 Min.	10.2 Veränderung selbstkritischer Gedanken
Meditation zum Selbstmitgefühl durchführen ✱	20 Min.	10.3 Meditation zum Selbstmitgefühl Audiodatei 02 Meditation zum Selbstmitgefühl
Übungen zwischen den Sitzungen vereinbaren	15 Min.	10.4 Übungen zwischen den Sitzungen
Erlernte Skills		
• Selbstmitgefühl üben • Meditation zum Selbstmitgefühl		
Anmerkung: Die mit einem Stern (✱) gekennzeichneten Inhalte sollten in jedem Fall berücksichtigt werden. *Hinweis (►):* In dieser Sitzung wird mit einem Arbeitsblatt aus einer vorherigen Sitzung (weiter-)gearbeitet.		

12.1 Schwerpunkt der Sitzung vorstellen

Erläutern Sie, dass es in der heutigen Sitzung um eine Vertiefung der Inhalte vom letzten Mal geht: Unsere Metakognitionen, also übergeordnete Denkmuster, die wie „innere Stimmen“ funktionieren. Gemeinsam werden „selbstkritische Stimmen“ herausgearbeitet, um dann „selbstmitfühlende Stimmen“ aufbauen zu können. Auch heute werden Sie den Teilnehmer:innen wieder konkrete Übungen anbieten, die dabei helfen können, eigene Überzeugungen über sich zu hinterfragen und zu verändern.

12.2 Übungen zwischen den Sitzungen nachbesprechen

Wiederholen Sie den Austausch über die selbstwertstärkenden Übungen (Umsorgender Begleiter/umsorgende Begleiterin, Erdungs- bzw. 5-4-3-2-1-Übung, Meditation zur Selbsterkenntnis). Besprechen Sie eventuelle Schwierigkeiten sowie Erfolge und regen Sie den Austausch durch Fragen, wie die Folgenden an:

- Wer möchte von seinen Erfahrungen mit den Übungen erzählen?
- Wer hat vielleicht Tipps, um typischen Schwierigkeiten zu begegnen?
- Was war gut und hilfreich?

Besprechen Sie dann gemeinsam und in aller Ruhe Arbeitsblatt 9.4 „Grundannahmen über mich selbst“, welches die Patient:innen zwischen den Sitzungen ausfüllen sollten. Fragen Sie die Teilnehmer:innen, welche Grundannahmen sie notiert haben und in welchen Situationen sie diese herausarbeiten konnten.

Anmerkung: Wenn Sie die letzte Sitzung mit der Trauerarbeit beendet haben, greifen Sie zunächst wohlwollende Perspektiven auf, die Veränderungen ermöglichen (vgl. Kapitel 11.5), bevor Sie mit dem Thema der heutigen Sitzung anfangen.

12.3 In Selbstkritik und Selbstmitgefühl einführen

Führen Sie in den heutigen Schwerpunkt ein, indem Sie den Patient:innen aufzeigen, wie wichtig es ist, sich Grundannahmen über sich selbst bewusst zu machen. Denn für die Stärkung unseres Selbstbilds brauchen wir eine Idee davon, wie wir zu uns selbst stehen, wie wir über uns nachdenken und wie wir unser eigenes Verhalten, unsere Gedanken und Gefühle bewerten – kurz gesagt, welche inneren Stimmen in uns ablaufen. Wenn wir in einer Art über uns nachdenken, die für ein schlechtes Selbstwertgefühl sorgt, neigen wir dazu, in die Vermeidung unserer eigenen Gedanken und Gefühle zu gehen oder wir verurteilen uns selbst für dieses innere Erleben.

Erläutern Sie Ihren Patient:innen, wie übermäßige Ansprüche an uns selbst sowie Scham- und Schuldgefühle unsere selbstkritischen Selbstanteile „füttern“ und verstärken. Fragen Sie die Teilnehmer:innen, wie selbstkritisch sie zu sich selbst sind, indem Sie die auf Arbeitsblatt 10.1 „Selbstkritik und Selbstmitgefühl“ aufgeführten Beispiele durchgehen.

Als optionalen Einstieg können Sie auch die *Geschichte vom weißen Wolf* (in Anlehnung an das Buch „Füttere den weißen Wolf“ von Schweppe und Long, 2016) erzählen, um ein Symbol zur Unterstützung anzubieten. Viele Betroffene erleben solche Bilder als sehr hilfreich:

> Eine alte Cherokee saß mit ihrem Enkel schweigend am Feuer, sie lauschten der Stille und hingen ihren Gedanken nach. Nach einiger Zeit begann der Kleine zögerlich: „Großmutter, am Morgen war mein Herz ganz weit vor Freude über den Himmel, die Erde und das Wasser, doch am Nachmittag fing ich an, die Sonne, die Erde, die Menschen und mich selbst zu hassen. Warum ist das so?“. Nach einer gewissen Zeit begann die Großmutter, ihrem Enkel eine Geschichte von einem weißen und einem schwarzen Wolf zu erzählen: „Im Herzen eines jeden Menschen leben zwei Wölfe. Der eine ist weiß und strahlt wie die Mittagssonne, der andere ist schwarz wie die mondlose, wolkenverhangene Nacht. Erbittert kämpfen beide miteinander. Sie leben und kämpfen im Herzen eines jeden Menschen. Die Wölfe unterscheiden sich nicht nur in der Farbe ihres Fells. Der schwarze Wolf fletscht die Zähne, er knurrt und beißt, er ist grausam, neidisch, arrogant, zornig und gierig. Der weiße Wolf aber ist klug, sanft, freundlich und liebevoll. Er liebt die Menschen und ist gütig und weise.“ Ihr kleiner Enkel dachte lange darüber nach und fragte dann leise: „Und welcher Wolf ist der stärkere? Welcher gewinnt?“ Die alte Cherokee antwortete: „Der Wolf, den du fütterst.“

In der Regel scheint es vielen Menschen sehr schwer zu fallen, sich von ihrer übermäßigen Selbstkritik zu distanzieren. Dies kann verschiedene Gründe haben. Zum einen können auch hier wieder erschwerende Grundannahmen dahinterstecken (z. B. „Nur Härte gegenüber mir selbst lässt mich auf dem Boden der Tatsachen bleiben.“, „Selbstbestrafung ist der einzige Weg, um sich selbst unter Kontrolle zu halten.“) und zum anderen kann eine Annäherung an Mitgefühl für sich selbst starke negative Gefühle auslösen (z. B. Trauer). Das klingt erstmal paradox, aber nicht selten werden „alte“, schmerzhafte Emotionen aktiv, wenn Betroffene erkennen, was sie eigentlich gebraucht hätten, aber nicht bekommen haben.

Fragen Sie die Teilnehmer:innen, ob ihnen solche „Gründe“ bekannt vorkommen. Validieren Sie diese „alten“ Reaktionsmuster. Zeigen Sie nach dem Austausch auf, was konkret Selbstmitgefühl bedeutet. Nennen Sie dazu folgende Aspekte:

- Wir alle sind unvollkommen und verletzlich.
- Wir alle brauchen Unterstützung von anderen und möchten umsorgt werden.
- Kritik an uns selbst kann zu Einsamkeit führen, zu dem Gefühl, dass „alle anderen besser zurechtkommen“ – das bildet nicht die Realität ab.
- Selbstkritik versucht, Schmerz zu vermeiden und ignoriert das emotionale Bedürfnis nach Unterstützung.
- Mitgefühl mit uns selbst meint, den eigenen Schmerz anzunehmen und ihn nicht als ein Versagen anzusehen, sondern als etwas ganz Natürliches.
- Im Mitgefühl mit uns selbst begegnen wir dem Schmerz mit Zuwendung und Fürsorge.

12.4 Selbstkritische Gedanken identifizieren und in selbstmitfühlende Alternativgedanken umwandeln

Erinnern Sie die Gruppe, dass der erste Schritt zu mehr Selbstmitgefühl die Wahrnehmung der selbstkritischen Gedanken ist. Lassen Sie die Patient:innen deshalb ihre selbstkritischen Gedanken notieren und jeweils selbstmitfühlende Alternativen finden (Arbeitsblatt 10.2: Veränderung selbstkritischer Gedanken). Dabei sollten die Teilnehmer:innen zunächst versuchen, diese Alternativen eigenständig zu „entdecken". Die genannten Aspekte über das Verständnis von Selbstmitgefühl und die Spalte „Alternative Gedanken/Überzeugungen" auf Arbeitsblatt 9.4 können eine Orientierung sein. Erinnern Sie die Teilnehmer:innen an ihre umsorgende Begleiterin oder ihren umsorgenden Begleiter: Falls Teilnehmer:innen zu selbstkritisch sind, was würde ihr umsorgendes inneres Wesen sagen? Wenn Patient:innen Schwierigkeiten haben, unterstützen Sie.

Ziel ist es, selbstmitfühlende Gedanken zu finden, die die Patient:innen annehmen können, die sie selbst passend finden – nicht solche, die wir uns am Ende als Therapeut:innen für sie wünschen (z. B. „Ich bin schon ganz okay, auch dann, wenn ich meine Bedürfnisse mal zulasse." statt „Ich bin vollkommen und liebenswert und habe das Recht, umsorgt zu werden."). Auch der letzte Gedanke stimmt zwar zweifelsfrei, kann jedoch in der Regel so erstmal nicht angenommen werden, weil die Differenz zum eigenen Selbstbild zum aktuellen Zeitpunkt der Therapie oftmals zu groß ist. Gehen Sie gemeinsam kleine Schritte. So fühlen sich die Patient:innen besser gesehen und verstanden.

12.5 Meditation zum Selbstmitgefühl durchführen

Verstärken Sie jeden kleinen Schritt, den die Gruppenmitglieder in Richtung mehr Selbstmitgefühl gehen. Erinnern Sie Ihre Patient:innen daran, dass Genesung, Wachstum und Entwicklung immer eine Reise sind, bei der wir einen Schritt nach dem anderen machen – und die manchmal auch sehr klein sein können. Dafür müssen wir etwas Geduld und Mitgefühl für uns aufbringen, anders kann es nicht gehen. Denken Sie gemeinsam an die (kleinen) Erfolge der letzten Sitzungen und erkennen Sie diese an. Bedenken Sie aber auch die Herausforderungen und Grenzen und akzeptieren Sie diese ebenfalls. Als innehaltenden Abschluss eignet sich eine Meditation zum Selbstmitgefühl (Arbeitsblatt 10.3; Audiodatei 02), bei der heilsame und/oder ermutigende Bilder entstehen können. Die Meditation können Sie folgendermaßen anleiten (die Anleitung können Sie den Teilnehmer:innen auch in Form einer Audiodatei zur Verfügung stellen):

> Ich möchte Sie zu einer Meditation zum Selbstmitgefühl einladen. (Pause: 3 Sekunden). Machen Sie es sich dafür im Sitzen oder Liegen bequem. (3) Versuchen Sie alle Anspannung loszulassen und mit der Aufmerksamkeit bei sich und Ihrer Atmung anzukommen. (5) Schließen Sie Ihre Augen. Wenn Ihnen das unangenehm ist, fixieren Sie einen Punkt vor sich, bei dem sich Ihre Augen ein wenig ausruhen können. (5)
>
> Nehmen Sie langsam einen tiefen Atemzug. Halten Sie ihn. Atmen Sie langsam wieder aus, erlauben Sie dabei der ganzen Luft Ihren Lungen zu entweichen. Wiederholen Sie dies für eine Minute: Einatmen, Atemzug halten, langsam Ausatmen. (60)
>
> Nun lassen Sie in Ihrer Vorstellung ein Bild von sich selbst entstehen. (3) Schauen Sie sich selbst gut und genau an. (2) Fokussieren Sie sich auf die positiven Anteile Ihres Selbst, wie etwa Zufriedenheit, Freude, lustvolle Gefühle, positive Überzeugungen, schöne Erfahrungen und Erinnerungen. Was nehmen Sie wahr? (15)
>
> Nun fokussieren Sie sich auf die Anteile, mit denen Sie Negatives verbinden, wie etwa emotionalen Schmerz, Ängste, Trauer, negative Überzeugungen, traumatische Erfahrungen. Was nehmen Sie wahr? (10)
>
> Nun stellen Sie sich vor, dass diese beiden Teile in Ihnen miteinander kämpfen. Es ist ein langer und sehr anstrengender Kampf, der jeden Tag aufs Neue beginnt und schon viele Jahre anhält. Was nehmen Sie wahr? (10)
>
> Nun stellen Sie sich vor, dass Sie den ressourcenvollen und belastenden Teilen Ihres Selbst erlauben, mit dem Kämpfen aufzuhören und stattdessen nebeneinander zu existieren. Vielleicht ist es Ihnen sogar vorstellbar, dass der ressourcenvolle Teil den belasteten Teil tröstet. Was nehmen Sie wahr? (15)
>
> Fokussieren Sie sich darauf, wie sich diese Vorstellung für Sie anfühlt. Betrachten Sie all Ihre Anteile, so, wie sie da sind, ohne sie zu bewerten. (15)

Nun kommen Sie gern in Ihrem Tempo wieder im Hier und Jetzt an. (3) Nehmen Sie wieder Ihren Atem wahr. (5) Beginnen Sie mit leichten Bewegungen Ihrer Hände und Füße. (5) Strecken Sie sich einmal und gähnen Sie, wenn Ihnen danach ist. (5) Öffnen Sie langsam Ihre Augen. (5) Nehmen Sie sich noch einen Moment Zeit für das, was sich gerade gut anfühlt.

Lassen Sie den Teilnehmer:innen einen Moment lang Zeit, um wieder im Hier und Jetzt anzukommen. Bieten Sie an, sich zu strecken, zu gähnen, aufzustehen, etwas zu trinken oder wonach ihnen auch immer gerade ist. Kommen Sie nach dieser kurzen Pause noch einmal zusammen und besprechen Sie die Meditation nach. Lassen Sie sich erzählen, was vor den inneren Augen entstanden ist. Validieren Sie das Mitgeteilte und unterstützen und sortieren Sie gegebenenfalls.

Merken Sie abschließend an, wie Selbstmitgefühl uns dabei helfen kann, (intensive und/oder aversive) Emotionen zu regulieren und damit weitere Schritt auf unserem „neuen Pfad“ zu gehen. Loben Sie Ihre Patient:innen für die geleistete Arbeit und die Offenheit für korrigierende Erfahrung: Sich selbst gegenüber akzeptierend oder sogar wohlwollend zu sein, fällt vielen Betroffenen komplexer Traumatisierung sehr schwer. Erkennen Sie diese Leistungen unbedingt an.

12.6 Übungen zwischen den Sitzungen vereinbaren

Ermutigen Sie die Gruppenmitglieder, diese selbstmitfühlende Haltung Stück für Stück auch in ihrem Alltag zu integrieren. Dabei unterstützen die Übungen, die die Patient:innen in der Behandlung kennengelernt haben.

Zwischen den Sitzungen 10 und 11 sollen die Teilnehmer:innen folgende (neue) Übungen durchführen (Arbeitsblatt 10.4: Übungen zwischen den Sitzungen):

- weiterhin Durchführung einer stärkenden Übung: Umsorgende Begleiterin oder umsorgender Begleiter, Erdungs- bzw. 5-4-3-2-1-Übung oder Meditation zur Selbsterkenntnis oder zum Selbstmitgefühl (täglich);
- weiterhin Durchführung einer wohltuenden Aktivität (täglich);
- erneutes Ausfüllen von Arbeitsblatt 9.4 „Grundannahmen über mich selbst“ mit dem Schwerpunkt auf selbstmitfühlende Gedanken. Geben Sie Ihren Patient:innen den Hinweis, diese bewusst als alternative, ausgewogenere Gedanken heranzuziehen;
- regelmäßiges Üben des Wechselns von der kritischen zur wohlwollenden inneren Stimme. Dazu sollen Patient:innen alltägliche Aufgaben nutzen und kurze Erinnerungsstützen sammeln.

Kapitel 13

Sitzung 11 – Förderung von Selbsterkenntnis (Mein „Ich“ in Beziehungen zu anderen)

Thematischer Schwerpunkt		
In der heutigen Sitzung geht es darum, das *Verständnis für die eigene, ganz einzigartige Individualität zu fördern.* Den Patient:innen wird aufgezeigt, wie sie das Gefühl dafür, wer sie sind, auch in Interaktion mit anderen aufrechterhalten können, wofür ein ausgewogenes Selbstbild gestärkt wird.		
Sitzungsübersicht		
Inhalt	**Zeit**	**Arbeitsblätter (vgl. Online-Materialien)**
Schwerpunkt der Sitzung vorstellen	5 Min.	
Übungen zwischen den Sitzungen nachbesprechen✱	20 Min.	► 9.4 Grundannahmen über mich selbst (ausgefüllt)
Bedeutung eines ausgewogenen Selbstbilds beschreiben	10 Min.	
Innere Ressourcen entdecken: Lister positiver Eigenschaften erstellen✱	45 Min.	11.1 Ein ausgewogenes Selbstbild 11.2 Meine inneren Ressourcen
Zukunfts-Ich erarbeiten✱	15 Min.	11.3 Mein Zukunfts-Ich
Übungen zwischen den Sitzungen vereinbaren	15 Min.	11.4 Übungen zwischen den Sitzungen
Erlernte Skills		
• Selbstfürsorge priorisieren		
Anmerkung: Die mit einem Stern (✱) gekennzeichneten Inhalte sollten in jedem Fall berücksichtigt werden. *Hinweis* (►): In dieser Sitzung wird mit einem Arbeitsblatt aus einer vorherigen Sitzung (weiter-)gearbeitet.		

13.1 Schwerpunkt der Sitzung vorstellen

Erläutern Sie, dass es in der heutigen Sitzung um eine Art Erweiterung des Selbstkonzepts geht, nämlich um das Gefühl für unsere Identität innerhalb der Beziehung zu anderen Menschen. Gemeinsam werden die inneren Ressourcen und positiven Eigenschaften der Teilnehmer:innen herausgearbeitet, die eine Basis für klare Grenzziehungen schaffen. Auch heute werden wieder konkrete Übungen angeboten, die dabei unterstützen.

13.2 Übungen zwischen den Sitzungen nachbesprechen

Tauschen Sie sich zunächst wieder über die Durchführung der selbstwertstärkenden Übungen (Umsorgende Begleiterin oder umsorgender Begleiter, Erdungs- bzw. 5-4-3-2-1-Übung, Meditation zur Selbsterkenntnis bzw. zum Selbstmitgefühl) sowie die der positiven Aktivitäten aus. Besprechen Sie eventuelle Schwierigkeiten sowie Erfolgserlebnisse. Validieren Sie beides, sowohl „misslungene“ als auch gelungene Versuche, sich gegenüber neuen Erfahrungen zu öffnen und neue Verhaltensweisen auszuprobieren. Machen Sie deutlich, dass beide Seiten dazu gehören.

Besprechen Sie dann gemeinsam und in aller Ruhe Arbeitsblatt 9.4 „Grundannahmen über mich selbst“. Schauen Sie, wie der Wechsel von kritischen zu wohlwollenden Stimmen funktioniert hat. Fragen Sie die Teilnehmer:innen außerdem, wie dieses „Um-Hören“ als Wechsel zwischen beiden Stimmen im Alltag umsetzbar war. Eine Anregung zum Austausch geben folgende Fragen:

- Wie stark waren die selbstkritischen Stimmen und wie ist es gelungen, die wohlwollendere Perspektive zuzulassen?

- Welche Strategien waren dafür nötig?
- Was war hilfreich in den Momenten, in denen Selbstmitgefühl gelungen ist?
- Ist die Selbstkritik in anderen Momenten dafür umso massiver gewesen oder ließ sie sich eindämmen?

13.3 Bedeutung eines ausgewogenen Selbstbilds beschreiben

Eine wohlwollendere Sicht auf uns selbst und damit auch mehr Selbstmitgefühl können uns helfen, ein ausgewogenes Selbstbild zu entwickeln. Beginnen Sie damit, zu beschreiben, was wir unter einem *ausgewogenen Selbstkonzept* verstehen. Sagen Sie so etwas wie:

> Ein ausgewogenes Selbstbild bedeutet, in einer *realistischen Balance* zu sein: Wir erkennen an, dass es Dinge an uns gibt, die wir nicht mögen und von denen wir uns wünschen, dass sie anders wären, aber auch andere Dinge, in denen wir gut sind.
>
> Zudem ist ein ausgewogenes Selbstbild *flexibel:* Ereignisse und Erfahrungen können immer wieder beeinflussen, wie wir uns selbst sehen. Die Entstehung von Ausgewogenheit im Selbstbild ist ein fortlaufender Prozess.
>
> Sich selbst zu kennen und zu mögen, ist somit ein immer andauernder Pfad. Damit wir eine Balance halten können, helfen Dinge, die uns ein gutes Gefühl geben – das Gefühl, wir selbst zu sein.
>
> Wichtig ist, dass wir freundlich zu uns selbst sind, wenn Rückschläge erleben – denn diese werden passieren. Es geht darum, *sich anzuerkennen* mit den perfekten und den nicht perfekten Seiten, die wir alle haben.

13.4 Innere Ressourcen entdecken: Liste positiver Eigenschaften erstellen

Erläutern Sie Ihren Patient:innen, dass Sie heute gemeinsam für ein *ausgewogeneres Selbstbild* sorgen wollen – kein überzogen positives, aber eben auch kein (wie oftmals bisher) überzogen negatives, eben ein realistisches! Beginnen Sie mit einem einführenden Austausch, über etwa folgende Fragen (Arbeitsblatt 11.1: Ein ausgewogenes Selbstbild):

- Was gefällt mir an mir?
- Was mag ich gern? Was sind meine Vorlieben?
- Was kann ich gut? Welche Fähigkeiten oder Talente habe ich?
- Welche Vorlieben oder Talente hatte ich früher? Welche möchte ich „reaktivieren"?
- Welche Fähigkeiten oder Talente würde ich gerne haben?
- Welche Herausforderungen habe ich gemeistert?
- Was sagen andere Menschen, was ihnen an mir gefällt oder was sie an mir mögen?
- Welche „guten Eigenschaften" habe ich?

Leiten Sie die Gruppenmitglieder dazu an, basierend auf dem Austausch, eine Übersicht über ihre jeweiligen Antworten zu erstellen. Dazu können die Patient:innen ihre eigenen inneren Ressourcen in einer Liste sammeln (Arbeitsblatt 11.2: Meine inneren Ressourcen). Aber auch kreative Alternativen (z. B. ein „Ressourcenbaum") eignen sich dafür. Nehmen Sie sich für diese Übung ausreichend Zeit. Es ist sehr wahrscheinlich, dass die Patient:innen aufgrund ihrer „alten" Überzeugungen und Gefühle große Widerstände gegenüber dieser Aufgabe verspüren. Ihr aktuelles Selbstkonzept kann deutliche Hindernisse, Blockaden, vielleicht sogar Verbote beinhalten. Gehen Sie einfühlsam darauf ein und lassen Sie die Betroffenen erst einmal mit der Frage beginnen: „Welche negativen Eigenschaften habe ich nicht?". Zudem helfen den Teilnehmer:innen die 24 Charakterstärken nach Niemiec (2019) auf Arbeitsblatt 11.2, um einen Eindruck zu bekommen, was positive Ressourcen sein können.

13.5 Zukunfts-Ich erarbeiten

Den Abschluss der heutigen Sitzung bildet die Frage, inwieweit die Teilnehmer:innen auch zukünftig an ihrem Selbstbild arbeiten können, um damit aktiv ihren zukünftigen Umgang mit sich und anderen in Beziehung zu gestalten. Nutzen Sie dafür Arbeitsblatt 11.3 „Mein Zukunfts-Ich" und besprechen Sie dieses gemeinsam.

Die abschließende Übung und der damit verbundene Blick in eine selbstbestimmtere Zukunft kann bei Patient:innen zum einen *Hoffnung auf weitere Veränderung* generieren als auch das *Selbstwirksamkeitserleben* fördern.

13.6 Übungen zwischen den Sitzungen vereinbaren

Die Übungen zwischen den Sitzungen tragen dazu bei, ein ausgewogeneres Selbstbild zu schaffen und sich intensiver mit dem Zukunfts-Ich zu beschäftigen. Dazu sollen die Teilnehmer:innen zwischen den Sitzungen 11 und 12 folgende (neue) Übungen durchführen (Arbeitsblatt 11.4: Übungen zwischen den Sitzungen):

- weiterhin Durchführung einer stärkenden Übung: Umsorgende Begleiterin oder umsorgender Begleiter, Erdungs- bzw. 5-4-3-2-1-Übung oder Meditation zur Selbsterkenntnis oder zum Selbstmitgefühl (täglich), um Selbstmitgefühl zu üben;
- Hinterfragen von alten Grundannahmen, wenn diese im Alltag auftreten;
- Erweiterung der Sammlung von inneren Ressourcen (Liste positiver Eigenschaften);
- Beschäftigung mit und Ergänzung des Zukunfts-Ich.

Kapitel 14

Sitzung 12 – Verstehen von Beziehungsmustern

Thematischer Schwerpunkt		
In dieser ersten Sitzung des dritten und letzten Behandlungsschwerpunkts „zwischenmenschliche Beziehungen“ wird das Konzept von *Beziehungsmustern* vorgestellt. Dabei geht es darum, dass traumabezogene Beziehungsmuster einst durchaus hilfreich und eine kluge Option waren: Sie schützten die Person, halfen bei der Bewältigung, gaben Sicherheit und Orientierung, mit dem Ziel zu überleben! Jetzt sind diese Beziehungsmuster jedoch möglicherweise nicht mehr nötig und sorgen eher für Schwierigkeiten in aktuellen Beziehungen. Der Fokus liegt auf dem Austausch über verschiedene Formen und Eigenschaften von Beziehungsmustern. Ziel ist es, dass Patient:innen das Konzept der Beziehungsmuster genauer ergründen und darin unterstützt werden, ein wichtiges oder typisches Beziehungsproblem zu bearbeiten, um anschließend die zugrunde liegende zwischenmenschliche Überzeugung dahinter herauszuarbeiten.		
Sitzungsübersicht		
Inhalt	**Zeit**	**Arbeitsblätter (vgl. Online-Materialien)**
Schwerpunkt der Sitzung vorstellen	5 Min.	
Übungen zwischen den Sitzungen nachbesprechen✱	15 Min.	
Gesunde und ungesunde Beziehungen reflektieren✱	15 Min.	12.1 Zusammenhang zwischen Emotionsregulation und zwischenmenschlichem Verhalten
In Beziehungsmuster einführen	10 Min.	12.2 Beziehungsmuster
Beispiele für typische traumabedingte Beziehungserwartungen sammeln✱	30 Min.	12.3 Typische Beziehungsmuster nach traumatischen Erfahrungen
An eigenen Beziehungsmuster arbeiten	20 Min.	12.4 Beziehungsmuster 1: Eigene Beziehungsmuster erkennen
Übungen zwischen den Sitzungen vereinbaren	15 Min.	12.5 Übungen zwischen den Sitzungen
Erlernte Skills		
• Erkennen eigener Beziehungsmodelle		
Anmerkung: Die mit einem Stern (✱) gekennzeichneten Inhalte sollten in jedem Fall berücksichtigt werden.		

14.1 Schwerpunkt der Sitzung vorstellen

Beginnen Sie die Sitzung damit, den Schwerpunkt für die kommenden Sitzungen vorzustellen: zwischenmenschliche Regulation und Beziehungsgestaltung. Merken Sie an, dass für gesunde Beziehungen auch gesunde Fähigkeiten zur Regulierung von Emotionen relevant sind. Damit haben also die Sitzungen aus dem ersten Baustein die Grundlage für die Verbesserung von Beziehungen gelegt. Kommunizieren Sie das Ziel der kommenden Sitzungen: Gemeinsam möchten Sie typische Erwartungen und Verhaltensmuster in Beziehungen identifizieren und erarbeiten, wie wir diese so verändern können, dass sie uns entsprechen bzw. besser in unser aktuelles Leben passen.

Wenn Patient:innen nicht daran zweifeln, dass die Emotionsregulation ein grundlegender Bestandteil von Beziehungen ist, können Sie die Verbindung mithilfe von Arbeitsblatt 12.1 „Zusammenhang zwischen Emotionsregulation und zwischenmenschlichem Verhalten“ genauer erläutern (z. B. „In welchem Zusammenhang steht der Umgang mit Gefühlen zu gesunden und ungesunden Beziehungen?“). Merken Sie an, dass Fertigkeiten zur Emotionsregulation nicht nur helfen, sich selbst besser zu regulieren. Die von uns gezeigten Emotionen haben auch einen Einfluss auf das Erleben der anderen Person.

14.2 Übungen zwischen den Sitzungen nachbesprechen

Erkundigen Sie sich nach den individuellen Listen positiver Eigenschaften, welche die Teilnehmer:innen erweitern sollten. Tauschen Sie sich darüber aus, ob und inwieweit die Entdeckung innerer Ressourcen vielleicht schon für eine ausgewogenere und wohlwollendere Betrachtung des Selbst sorgen konnte.

Fragen Sie auch nach der Durchführung stärkender Übungen und besprechen Sie Veränderungen, die durch sie bereits wahrgenommen werden.

14.3 Gesunde und ungesunde Beziehungen reflektieren

Wahrscheinlich haben Sie bereits ein Gespür sowohl für die Stärken und Kompetenzen als auch die Schwächen und Defizite Ihrer Patient:innen in Beziehungen. Vielleicht wissen Sie mittlerweile auch um aktuelle Beziehungsprobleme der Teilnehmer:innen und haben schon Informationen aus den Gefühlstagebücher sammeln können. Zu Beginn können Sie solche Aspekte kurz hervorheben, um mit Beispielen aus der Gruppe die Relevanz des Behandlungsbausteins aufzuzeigen.

Leiten Sie die Patient:innen anschließend dazu an, ihre Ansichten darüber, was gesunde und was weniger gesunde Beziehungen ausmacht, zu formulieren und Stichpunkte auf Arbeitsblatt 12.1 „Zusammenhang zwischen Emotionsregulation und zwischenmenschlichem Verhalten“ zu notieren. Diese Übung hilft den Teilnehmer:innen, zu „entdecken“, wo sie in ihren aktuellen Beziehungen stehen, wo es vielleicht „Hängepunkte“ gibt und was anzustrebende Veränderungen sein könnten. Regen Sie danach einen Austausch über Merkmale gesunder und ungesunder Beziehungen an.

Verständnis von Beziehung. Oft wird davon ausgegangen, dass mit „Beziehungen“ speziell oder sogar ausschließlich romantische Beziehungen gemeint sind. Vor der Übung oder spätestens dem Austausch darüber ist es deshalb hilfreich, zu klären, dass sich zwischenmenschliche Beziehungen auf alle Interaktionen zwischen Personen beziehen. Damit sind neben romantischen Beziehungen ebenso Beziehungen zu Freund:innen, Familienmitgliedern, Kolleg:innen, Nachbar:innen, Gruppenteilnehmer:innen und anderen Personen gemeint.

Mögliche Schwierigkeiten. Wenn Patient:innen keine Beziehungen haben, fragen Sie, wie es in der bisher wichtigsten Beziehung aussah. Falls Patient:innen nichts Gesundes über Beziehungen einfällt, fragen Sie, was sie sich in einer potenziellen Beziehung wünschen würden.

Hinweis für den Austausch. Merkmale ungesunder Beziehungen können in der Regel schneller benannt werden, während das Formulieren von Merkmalen gesunder Beziehungen vielen Patient:innen schwerfällt. Deshalb kann es hilfreich sein, wenn Sie einige gesunde Merkmale „auf dem Zettel“ haben, um die Teilnehmer:innen ggf. mit Beispielen oder Anregungen unterstützen zu können (wie etwa respektvoller Umgang miteinander, gegenseitige Unterstützung, fürsorgliches Verhalten).

14.4 In Beziehungsmuster einführen

Führen Sie Beziehungsmuster nun auch psychoedukativ ein. Verwenden Sie Arbeitsblatt 12.2 „Beziehungsmuster“, um die wichtigsten Merkmale von Beziehungsmuster hervorzuheben (Cloitre et al., 2014):

1. Wir alle haben Beziehungsmuster.
2. Beziehungsmuster basieren auf Lernerfahrungen mit unseren bisherigen Bezugspersonen.
3. Beziehungsmuster dienen dazu, in zwischenmenschlichen Situationen eine Orientierung zu geben und Interaktionen zu bewältigen.
4. Beziehungsmuster, die im Rahmen traumatisierender Beziehungen entstanden sind, dienten dem Überleben und waren einmal hilfreich und die vermutlich bestmögliche Lösung zu diesem Zeitpunkt.
5. Diese „alten“ Muster sind heute nicht mehr hilfreich und erweisen sich wahrscheinlich als negative, sich selbst erfüllende Prophezeiungen (Erwartungen formen die Ergebnisse).
6. Wir alle können neue Erwartungen und Muster entwickeln!

Diese Erklärungen sind für die meisten Patient:innen nachvollziehbar. Fragen Sie dennoch direkt nach, ob es Unklarheiten gibt und ob sich die Teilnehmer:innen in diesen Aspekten wiederfinden können. Geben Sie vor allem in Bezug auf Punkt 6 den Ausblick, dass die kommenden Sitzungen dafür genutzt werden, um Beziehungsmuster der Teilnehmer:innen zu identifizieren und sie in einem nächsten Schritt zu verändern. Das ermöglicht eine flexiblere Gestaltung von Beziehungen.

14.5 Beispiele für typische traumabedingte Beziehungserwartungen sammeln

Gehen Sie gemeinsam Arbeitsblatt 12.3 „Typische Beziehungsmuster nach traumatischen Erfahrungen" durch. Fragen Sie, welche Überzeugungen und Erwartungen die Betroffenen von sich kennen. Viele Patient:innen geben an, eigentlich alle Beziehungserwartungen von sich zu kennen. Fragen Sie nach, ob einige Bereiche (Sicherheit; Vertrauen bzw. Intimität; Kontrolle bzw. Einfluss; Selbstwert) stärker ausgeprägt sind oder sich im Alltag häufiger bemerkbar machen als andere, sodass im besten Falle eine leichte Differenzierung möglich wird.

Ziel dieses Austauschs ist es, traumabedingte Annahmen zu entpathologisieren und das Verständnis für sich und die anderen Teilnehmer:innen zu fördern. Viele Patient:innen empfinden diesen Austausch als sehr entlastend und zwar durch die Erkenntnis, dass ihr Erleben „typisch" für Betroffene ist und sie eben nicht anders, wertloser oder verrückter sind als andere. Finden sich Teilnehmer:innen in einigen Überzeugungen gar nicht wieder, kann das einen angenehmen Effekt im Sinne der Ressourcenfindung haben und gezielt dafür genutzt werden.

14.6 An eigenen Beziehungsmustern arbeiten

Ein Ziel der ESTAIR-Gruppenbehandlung ist es, die Teilnehmer:innen dabei zu unterstützen, ihre eigenen Beziehungsmuster zu erkennen und besser zu verstehen. Dafür wurde Arbeitsblatt 12.4 „Beziehungsmuster 1: Eigene Beziehungsmuster erkennen" konzipiert. Führen Sie dieses Arbeitsblatt ein, indem Sie gemeinsam mit den Patient:innen das ausgefüllte Beispiel-Arbeitsblatt (Seite 1 des Arbeitsblatts 12.4) durchgehen und alle Fragen beantworten, die diesbezüglich entstehen. Dazu können Sie etwas sagen wie:

> Dieses Arbeitsblatt ähnelt sehr dem Gefühlstagebuch, das Sie bereits verwendet haben. Der einzige Unterschied besteht darin, dass Sie jetzt hinzufügen, welche Gefühle und Gedanken Sie von der anderen Person erwarten.

Nachdem Sie das Beispiel durchgegangen sind, heben Sie das herausgearbeitete Beziehungsmodell hervor, zum Beispiel:

> In dieser zwischenmenschlichen Situation hat die Beispiel-Patientin ihre eigenen Überzeugungen und Gefühle analysiert, genau wie bei der Arbeit mit einem Gefühlstagebuch. Zusätzlich gibt es hier aber noch zwei weitere Spalten, in denen sie aufschreibt, welche Annahmen sie über das hat, was ihr Gegenüber fühlt und denkt. Im darauffolgenden Schritt haben Therapeutin und Patientin ein Beziehungsmuster erarbeitet, von dem die Patientin ausgeht und welches sich hier beispielhaft zeigt: „Wenn ich meine unangenehmen Gefühle offenbare, dann werde ich abgelehnt.". Diese Erkenntnis kann dazu beitragen, die Situation neu zu bewerten und zu prüfen, ob es alternative Annahmen geben könnte. Aber dazu kommen wir später. Für den Moment ist es erst einmal das Ziel, ein eigenes Beispiel zu finden, mit dem Sie arbeiten möchten. Ist das soweit nachvollziehbar?

Selbstständiges Ausfüllen des Arbeitsblatts

Nun bitten Sie die Teilnehmer:innen an eine eigene zwischenmenschliche Situation zu denken und Arbeitsblatt 12.4 entsprechend auszufüllen. Sie können Ihre Patient:innen beim Ausfüllen unterstützen, indem Sie eine kurze Zusammenfassung von bereits beschriebenen Situationen geben und weiterführende Fragen stellen. Bei dem auf Arbeitsblatt 12.4 aufgeführten Beispiel hätte das in etwa so aussehen können, dass die Therapeutin zu ihrer Patientin sagt:

> Also, Sie hatten einen Konflikt mit Ihrer Schwester und haben sich dadurch belastet gefühlt. Eigentlich hätten Sie gerne mit Ihrem Partner darüber gesprochen, haben es dann aber doch nicht getan. Warum nicht? Worüber haben Sie sich Sorgen gemacht? Welche Reaktionen Ihres Partners haben Sie befürchtet? Was genau erwarten Sie, denkt und fühlt er in so einem Moment? Irgendetwas Bestimmtes über Sie?

Manchmal äußern Patient:innen, dass sie sich nicht vorstellen können oder nicht wissen, was die andere Person fühlt und denkt. Sie können darauf reagieren, indem Sie etwas sagen wie:

> Was wir hier suchen, sind *Ihre Annahmen* darüber, wie die andere Person wohl die Interaktion oder Sie als Person erlebt und bewertet. Dabei muss es sich also nicht unbedingt um das handeln, was die andere Person *tatsächlich* denkt und fühlt, sondern was Sie erwarten. Erinnern Sie sich an die selbsterfüllende Prophezeiung, die wir am Anfang der Sitzung besprochen haben: Unsere Erwartungen an andere Menschen bestimmen oft, wie wir ihnen begegnen und welche Gefühle wir in die Situation einbringen. Das wiederum erzeugt in ihnen Reaktionen, die für die Interaktion hilfreich sein können oder auch nicht.

Nachdem die Teilnehmer:innen ihre eigenen Gedanken und Gefühle und die, die sie von der anderen Person erwarten, festgehalten haben, werden im nächsten Schritt das resultierende Verhalten der Patient:innen und die damit einhergehenden Ausgänge der Situationen angeschaut. Loben Sie die hilfreichen Ansätze der Patient:innen und validieren Sie etwaige Schwierigkeiten.

Ausblick geben. Merken Sie außerdem an, dass Sie in den nächsten Sitzungen daran arbeiten werden, zusätzliche oder alternative Wege der Annäherung an solche Interaktionssituationen zu finden, um gute (oder bessere) Ergebnisse zu ermöglichen. Dafür haben die Patient:innen heute den Grundstein gelegt. Eine Möglichkeit für einen solchen Ausblick wäre beispielsweise:

> Für jetzt geht es erst einmal nur darum, die eigenen Annahmen und Erwartungen zu erkennen. Sie werden im Laufe der weiteren Sitzungen lernen, sich bewusster zu werden, was Sie in eine Situation mit einbringen. Dies erlaubt Ihnen, Ihre Reaktionen zu verändern, sodass Sie so handeln können, wie Sie es sich eigentlich wünschen.

Beziehungsmuster formulieren. Leiten Sie die Patient:innen im letzten Schritt dazu an, die hinter der spezifischen Situation oder den spezifischen Reaktionen stehenden Beziehungsmuster zu formulieren (in der Form: „Wenn ich mich auf eine bestimmte Weise verhalte, dann passiert folgendes."). Lassen Sie den Teilnehmer:innen etwas Zeit, da dieser Schritt für die meisten nicht leicht ist. Geben Sie bei Bedarf eine *Hilfestellung,* indem Sie den Anfang machen und sagen:

> Denken Sie nochmal an das Beispiel. Wie ginge der Satz für Sie weiter? „Wenn ich meine Gefühle (meinem Partner gegenüber) offenbare, dann ..."

Gelegentlich treffen die Antworten oder Ergänzungen der Patient:innen noch nicht ganz den „Kern". Bezogen auf das Beispiel von Arbeitsblatt 12.4 könnte eine Antwort beispielsweise sein: „Wenn ich meinem Partner meine Gefühle offenbare, dann mache ich mich damit lächerlich!". Nehmen Sie die Ergänzung in diesem Fall validierend an und unterstützen weiter:

> Okay, da sind wir schon mal einen großen Schritt weiter. Lassen Sie mich einmal weiter fragen: „Und wenn ich mich (meinem Partner gegenüber) lächerlich mache, dann ..." Wie ginge dieser Satz für Sie weiter?

Den meisten Patient:innen gelingt es gut, sich auf diese Weise ihren grundlegenden Beziehungsmuster anzunähern. Generell ist es wichtig, an Kernüberzeugungen heranzukommen, also an Überzeugungen, die im Zusammenhang mit psychischen Grundbedürfnissen stehen. Dies muss jedoch nicht in der ersten Sitzung dazu erfolgen. Solange die Teilnehmer:innen eine Idee zu ihren möglichen Mustern bekommen und sich eine Richtung ergibt, ist viel geschafft.

Einigen Patient:innen gelingt es auch mit einer solchen Anleitung nicht, Beziehungsmuster in „Wenn-dann-Überzeugungen" zu formulieren. Für den Anfang können Sie in diesen Fällen auch das Angebot machen, ein Beziehungsmuster vorzuschlagen. In Bezug auf das Beispiel könnte das folgendermaßen ausschauen:

> Darf ich einmal sagen, was mir so einfällt, wenn ich mir Ihr Beispiel anschaue? Es könnte ein Muster wie „Wenn ich meine unangenehmen Gefühle offenbare, dann werde ich abgelehnt." dahinterstecken. Was meinen Sie, kann das sein? Ist das die Erwartung/Befürchtung?

Bleiben Sie bei aller Unterstützung geduldig, mitfühlend und neugierig – Sie begeben sich mit Ihren Patient:innen gemeinsam auf eine Suche!

Erinnern Sie die Teilnehmer:innen, dass es auch beim Erkennen von grundlegenden Beziehungsmustern so ist, wie bei vielen anderen Themen in dieser Behandlung: Je öfter wir üben, umso leichter fällt es uns, eigene Erwartungen und Annahmen in Beziehungen zu erkennen.

14.7 Übungen zwischen den Sitzungen vereinbaren

Geben Sie den Patient:innen deshalb die Aufgabe, in mindestens einer Interaktion der kommenden Woche ihre Beziehungsüberzeugungen herauszuarbeiten. Die Art der Beziehungen ist dabei nicht relevant; Erwartungen über den Verlauf einer Interaktion treten auch bei Fremden auf. Das wichtige Ziel ist es, dass die Patient:innen sich ihrer Annahmen zu Interaktionen mit anderen bewusster werden, um darauf aufbauend ihre Handlungsfähigkeit in Beziehungen zu stärken.

Zwischen den Sitzungen 12 und 13 sollen die Teilnehmer:innen folgende (neue) Übungen durchführen (Arbeitsblatt 12.5: Übungen zwischen den Sitzungen):

- weiterhin Anwendung bisher gelernter Skills in Situationen, in denen diese hilfreich sein können und im „Trockenen";
- weiterhin Durchführung positiver Aktivitäten, um gute Erlebnisse und angenehme Gefühle aufrechtzuerhalten;
- Bearbeitung von Arbeitsblatt 12.4 „Beziehungsmuster 1: Eigene Beziehungsmuster erkennen". Dafür sollen die Patient:innen eine konkrete zwischenmenschliche Interaktion in der Woche zwischen den Sitzungen wählen, die sie als schwierig oder unangenehm empfinden.

Kapitel 15

Sitzung 13 – Verändern von Beziehungsmustern

Thematischer Schwerpunkt		
In dieser Sitzung werden *Strategien zur Veränderung von Beziehungsmustern* vorgestellt, die auf mehreren Dimensionen Veränderungen zwischenmenschlicher Erfahrungen mit sich bringen: Überzeugungen (Erwartungen), Gefühle und Handlungen. Ziel ist es, die Patient:innen bei der Klärung aktueller problematischer Beziehungsfragen zu unterstützen sowie alternative und anpassungsfähigere Ansätze für Beziehungen zu formulieren. Die alternative Formulierung beginnt mit der Identifizierung eines erstrebenswerten Ziels für eine oder mehrere Beziehungen und beinhaltet auch die Formulierung von positiveren Annahmen über sich selbst und andere. Eine Orientierung dabei gibt ein entsprechendes Arbeitsblatt zur Veränderung eigener Beziehungsmuster.		
Sitzungsübersicht		
Inhalt	**Zeit**	**Arbeitsblätter (vgl. Online-Materialien)**
Schwerpunkt der Sitzung vorstellen	5 Min.	
Übungen zwischen den Sitzungen nachbesprechen*	30 Min.	► 12.4 Beziehungsmuster 1: Eigene Beziehungsmuster erkennen (ausgefüllt)
Verschiedene Formen von Beziehungsgestaltung mit Vor- und Nachteilen vorstellen*	15 Min.	13.1 Gesunde Beziehungen = Gesunde Grenzsetzung
Über die Aufrechterhaltung und Veränderung von Grenzen austauschen	15 Min.	13.2 Grenzen in Beziehungen aufrechterhalten 13.3 Bestehende Beziehungsmuster verändern
Eigene Beziehungsmuster verändern*	20 Min.	13.4 Beziehungsmuster 2: Eigene Beziehungsmuster verändern
Alternative Reaktionen explorieren	10 Min.	
Übungen zwischen den Sitzungen vereinbaren	15 Min.	13.5 Übungen zwischen den Sitzungen
Erlernte Skills		
• Veränderung eigener Beziehungsmodelle		
Anmerkung: Die mit einem Stern (*) gekennzeichneten Inhalte sollten in jedem Fall berücksichtigt werden. *Hinweis (►):* In dieser Sitzung wird mit einem Arbeitsblatt aus einer vorherigen Sitzung (weiter-)gearbeitet.		

15.1 Schwerpunkt der Sitzung vorstellen

Beginnen Sie die Sitzung mit der Vorstellung des heutigen Schwerpunkts der Sitzung: Alte Beziehungsmuster modifizieren bzw. verändern. Verdeutlichen Sie den Teilnehmer:innen gleich am Anfang, dass dafür die in der vergangenen Woche erarbeiteten Beziehungsmuster bzw. die Situationen, die die Patient:innen zu Hause zwischen den Sitzungen protokolliert haben, herangezogen werden und eine wichtige Rolle spielen.

15.2 Übungen zwischen den Sitzungen nachbesprechen

Besprechen Sie das ausgefüllte Arbeitsblatt 12.4, bei dem es um das Erkennen der eigenen Beziehungsmuster in einer spezifischen Situation ging. Gehen Sie die als problematisch erlebten Situationen durch und fragen Sie explizit nach den herausgearbeiteten Beziehungsmustern („Wenn-dann-Überzeugungen"). Da das Erkennen solcher Grundüberzeugungen die Grundlage der heutigen Sitzung darstellt, sollten die Patient:innen mindestens ein Beispiel notiert haben. Diskutieren Sie die erarbeiteten zwischenmenschlichen Überzeugungen und unterstützen Sie mit Fragen, die es den Patient:innen erleichern, sie möglichst selbst zu entdecken. Alternativ können Sie den ersten Teil auch anbieten und schauen, wie die betroffene Person ergänzt („Wenn ich meinen Ärger zeige ... – was dann? Wie geht der Satz weiter? Was ist Ihre Befürchtung?"). Gelegentlich werden auch Muster erkannt, die zutreffend und wichtig sind, jedoch noch nicht „den Kern" treffen (z. B. „Wenn ich meinen Ärger zeige, dann überfordere ich damit andere."). An dieser Stelle ist es sinnvoll, weiter zu explorieren (z. B. „Okay, und was passiert dann? Wenn ich andere überfordere, dann ...?"). Wenn sich die Identifikation eines grundlegenden Beziehungsmusters trotz der Hilfestellungen durch Therapeut:innen zu schwierig gestaltet, ist es nicht notwendig, diese „auf Biegen und Brechen" zu erzwingen. In diesem Fall kann die weiterführende Exploration der Schwerpunkt der heutigen Sitzung für die betroffene Person sein.

Gehen Sie auch auf die Fertigkeiten zur Emotionsregulation ein, die für den Umgang mit der in der Situation aufkommenden Gefühle eingesetzt wurden. Loben und verstärken Sie den Einsatz von angemessenen Strategien.

Wenn Patient:innen das Arbeitsblatt nicht bearbeitet haben, fragen Sie nach den Hintergründen und bieten Sie an, es noch einmal gemeinsam zu versuchen.

15.3 Verschiedene Formen von Beziehungsgestaltung mit Vor- und Nachteilen vorstellen

Starten Sie mit einer psychoedukativen Einheit zur Gestaltung von Beziehungen. Verdeutlichen Sie, auf welche verschiedene Weisen Beziehungen gestaltet werden können und welche Rolle die Regulation von Nähe und Distanz dabei hat. Erläutern Sie, dass alle Menschen beide Bedürfnisse haben: Nähe und Bindung zu anderen Menschen, aber auch Unabhängigkeit und Autonomie. Je nach Lernerfahrung in unseren bisherigen Beziehungen prägt sich mit der Zeit häufig eine Form von Annäherung oder Vermeidung von Beziehungen aus, wobei dahinter bestimmte Ängste oder Befürchtungen stehen können (z. B. „Wenn ich mich abgrenze und aus der Bindung entferne, dann verliere ich die Bezugsperson." bei Annäherung oder „Wenn ich mich auf Nähe und Bindung einlasse, werden meine Grenzen nicht gewahrt und ich verliere mich selbst." bei Vermeidung).

Gehen Sie dann gemeinsam mit den Teilnehmer:innen Arbeitsblatt 13.1 „Gesunde Beziehungen = Gesunde Grenzsetzung" durch, auf dem es darum geht, dass gesunde Beziehungen auch gesunde Grenzsetzung bedeuten. Tauschen Sie sich über die jeweiligen Formen der Beziehungsgestaltung sowie deren Vor- und Nachteile aus. Gehen Sie im Prozess mehr und mehr dazu über, von den theoretischen Modellen zu den persönlichen Erfahrungen der Patient:innen zu kommen. Stellen Sie dazu folgende Fragen:

- In welcher Form der Beziehungsgestaltung erkennen Sie sich am ehesten wieder?
- Welche Art der Grenzsetzung ist für Sie typisch?
- Können Sie die beschriebenen Vor- und Nachteile teilen?
- Inwieweit wünschen Sie sich vielleicht eine Veränderung in Ihrer Beziehungsgestaltung?

Viele Patient:innen beschreiben für sich ein Extrem, also entweder symbiotische Beziehungen und Aufopferung oder völligen Rückzug und Beziehungsvermeidung – beides ist vor dem Hintergrund traumatisierender Bindungserfahrungen nachvollziehbar. Validieren Sie die „Schutzstrategien", die sich im Laufe des Lebens entwickelt haben. Markieren Sie aber auch, wie wichtig es für unsere seelische Gesundheit ist, flexibel zu werden und angemessene Grenzen zu ziehen.

15.4 Über die Aufrechterhaltung und Veränderung von Grenzen austauschen

Diskutieren Sie im nächsten Schritt gemeinsam, was genau eine solche „angemessene Grenzziehung" bedeutet. Dazu sollten alle Gruppemitglieder zu Wort kommen und ihre Sichtweisen schildern können. Seien sie offen für alles, was gesagt wird. Verstärken Sie „funktionale" und hinterfragen Sie „dysfunktionale" Vorschläge. Die folgenden Punkte sollten in jedem Fall benannt werden (Arbeitsblatt 13.2: Grenzen in Beziehungen aufrechterhalten):

- Jeder Mensch hat individuelle Bedürfnisse, Wünsche und Ziele. In einer Beziehung sollten beide Personen die Möglichkeit bekommen, diese herauszufinden.
- Dabei ist es wichtig, dass beide Personen über ihre individuellen Bedürfnisse sprechen und sich gegenseitig dabei unterstützen, Wünsche umzusetzen und Ziele zu erreichen.
- Es sollte stets versucht werden, ein Gleichgewicht zwischen den eigenen Zielen und Bedürfnissen und denen der anderen Person hinzubekommen.
- Wenn Konflikte zwischen den verschiedenen Bedürfnissen entstehen, sollten Kompromisse gesucht werden.
- Emotionale, körperliche oder finanzielle Gewalt darf unter keinen Umständen stattfinden.

Fragen Sie die Patient:innen, ob diese wichtigen Aspekte in ihren aktuellen Beziehungen auftauchen und wo unangemessene oder sogar schädliche Grenzen bestehen. Überlegen Sie gemeinsam, in welchem Bereich eine Veränderung wünschenswert wäre und was helfen könnte, damit zu beginnen. Anregungen dazu sind auf Arbeitsblatt 13.3 „Bestehende Beziehungsmuster verändern" aufgeführt.

15.5 Eigene Beziehungsmuster verändern

Nutzen Sie die Antworten der Teilnehmer:innen, um Arbeitsblatt 13.4 „Beziehungsmuster 2: Eigene Beziehungsmuster verändern" vorzustellen. Erklären Sie, dass die Teilnehmer:innen den oberen Teil bereits von dem Arbeitsblatt der letzten Sitzung kennen, welches eine problematische Situation identifiziert. Der untere Teil ist neu und erleichtert, die Situation anders zu sehen und eine positivere und anpassungsfähigere Alternative zu entwickeln.

Bevor Sie das Arbeitsblatt von Ihren Patient:innen für ihr individuelles zwischenmenschliches Problem ausfüllen lassen, gehen Sie das Arbeitsblatt gemeinsam anhand eines Beispiels durch, etwa orientiert an dem Beispiel der letzten Sitzung bzw. orientiert am Beispiel auf dem Arbeitsblatt:

Beachten Sie, dass die alternativen und positiveren „Zwischenmenschlichen Ziele in der Situation" (erstes Kästchen auf der linken Seite) im Allgemeinen die Bewusstwerdung Ihrer Bedürfnisse sowie die der anderen Person beinhalten. Versuchen Sie, darüber in einem „Win-Win-Kontext" zu denken.

Darüber hinaus ist es nützlich, sich vorzustellen, dass die Person, mit der Sie interagieren, vielleicht Gedanken hat, die positiver oder großzügiger Ihnen gegenüber sind. Erinnern wir uns nochmal an das Beispiel der letzten Sitzung, in dem die Patientin nach einem Streit mit ihrer Schwester nicht mit ihrem Partner darüber gesprochen hat, aus Angst, abgelehnt zu werden. In diesem Fall könnte sich die Patientin jetzt vorstellen, ihre Gefühle mit ihrem Partner zu besprechen und davon ausgehen, dass dieser verständnisvoll und zugewandt reagiert. Zuletzt wird ein anderes Beziehungsmuster vorgeschlagen, welches die Motivation dieser neuen Art der Interaktion unterstützt, wie bei unserer Beispielpatientin „Wenn ich meine unangenehmen Gefühle offenbare, bekomme ich Zuwendung.".

Ausfüllen des Arbeitsblatts am Beispiel eines Gruppenmitglieds

Nachdem Sie dieses Beispiel durchgegangen sind, vervollständigen Sie ein Arbeitsblatt mit Ihren Patient:innen. Verwenden Sie idealerweise ein Szenario, das bereits in einem Arbeitsblatt in der letzten Sitzung oder während der Sitzungen beschrieben wurde. Folgende Leitlinien zu den aufgeführten Spalten können dabei helfen:

Zwischenmenschliches Ziel in der Situation. Dieser Aspekt sollte beschreiben, welches Ziel Patient:innen für die Situation anstreben. Die Formulierung des alternativen Beziehungsziels kann eine Herausforderung darstellen. Möglicherweise müssen Sie hier eine aktivere Rolle übernehmen, da Patient:innen manchmal Schwierigkeiten haben, sich positivere Umstände für sich selbst vorzustellen. Darüber hinaus sollte das Ziel eine positive Aussage über die allgemeine Dynamik der Beziehung sein (z. B. „Gegenseitiger Respekt bei der Entscheidungsfindung darüber, wie mein Partner und ich Zeit miteinander verbringen.") und nicht negativ und zu konkret formuliert werden (z. B. „Meinen Partner dazu bringen, mir nicht mehr die Fernsehbedienung wegzureißen."). Damit die Patient:innen auf die richtige Ebene der Verallgemeinerung gelangen, ist es hilfreich, wenn sie sich dieses Ziel als eines vorstellen, das auf viele Beziehungen angewandt werden könnte. Natürlich muss das Ziel im Zusammenhang mit dieser spezifischen Beziehung auch sinnvoll sein.

Alternative Gedanken und Gefühle über mich selbst und alternative Überzeugungen über die Gedanken und Gefühle der anderen Person. Helfen Sie bei der Suche, welche Gedanken, Gefühle und Überzeugungen alternativ erlebbar sein könnten. Die Überzeugungen über sich selbst werden für Patient:innen eventuell ungewohnt klingen, sollten aber annehmbar sein und die Erreichung des Ziels unterstützen. Der Aspekt zu den Überzeugungen der anderen Person enthält Annahmen dazu, was diese fühlen und denken könnte. Manchmal sagen Patient:innen, dass sie nicht wissen können, was die andere Person denkt oder fühlt. Wie auch bei dem Arbeitsblatt der letzten Sitzung geht es hier darum, dass Patient:innen eine *Vermutung* darüber anstellen, zu welchen Gefühlen und Gedanken die andere Person „idealerweise" fähig sein könnte.

Einigen Patient:innen gelingt es an dieser Stelle schon sehr gut, zwischen ihren alten Beziehungserfahrungen und den heute möglichen Interaktionen zu differenzieren. Bezogen auf das Beispiel *wissen* sie etwa, dass der Partner vermutlich Verständnis zeigen würde, *fühlen* diese Überzeugung aber *nicht*. In diesem Fall ist es wichtig, zu korrigierenden Erfahrungen zu ermutigen und deutlich zu machen, dass sich die alten Beziehungsmuster nur über neue Erfahrungen auflösen und verändern lassen.

Andere Patient:innen stecken dagegen in sehr persistierenden Glaubenssystemen. Nehmen Sie dies an und validieren Sie. In dem Fall kann es helfen, sich einer neuen Überzeugung kleinschrittiger anzunähern. Die Annahme könnte sein, dass die Alternative „nur möglicherweise" wahr sein könnte (z. B. „... dann könnte er tatsächlich offen sein und mir zuhören.").

Seien Sie sich bewusst, dass letztendlich nicht alle Ergebnisse, die aus diesen optimistischen Erarbeitungen hervorgehen, korrigierende Erfahrungen ermöglichen. In diesen Fällen ist es ratsam, die Patient:innen daran zu erinnern, dass (a) Beziehungsveränderungen Zeit brauchen und (b) Beziehungsdynamiken manchen Personen gegenüber leichter anzuwenden sind als anderen. Daher sollte gut ausgewählt werden, mit welchen Menschen aus dem Umfeld diese korrigierenden Erfahrungen überhaupt möglich sein können.

15.6 Alternative Reaktionen explorieren

Im weiteren Sitzungsverlauf sollen diese alternativen Beziehungsannahmen weiter erkundet werden. Bitten Sie die Patient:innen, sich vorzustellen, dass sie sich in dem alternativen Szenario befinden. Erarbeiten Sie zusammen, wie sich die Teilnehmer:innen in der neuen Situation *fühlen*. Häufig berichten Patient:innen von unangenehmen Gefühlen wie Panik, Angst oder Schuld. Versichern Sie den Betroffenen, dass diese „alten Gefühle" beim Ausprobieren neuer Herangehensweisen häufig vorkommen. Erinnern Sie an das Konzept der *Belastungstoleranz* und schauen Sie gemeinsam, welche *Skills* unterstützend eingesetzt werden können.

Bitten Sie die Patient:innen danach, sich so konkret wie möglich vorzustellen, was sie sagen und tun würden, um ihre neuen zwischenmenschlichen Ziele zu erreichen. Fühlen sie sich wohl mit dem, was sie sagen und tun würden? Erkundigen Sie sich darüber, welche Stolpersteine die Patient:innen erwarten. Merken Sie an, dass es sehr schwierig sein kann, das eigene Beziehungsverhalten zu ändern, selbst wenn sich Erwartungen und Überzeugungen bereits geändert haben. Alte Verhaltensweisen sind häufig tief verwurzelt, laufen automatisch und sehr routiniert ab. Neue Verhaltensweisen fühlen sich dagegen schnell „falsch" an, aber eben nicht, weil sie „falsch" sind, sondern *ungewohnt*.

Wie schon beschrieben, fällt es Patient:innen manchmal schwer, die angestrebten Ziele für die Situation oder die alternativen zwischenmenschlichen Erwartungen klar zu formulieren. Die tatsächliche Anwendung des angemessenen Interaktionsverhaltens kann bei diesen Patient:innen zu Klarheit führen. Daher ist es gelegentlich effektiver, ein Rollenspiel durchzuführen, wozu die kommenden Sitzungen Möglichkeiten bieten, bevor sich die Patienten auf eine Alternative festlegen. Vergewissern Sie den Teilnehmer:innen, dass sie in den nächsten Sitzungen Zeit haben, alternative Beziehungsansätze zu formulieren und zu verfeinern. In der heutigen Sitzung ging es vor allem darum, ihre Wünsche in Bezug auf ihre Beziehungen zu identifizieren und somit Motivation für Veränderungen zu schaffen.

15.7 Übungen zwischen den Sitzungen vereinbaren

Erinnern Sie die Patient:innen daran, wie wichtig es ist, auch zwischen den Sitzungen an den Gruppeninhalten weiterzuarbeiten. Sie können etwas sagen wie:

> Benutzen Sie das Arbeitsblatt, das wir heute gemeinsam ausgefüllt haben, als persönliches Tagebuch, um wichtige Situationen und Interaktionen zu notieren, die Ihnen passiert sind. Arbeiten Sie auch den alternativen Ansatz heraus, den Sie in der Beziehung anstreben würden. Wir verwenden das,

was während der Woche passiert, als Grundlage für unsere Arbeit in der nächsten Sitzung.

Geben Sie den Ausblick, dass sich die Beziehungsmuster, die Sie in der nächsten Woche genauer untersuchen, auf das Thema Selbstsicherheit konzentrieren. Weisen Sie die Patient:innen an, sich nach Möglichkeit auf den Arbeitsblättern „Beziehungsmuster 2“ auf Beziehungsmodelle mit Schwerpunkt auf Selbstsicherheit zu fokussieren.

Sie können ebenfalls in Aussicht stellen, dass Sie den Teilnehmer:innen in der nächsten Sitzung einfache Skills zur Förderung von Selbstsicherheit vorstellen. Ziel ist es dann, das Bewusstsein für problematische Interaktionen im Zusammenhang mit Selbstsicherheit zu schärfen und zu beschreiben (obere Hälfte von Arbeitsblatt 13.4 „Beziehungsmuster 2“) sowie die Fertigkeiten zur Bewältigung dieser Situationen einzusetzen und positivere Alternativen zu formulieren (untere Hälfte von Arbeitsblatt 13.4 „Beziehungsmuster 2“).

Vorbereitend dazu sollen die Teilnehmer:innen zwischen den Sitzungen 13 und 14 folgende (neue) Übungen durchführen (Arbeitsblatt 13.5: Übungen zwischen den Sitzungen):

- weiterhin Anwendung bisher gelernter Skills in Situationen, in denen diese hilfreich sein können und im „Trockenen“;
- weiterhin Durchführung positiver Aktivitäten, um gute Erlebnisse und angenehme Gefühle aufrechtzuerhalten;
- Umsetzung des in der Sitzung erarbeiteten, neuen Beziehungsverhaltens und Anwendung der erlernten und besprochenen Skills auf Körper-, Gedanken- und Verhaltensebene zur Bewältigung auftretender unangenehme Gefühle;
- Ausfüllen von Arbeitsblatt 13.4 „Beziehungsmuster 2: Eigene Beziehungsmuster verändern“ mit dem Schwerpunkt auf zwischenmenschliche Interaktion, in der das Thema Selbstsicherheit im Fokus steht.

Kapitel 16

Sitzung 14 – Verändern von Beziehungsmustern (Selbstsicherheit stärken)

Thematischer Schwerpunkt		
Diese Sitzung schließt an die Modifizierung von Beziehungsmustern und dem daraus entstehenden Erlebens- und Verhaltensweisen an, wobei der Schwerpunkt auf dem Thema *Selbstsicherheit* liegt. Vielen Patient:innen fällt es schwer, sich angemessen durchzusetzen, da sie entweder eine übermäßig passive und unterwürfige Haltung oder eine übermäßig aggressive Haltung einnehmen. Es ist nicht ungewöhnlich, dass sie in verschiedenen Situationen oder emotionalen Zuständen beide Arten dieser dysfunktionalen Verhaltensweisen zeigen.		
Sitzungsübersicht		
Inhalt	**Zeit**	**Arbeitsblätter und Audiodatei (vgl. Online-Materialien)**
Schwerpunkt der Sitzung vorstellen	5 Min.	
Übungen zwischen den Sitzungen nachbesprechen✷	20 Min.	► 13.4 Beziehungsmuster 2: Eigene Beziehungsmuster verändern (ausgefüllt)
Über Erfahrungen mit symbiotischer Nähe austauschen✷	10 Min.	► 13.1 Gesunde Beziehungen = Gesunde Grenzsetzungen 14.1 Wie kommt es zu symbiotischen Beziehungen?
Verschiedene Arten von Selbstsicherheit vorstellen	10 Min.	14.2 Möglichkeiten der Abgrenzung
Strategien zur selbstsicheren Angrenzung einführen und üben✷	30 Min.	14.2 Möglichkeiten der Abgrenzung
Arbeitsblatt „Beziehungsmuster 2“ mit Fokus auf selbstsicherem Verhalten vertiefen	15 Min.	► 13.4 Beziehungsmuster 2: Eigene Beziehungsmuster verändern 14.4 Übungen für mehr Selbstsicherheit (ggf. vorziehen)
Persönliche Grundrechte vorstellen✷	15 Min.	14.3 Grundlegende persönliche Rechte Audiodatei 03 Grundlegende persönliche Rechte
Übungen zwischen den Sitzungen vereinbaren	5 Min.	14.5 Übungen zwischen den Sitzungen
Erlernte Skills		
• Selbstsichere Abgrenzung: Ich-Botschaften, Nein sagen, Wünsche äußern und Forderungen stellen, Verlassen von destruktiven Interaktionen		
Anmerkung: Die mit einem Stern (✷) gekennzeichneten Inhalte sollten in jedem Fall berücksichtigt werden. *Hinweis (►):* In dieser Sitzung wird mit einem Arbeitsblatt aus einer vorherigen Sitzung (weiter-)gearbeitet.		

16.1 Schwerpunkt der Sitzung vorstellen

Beginnen Sie die Sitzung mit der Vorstellung des heutigen Schwerpunkts der Sitzung: Die Verbesserung von Beziehungen oder sozialen Situationen, bei denen es um Probleme des Durchsetzungsvermögens geht. Dazu stellen Sie den Teilnehmer:innen spezifische Strategien vor, die ihnen dabei helfen können, sich anderen Personen gegenüber tatsächlich durchzusetzen, und zwar auf eine Art und Weise, die *klar, ange-*

messen und *respektvoll* gegenüber sich selbst und anderen ist. Bei den spezifischen Skills dieser Sitzung geht es insbesondere um die Formulierung von Überzeugungen, Gefühlen, Vorlieben und Wünschen. Verdeutlichen Sie das Hauptziel der heutigen Sitzung: Die Patient:innen üben, laut zu sagen, was sie wollen – auf eine klare und direkte Weise, die ihnen selbst und anderen Respekt entgegenbringt.

Schlagen Sie bereits jetzt die Brücke zu Arbeitsblatt 13.4 „Beziehungsmuster 2", indem Sie darauf hinweisen, dass die Exploration dessen, was den Teilnehmer:innen bei der Übung eventuell schwerfällt, zu größerer Klarheit über zwischenmenschliche Grundannahmen führen kann. Diese können dann auf dem Arbeitsblatt formuliert bzw. ergänzt werden.

16.2 Übungen zwischen den Sitzungen nachbesprechen

Besprechen Sie mit den Patient:innen die ausgefüllten Arbeitsblätter „Beziehungsmuster 2: Eigene Beziehungsmuster verändern" (Arbeitsblatt 13.4) zu schwierigen Interkationen und die damit einhergehenden Beobachtungen über ihre zwischenmenschlichen Überzeugungen. Arbeiten Sie gemeinsam mögliche Einsichten heraus. Setzten Sie dabei einen besonderen Fokus auf die Entwicklung eines alternativen Ansatzes (hilfreiche „Wenn-dann-Überzeugung").

Wenn Teilnehmer:innen das Arbeitsblatt nicht ausgefüllt haben, füllen Sie es jetzt gemeinsam aus, indem Sie die Patient:innen dazu anleiten, eine kürzlich aufgetretene Schwierigkeit in einer Beziehung zu identifizieren. Falls die betroffene Person mehrere Schwierigkeiten nimmt, wählen Sie eine aus, die gut mit den Techniken der Selbstsicherheit zusammenpasst.

16.3 Über Erfahrungen mit symbiotischer Nähe austauschen

Wiederholen Sie, was wir unter einer symbiotischen Beziehung verstehen (Abbildungen auf Arbeitsblatt 13.1 der letzten Sitzung). Gehen Sie dann Arbeitsblatt 14.1 „Wie kommt es zu symbiotischen Beziehungen?" durch. Fragen Sie, inwieweit sich die Patient:innen mit dem Beziehungsstil identifizieren. Erkunden Sie gemeinsam die Gründe, warum die Patient:innen zu viel Nähe in Beziehungen herstellen und welche Verhaltensweisen sie konkret von sich kennen, um Nähe herzustellen. Fragen Sie die Patient:innen, welche Vor- und Nachteile sie selbst in ihren Interaktionsstilen sehen. Wenn möglich, können Sie ein Stück weit die Traumageschichten bzw. traumatischen Erlebnisse Ihrer Patient:innen einbeziehen, um herauszufinden, auf welche Weise die bevorzugten Stile damals hilfreich waren. Fokussieren Sie dann zunehmend auf die *Funktion der Bindungsabsicherung*.

Erkennen Sie zu jedem Zeitpunkt die Angst und Bedenken Ihrer Patient:innen an. Versichern Sie, dass sie sich viel *Zeit lassen* können und sollen, um ihre Beziehungsmodelle schrittweise zu verändern. Diese Veränderung erfordert Übung und Mut! Vermitteln Sie außerdem unbedingt, die *Wahlfreiheit* der Teilnehmer:innen: Sie können entscheiden, an welchen Beziehungen sie arbeiten möchten. Die wichtigste oder schwierigste Beziehung ist nicht unbedingt dafür geeignet, um mit ihr zu beginnen.

16.4 Verschiedene Arten von Selbstsicherheit vorstellen

Zeigen Sie auf, dass es verschiedene Möglichkeiten zur Abgrenzung in Beziehungen gibt, indem Sie gemeinsam mit den Teilnehmer:innen Arbeitsblatt 14.2 „Möglichkeiten der Abgrenzung" durchgehen. Erarbeiten Sie in der Gruppe die jeweiligen Vor- und Nachteile. Hierbei gibt es keine richtigen und falschen Antworten. Das Ziel ist vielmehr, Bereiche zu identifizieren, die sich für die Betroffenen schwierig gestalten und gleichzeitig Motivation für Veränderungen zu schaffen.

Patient:innen fällt möglicherweise die Vorstellung schwer, dass selbstsichere Reaktionen hilfreicher sind als die Strategien, die sie aktuell anwenden. Insbesondere angesichts ihrer traumatischen Erfahrungen ist das verständlich. In dem Fall kann es hilfreich sein, die negativen, belastenden Folgen der bisherigen Strategien hervorzuheben. Validieren Sie außerdem, dass es in der Tat schwierig ist, sich auf eine selbstsichere Art durchzusetzen. Dieses Verhalten erweist sich jedoch oft am effektivsten, um das gewünschte Ergebnis langfristig zu erreichen. Einige Strategien unterstützen dabei, dass wir uns auf eine selbstsichere Art durchsetzen lernen. Geben Sie den Ausblick, dass Sie den Teilnehmer:innen nun einige dieser Strategen vorstellen.

16.5 Strategien zur selbstsicheren Abgrenzung einführen und üben

Gehen Sie mit den Patient:innen die Skills für selbstsichere Abgrenzungsmöglichkeiten in Beziehungen auf Arbeitsblatt 14.2 „Möglichkeiten zur Abgrenzung" durch. Zusätzlich zu den Informationen auf dem Arbeitsblatt sind folgende Aspekte für die Anwendung der Strategien hilfreich:

1. *Ich-Botschaften:* Ich-Botschaften helfen uns, selbstsicher zu handeln, weil wir der anderen Person keine Vorwürfe machen, sondern ihr mitteilen, wie sich ihr Verhalten auf uns auswirkt. Dadurch fühlt sich die Person weniger angegriffen und kann unsere Bedürfnisse eher akzeptieren. Geben Sie bereits jetzt einen Ausblick, dass sie diesen Skill später noch vertiefen und gemeinsam einüben.
2. *Nein sagen:* Um selbstsicher „Nein" zu sagen, hilft es in einem ersten Schritt zu überlegen, ob wir zu der betroffenen Person eine Beziehung aufbauen bzw. fördern wollen (z. B. Einem Freund absagen, beim Umzug zu helfen) oder eben nicht (z. B. Einem Verkäufer sagen, dass man nichts bei ihm kaufen möchte). Abhängig davon gibt es zwei Vorgehensweisen.
3. *Wünsche äußern und Forderungen stellen:* Unsere Wünsche zu äußern, ist sehr wichtig für eine selbstsichere Durchsetzungsfähigkeit. Natürlich bedeutet das nicht automatisch, dass unsere Wünsche sicher erfüllt werden. Aber wenn wir nicht darum bitten, ist es sehr unwahrscheinlich, dass die andere Person unserem Wunsch nachkommt.
4. *Verlassen von destruktiven Interaktionen:* Häufig haben wir Angst, eine betroffene Person bricht die Beziehung zu uns ab, wenn wir Interaktionssituationen mit ihr, die uns nicht gut tun, verlassen. Wie so oft hilft es uns, wenn wir hier korrigierende Erfahrungen machen und der Person klar mitteilen, warum wir uns aus welchen Gründen aus dieser einen Situation zurückziehen.

Betonen Sie auf jeden Fall, dass ein selbstsicheres Verhalten in Beziehungen nicht immer dazu führt, dass unsere Interaktionspartner:innen positiv auf uns und unsere Anliegen reagieren. Bereiten Sie die Teilnehmer:innen darauf vor, dass Sie trotz dieser Skills vermutlich auch negative Erfahrungen machen und mit negativen Reaktionen umgehen müssen. Gehen Sie mit den Patient:innen mithilfe von Arbeitsblatt 14.2 zwei Möglichkeiten durch, wie sie darauf reagieren können (wenn die andere Person enttäuscht ist oder kein „Nein" akzeptiert).

Üben von Ich-Botschaften

Legen Sie den Fokus nun nochmal auf die Ich-Botschaften. Heben Sie hervor, dass das Ziel der Ich-Botschaft darin besteht, einen Konflikt anzusprechen oder eigene negative Gefühle der anderen Person gegenüber zu offenbaren, ohne dass diese beschuldigt oder beschämt wird und daraus destruktive Auseinandersetzungen entstehen. Dafür sprechen die Patient:innen aus ihrem eigenen Erleben heraus (daher der Ausdruck „Ich"-Botschaft) und offenbaren ihren Standpunkt, ihre Gefühle oder ihre Überzeugungen. Die Umsetzung von Ich-Botschaften kann sehr viel schwieriger sein als erwartet, da von traumatischen Ereignissen betroffene Personen oft verbergen, was sie fühlen oder denken – entweder um sich selbst zu schützen oder aus einem anderen Grund, der mit der Bewältigung ihrer traumatischen Geschichte zusammenhängt.

Fragen Sie nach den Eindrücken Ihrer Patient:innen zu dieser Strategie und beantworten Sie alle Fragen oder Bedenken, die sie haben. Merken Sie erneut an, dass es bei dieser Technik vor allem darum geht, *eigene* Bedenken klar und respektvoll zu äußern und nicht unbedingt darum, die andere Person dazu zu bekommen, mit ihnen übereinzustimmen!

Rollenspiel. Üben Sie gemeinsam im Rahmen eines Rollenspiels eine Situation, in der eine Ich-Botschaft verwendet werden kann. Die Ich-Botschaft wird dabei als neutrale bzw. ausbalancierte Aussage formuliert, die weder aggressiv noch unterwürfig ist. Aus diesem Grund kann die Übung sowohl gut für Patient:innen sein, die selbstunsicher sind und daher an klareren Forderungen arbeiten möchten als auch für Teilnehmer:innen, die aggressiv interagieren und ihren herrischen Ton durch eine Bitte ersetzen wollen.

Die für das Rollenspiel ausgewählte Situation sollte für das gegenwärtige Leben der Patient:innen relevant und relativ gut eingrenzbar sein, sodass das Wesentliche der Fertigkeit erkennbar wird. Dafür eignen sich häufig die ausgefüllten Arbeitsblätter „Beziehungsmuster 2". Fragen Sie in die Gruppe, wer bereit wäre, die schwierige zwischenmenschliche Situation aus dem Arbeitsblatt (oder auch eine andere) vorzustellen. Gehen Sie vor der Frage die entsprechenden Sequenzen durch, damit die Teilnehmer:innen wissen, was sie erwartet.

Das Ziel des Rollenspiels ist hier nicht so sehr, eine Veränderung in der anderen Person zu erreichen, sondern dass sich die betroffene Person *selbstwirksam und kompetent* fühlt, um eine gewünschte Veränderung in einer Interaktion auszudrücken. Dafür sind folgende Sequenzen im Rahmen des Rollenspiels vorgesehen:

1. Ein Gruppenmitglied, das sich dazu bereit erklärt, stellt seine Situation und den Veränderungswunsch vor.
2. Die anderen Teilnehmer:innen spielen die beschriebene Interaktion nach.
3. Anschließend folgt eine Feedback-Runde mit folgender Frage: „Was ist gut gelaufen und was könnte im Sinne einer Ich-Botschaft verbessert werden?“ Halten Sie Rücksprache mit der betroffenen Person. Erarbeiten Sie zu zweit oder in der gesamten Gruppe eine für die betroffene Person zufriedenstellende Formulierung einer Ich-Botschaft.
4. Die betroffene Person spielt dann die eigene zwischenmenschliche Situation nach und formuliert dabei die erarbeitete Ich-Botschaft.
5. Fragen Sie nach Abschluss des Rollenspiels nach Eindrücken. Stellen Sie gemeinsam fest, was sie konstruktiv erarbeitet haben, womit die betroffene Person sich nun wohler, kompetenter oder selbstsicherer fühlt, und bekräftigen Sie dieses Erleben.

Kritische Haltung gegenüber Rollenspielen. Teilweise stehen Personen Rollenspielen kritisch gegenüber. In diesem Fall kann es helfen, kurz die Grundidee von Rollenspielen zu erläutern (Cloitre et al., 2025). Verdeutlichen Sie, dass Rollenspiele eine gute Möglichkeit sind, neue Skills zu erlernen. Die Gruppe schafft einen sicheren Rahmen, in dem die Patient:innen den Umgang in schwierigen Situationen üben können und direktes Feedback von Ihnen und den anderen Gruppenmitgliedern erhalten. Zudem bekommen die Patient:innen eine genauere Vorstellung dessen, wie eine bestimmte Situation in der Realität tatsächlich ausschauen könnte. Zuletzt ist es wie bei allen bisher gelernten Skills: Nur durch Übung gelingt es uns, die Strategien auch in realen zwischenmenschlich schwierigen Situationen anzuwenden.

16.6 Arbeitsblatt „Beziehungsmuster 2“ mit Fokus auf selbstsicherem Verhalten vertiefen

Leiten Sie Ihre Patient:innen nun alle dazu an, eine eigene zwischenmenschliche Situation zu finden, in der sie sich selbstunsicher oder übermäßig sicher bzw. aggressiv erlebt haben und auf einem neuen Arbeitsblatt festzuhalten (Arbeitsblatt 13.4). Unterstützen Sie darin, ein dahinterstehendes Beziehungsmuster zu identifizieren und im nächsten Schritt eine hilfreiche Alternative dazu. Besprechen Sie dann gemeinsam, welche konstruktive Strategie ratsam wäre, zu trainieren.

Sollte den Teilnehmer:innen keine eigene Situation einfallen, können Sie auf Arbeitsblatt 14.4 zurückgreifen, auf dem Übungen für mehr Selbstsicherheit aufgeführt sind. Die Patient:innen können dann Vorschläge von diesem Blatt verwenden, um sich und die verschiedenen Strategien auszuprobieren.

Schließen Sie diesen Baustein ab, indem Sie den Patient:innen Folgendes mit auf den Weg geben:

> Machen Sie sich immer wieder bewusst, wie Sie Ihre Skills zur Vorbereitung auf oder inmitten von zwischenmenschlichen Situationen einsetzen können. Ich freue mich darauf, zu hören, wie es Ihnen dabei ergangen ist, wenn wir nächste Woche wieder zusammenkommen. Denken Sie daran: Je mehr Sie Ihre Skills üben, desto besser gelingt die Umsetzung mit der Zeit. Seien Sie geduldig mit sich!
>
> Verwenden Sie Ihr Arbeitsblatt zu Beziehungsmustern als persönliches Tagebuch, um wichtige Dinge zu notieren, die Ihnen passieren. Heute haben wir uns auf Beziehungsprobleme rund um das Thema Durchsetzungsvermögen konzentriert. Die vorgestellten Skills sind wichtige Fertigkeiten, um gesunde Beziehungen zu führen.

Manchmal ist es schwierig (sowohl für Patient:innen als auch Therapeut:innen), die angestrebten Ziele für eine Situation oder die alternative zwischenmenschliche Erwartungshaltung klar zu artikulieren, ohne vorher ein Rollenspiel zu machen. Die tatsächliche Anwendung im Rahmen der häuslichen Übungen führt oftmals zu Klarheit über die Ziele und Erwartungen.

16.7 Persönliche Grundrechte vorstellen

Im letzten Baustein der heutigen Sitzung geht es darum, den Gruppenmitgliedern zu verdeutlichen, dass sie das Recht haben, ihre eigenen Bedürfnisse und Ziele zu kommunizieren. Das verstärkt gleichzeitig die Motivation, die gelernten Strategien umzusetzen (Cloitre et al., 2025). Führen Sie dazu die „Grundlegenden persönlichen Rechte“ (Arbeitsblatt 14.3) ein und fragen Sie die Patient:innen, welche der Rechte für sie besonders wichtig sind. Die Antworten können von völliger Befürwortung eines Rechts bis hin zu Überraschung oder sogar zur Ablehnung einiger Rechte reichen. Ziel dieser Übung ist es, die Patient:innen dabei zu unterstützen, sich ihre zwischenmenschliche Rechte bewusst zu machen. Sie können außerdem als „Helfersätze" für die Anwendung gewählter Strategien sowie der Stärkung und Festigung alternativer Beziehungsmuster dienen.

Alternativer Vorschlag zum Vorgehen. Alternativ können Sie die persönlichen Rechte im Rahmen einer Imaginationsübung anbieten. Sie könnten diese wie folgt anleiten:

Ich möchte Sie einladen, Ihre grundlegenden persönlichen Rechte kennenzulernen und Ihnen dazu eine kleine Vorstellungsübung zeigen. (Pause: 3 Sekunden)

Machen Sie es sich so bequem wie möglich. Sie können sich für diese Übung hinlegen oder hinsetzen, je nachdem, was Ihnen angenehmer ist. (2) Schließen Sie Ihre Augen. (2) Wenn Ihnen das unangenehm ist, fixieren Sie einen Punkt vor sich an der Wand oder schräg vor sich auf dem Boden, bei dem sich Ihre Augen ein wenig ausruhen können. (2)

Atmen Sie zwei, drei Mal tief durch die Nase ein und durch den geöffneten Mund wieder aus. (5) Konzentrieren Sie sich einige Momente lang ganz auf Ihre Atmung. Nehmen Sie wahr, wo Sie in Ihrem Körper die Atmung spüren und fokussieren Sie sich auf eine Stelle in Ihrem Körper, wo sich Ihre Atmung gut anfühlt. (5)

Nehmen Sie Kontakt zu Ihrer Körpermitte auf und lassen Sie die nachfolgenden Gedanken zu Ihren persönlichen Grundrechten auf sich wirken – wie kleine Kieselsteine, die auf einer Wasseroberfläche springen und Ringe hinterlassen. (3)

Spüren Sie nun, welche der grundlegenden Rechte Sie vor allem berühren: (3)

- Ich habe das Recht zu sagen, was ich möchte (5)
- Ich habe das Recht „Nein" zu sagen (5)
- Ich habe das Recht meine Gefühle auszudrücken (5)
- Ich habe das Recht Fehler zu machen (5)
- Ich habe das Recht auf eigene Entscheidungen (5)
- Ich habe das Recht ärgerlich auf andere zu sein (5)
- Ich habe das Recht „Ich weiß es nicht" zu sagen (5)
- Ich habe das Recht nach Hilfe und Unterstützung zu fragen (5)
- Ich habe das Recht auf meine eigenen Bedürfnisse zu achten (5)
- Ich habe das Recht darauf innezuhalten (15)

Nachdem Sie vielleicht wahrgenommen haben, welche der grundlegenden Rechte eine besonders wichtige Rolle für Sie spielen, kommen Sie gern wieder mit Ihrer Aufmerksamkeit in diesen Raum zurück, (2) wohl wissend, dass Sie jederzeit zu Ihrer Körpermitte und Ihren grundlegenden Rechten zurückkehren können.

Die Imaginationsübung liegt auch als Audiodatei vor, die Sie an die Teilnehmer:innen weiterleiten können (Audiodatei 03).

Tauschen Sie sich im Anschluss darüber aus, wie es den Teilnehmer:innen mit der Vorstellungsübung ergangen ist, wie die Rechte auf sie gewirkt und welche sie besonders berührt haben. Besonders wichtige Grundrechte können dann auf individuelle Kärtchen geschrieben werden.

16.8 Übungen zwischen den Sitzungen vereinbaren

Erinnern Sie die Patient:innen daran, wie wichtig es ist, die Strategien regelmäßig zu üben. Wiederholen Sie die Idee, Arbeitsblatt 13.4 „Beziehungsmuster 2" als eine Art Tagebuch zu sehen, welches als Grundlage für die kommenden Sitzungen genutzt werden kann. Klären Sie, wo und wann die vorgeschlagenen Strategien zur Stärkung der Selbstsicherheit in Beziehung angewandt werden können. Dabei suchen sich die Teilnehmer:innen eine Strategien zur selbstsicheren Abgrenzung aus, die in der kommenden Woche geübt wird.

Konkret sollen die Teilnehmer:innen zwischen den Sitzungen 14 und 15 folgende (neue) Übungen durchführen (Arbeitsblatt 14.5: Übungen zwischen den Sitzungen):

- weiterhin Anwendung bisher gelernter Skills in Situationen, in denen diese hilfreich sein können und im „Trockenen";
- weiterhin Durchführung positiver Aktivitäten, um gute Erlebnisse und angenehme Gefühle aufrechtzuerhalten;
- Veränderung bestehender Beziehungsmuster mithilfe der einzelnen Schritte in mindestens einer Beziehung;

- Anwendung der individuell ausgesuchten Strategie zur selbstsicheren Abgrenzung in mindestens einer entsprechenden Interaktion. Verweisen Sie an dieser Stelle auf Arbeitsblatt 14.4. Wenn Patient:innen selbst keine geeignete zwischenmenschliche Situation erleben, können sie eine oder mehrere Situationen des Arbeitsblatts umsetzen und die Strategien dabei anwenden;
- Ausfüllen von Arbeitsblatt 13.4 „Beziehungsmuster 2: Eigene Beziehungsmuster verändern“ mit dem Schwerpunkt auf Selbstsicherheit.

Loben Sie anschließend alle Teilnehmer:innen für die gute und konstruktive Zusammenarbeit!

Kapitel 17

Sitzung 15 – Verändern von Beziehungsmustern (Flexibilität fördern)

Thematischer Schwerpunkt		
Diese Sitzung widmet sich der Herausforderung, wirksam mit den *unterschiedlichen Machtverhältnissen in Beziehungen* umgehen zu lernen. Der Fokus liegt darauf, dass der *Respekt für sich selbst und für andere* trotz der Unterschiede in den Verhältnissen eine Konstante in allen Beziehungen ist. Darauf basieren eine effektive Kommunikation und gesunde Beziehungsgestaltung. Mithilfe eines Rollenspiels und der erneuten Bearbeitung von Arbeitsblatt 13.4 „Beziehungsmuster 2" explorieren die Teilnehmer:innen, welche Beziehungsmodelle womöglich hinter ihren Schwierigkeiten mit Flexibilität stehen und welche Alternativen es gibt, die sie üben können.		
Sitzungsübersicht		
Inhalt	**Zeit**	**Arbeitsblätter (vgl. Online-Materialien)**
Schwerpunkt der Sitzung vorstellen	5 Min.	
Übungen zwischen den Sitzungen nachbesprechen✱	20 Min.	► 13.4 Beziehungsmuster 2: Eigene Beziehungsmuster verändern (ausgefüllt)
Über verschiedene Machtverhältnisse austauschen und traumabedingte Annahmen explorieren	30 Min.	15.1 Unterschiedliche Verhältnisse in Beziehungen 15.2 Hindernisse in der Beziehungsgestaltung durch Traumatisierungen
Rollenspiel zur Flexibilität durchführen✱	25 Min.	15.3 Flexibilität in Beziehungen verstärken 15.1 Unterschiedliche Verhältnisse in Beziehungen (ggf.)
Arbeitsblatt „Beziehungsmuster 2" zur Vertiefung des Rollenspiels ausfüllen✱	20 Min.	► 13.4 Beziehungsmuster 2: Eigene Beziehungsmuster verändern
Übungen zwischen den Sitzungen vereinbaren	10 Min.	15.4 Übungen zwischen den Sitzungen
Erlernte Skills		
• Differenzierung verschiedener Arten von Beziehungen und damit einhergehender unterschiedlicher Rollen und Anforderungen		
Anmerkung: Die mit einem Stern (✱) gekennzeichneten Inhalte sollten in jedem Fall berücksichtigt werden. *Hinweis (►):* In dieser Sitzung wird mit einem Arbeitsblatt aus einer vorherigen Sitzung (weiter-)gearbeitet.		

17.1 Schwerpunkt der Sitzung vorstellen

Beginnen Sie die Sitzung mit der Vorstellung des heutigen Schwerpunkts der Sitzung: Die Verbesserung von Beziehungen, bei denen es um unterschiedliche Machtverhältnisse und, damit zusammenhängend, um Probleme mit dem Gefühl der Achtung für sich selbst oder andere geht.

17.2 Übungen zwischen den Sitzungen nachbesprechen

Nehmen Sie sich ausreichend Zeit, die Übungen aus der letzten Woche gut nach zu besprechen. Ein Fokus sollte dabei auf der Anwendung der Skills zur selbstsicheren Abgrenzung liegen. Loben Sie den Einsatz von Fertigkeiten und verstärken Sie die damit einhergehenden korrigierenden Erfahrungsmöglichkeiten.

Fokussieren Sie anschließend die Exploration entsprechender Beziehungsmuster. Besprechen Sie mit den Patient:innen jegliche Einsichten über die entdeckten zwischenmenschlichen Überzeugungen, die sie auf Arbeitsblatt 13.4 „Beziehungsmuster 2: Eigene Beziehungsmuster verändern" festgehalten haben. Überlegen Sie gemeinsam, wie sich die Beziehungsmuster entwickelt haben könnten. Erkennen Sie aktuelle Schwierigkeiten an und geben Sie Empfehlungen zu anderen möglichen Lösungen. Stellen Sie außerdem in Aussicht, dass die in dieser Sitzung vorgestellten Fertigkeiten zusätzlich unterstützen können, grundlegende Beziehungsmuster zu verändern und die Durchsetzungsfähigkeit zu stärken. Denn Probleme mit der Durchsetzungsfähigkeit stehen oftmals in Zusammenhang mit Problemen im Umgang mit verschiedenen Machtverhältnissen.

Wenn Teilnehmer:innen das Arbeitsblatt nicht bearbeitet haben, schlagen Sie vor, dies einfach nachzuholen und dann eine zwischenmenschliche Situation zu wählen, die das Thema Selbstsicherheit aufgreift und sich auf ein bestimmtes Machtverhältnis konzentriert.

17.3 Über verschiedene Machtverhältnisse austauschen und traumabedingte Annahmen explorieren

Greifen Sie nochmal auf, dass die Durchsetzungsfähigkeit in Beziehungen auch von den entsprechenden Machtverhältnissen abhängt. Deshalb ist es wichtig, sich die unterschiedlichen Machtverhältnisse bewusst zu machen, um flexibel in Beziehungen reagieren zu können. Verwenden Sie Arbeitsblatt 15.1 „Unterschiedliche Verhältnisse in Beziehungen", um die drei verschiedenen Arten von Machtverhältnissen zu beschreiben. Fragen Sie die Patient:innen, welche davon für sie am problematischsten ist. Manchmal sagen die Patient:innen „alle". Besprechen Sie konkrete Beispiele für die unterschiedlichen Verhältnisse anhand von Personen, mit denen die Patient:innen interagieren.

Besprechen Sie gemeinsam, dass die unterschiedlichen Machtverhältnisse („kleiner", „größer" und auf Augenhöhe) und die Anpassung unserer Interaktion an sie ganz natürlich und notwendig sind und zu unserem alltäglichen Leben dazugehören. Schauen Sie sich dazu die Übung 15.1 an und tauschen Sie sich über die unterschiedlichen Beziehungskonstellationen aus. Erläutern Sie dann, dass *zwischenmenschliche Traumatisierungen,* wie sie die Patient:innen erlebt haben (z.B. sexuelle Übergriffe, häusliche Gewalt, körperliche Übergriffe oder Missbrauch), jedoch zu der Überzeugung führen können, dass *Macht immer mit Ausbeutung und Missbrauch einhergeht*. Diese Überzeugung wiederrum hat oftmals zur Folge, dass Patient:innen machtvolle Personen fürchten bzw. wütend auf sie sind oder sie vor dem eigenen Einfluss auf ihre Mitmenschen Angst haben bzw. sich schnell für sie schuldig fühlen.

Gehen Sie anschließend zusammen Arbeitsblatt 15.2 „Hindernisse in der Beziehungsgestaltung durch Traumatisierungen" durch. Die dort aufgeführten typischen Überzeugungen können den Patient:innen helfen, zu erkennen, wo Schwierigkeiten liegen und entsprechende Ansatzpunkte für gewünschte Veränderungen zu finden sind. Fragen Sie die Patient:innen jeweils, welche Überzeugung sie von sich kennen und ob sie weitere Überzeugungen bezüglich der drei Typen von Machtverhältnissen haben. Beispiele, wie sich diese Hindernisse auswirken, können Patient:innen helfen, diese auch in eigenen Beziehungen zu erkennen. Fragen Sie die Teilnehmer:innen nach konkreten Beispielen und/oder nutzen Sie eigene Fallbeispiele (z.B. aus Cloitre et al., 2025).

17.4 Rollenspiel zur Flexibilität durchführen

Leiten Sie danach in das Rollenspiel zur Flexibilität ein. Um die Flexibilität der Teilnehmer:innen zu stärken, ist es wichtig, dass diese ihre Ziele und die Machtverhältnisse erkennen und nicht sofort reagieren. Dabei unterstützen die Aspekte auf Arbeitsblatt 15.3 „Flexibilität in Beziehungen verstärken". Erinnern Sie die Patient:innen, dass auch die Skills der vorherigen Sitzungen dabei helfen, die Flexibilität in Beziehungen zu stärken.

Führen Sie dann gemeinsam ein Rollenspiel zu einer individuellen Situation durch. Wählen Sie eine zwischenmenschliche Interaktion, in der es regelhaft zu Konflikten kommt und/oder in der das Verhältnis und die damit verknüpften Rollen nicht klar genug scheinen (z.B. könnte ein:eine Teilnehmer:in Konflikte in der Partnerschaft einbringen und es könnte gemeinsam geschaut werden, ob das angemessene Machtverhältnis besteht, nämlich das der Augenhöhe. Sollte es nicht bestehen, könnte erst einmal an den dahinter liegenden Überzeugungen bzw. dem Beziehungsmuster gearbeitet werden. Sollte es bestehen und lediglich die notwendige zwischenmenschliche Kompetenz fehlen, etwa Nein sagen zu können, könnte dies in einem Rollenspiel trainiert werden). Bei der Auswahl einer typischen Interaktion bei der Teilnehmer:innen einen Klärungs- oder Veränderungswunsch haben, kann sowohl das ausgefüllte Arbeitsblatt 13.4 „Beziehungsmuster 2“ als auch die Übung auf Arbeitsblatt 15.1 helfen, bei der es darum geht, wie Patient:innen auf beispielhafte Äußerungen bestimmter Personen reagieren.

Spielen Sie das Rollenspiel in den aus der letzten Sitzung bekannten Sequenzen (vgl. Kapitel 16.5) durch und besprechen Sie es nach. Gestalten Sie die dritte Sequenz offener, indem Sie sich nicht auf Ich-Botschaften fokussieren, sondern generell nach hilfreichen Skills fragen (z. B. „Was ist gut gelaufen und welche Skills könnten Sie einsetzen, um die Situation zu verbessern?“).

17.5 Arbeitsblatt „Beziehungsmuster 2“ zur Vertiefung des Rollenspiels ausfüllen

Wie auch in der letzten Sitzung sollen die Teilnehmer:innen als Nachbereitung des Rollenspiels Arbeitsblatt 13.4 „Beziehungsmuster 2“ mit einer zwischenmenschlichen Situation ausfüllen, in der es zu Konflikten kommt bzw. die Rollen nicht unklar scheinen. Als Hilfestellung können Sie die Gedanken, Gefühle und Verhaltensweisen über einen selbst und die andere Person, welche Bestandteile des Rollenspiels waren, kurz skizzieren. Sammeln Sie dann gemeinsam Ideen zu jeweils dahinterliegenden Beziehungsmustern.

Nehmen Sie sich anschließend ausreichend Zeit, die Alternative zu erarbeiten. Nutzen Sie dazu folgende Fragen:

- Welche Gefühle und Überzeugungen über sich selbst und die andere Person könnten mit Ihrem Ziel übereinstimmen?
- Wie könnten die Erkenntnisse aus dieser Sitzung dazu beitragen, diese Veränderungen zu unterstützen?

Falls die Zeit an dieser Stelle nicht mehr ausreicht, geben Sie diese weiterführenden Überlegungen als Aufgabe bis zur nächsten Sitzung auf.

17.6 Übungen zwischen den Sitzungen vereinbaren

Loben Sie die Patient:innen wieder für ihre gute und unterstützende Zusammenarbeit. Klären Sie, wo und wann die bisher erarbeiteten Interventionen im Rahmen ihrer aktuellen Beziehungen angewandt werden können.

Zwischen den Sitzungen 15 und 16 sollen die Teilnehmer:innen folgende (neue) Übungen durchführen (Arbeitsblatt 15.4: Übungen zwischen den Sitzungen):

- weiterhin Anwendung bisher gelernter Skills in Situationen, in denen diese hilfreich sein können und im „Trockenen“;
- weiterhin Durchführung positiver Aktivitäten, um gute Erlebnisse und angenehme Gefühle aufrechtzuerhalten;
- Anwendung der bisher erlernten Skills in Beziehungssituationen mit unterschiedlichen Machtverhältnissen. Merken Sie an, zu beobachten, inwieweit die Patient:innen ihre Ziele erreichen. Erinnern Sie auch an die korrigierenden Erfahrungen, die die Teilnehmer:innen mit der Anwendung der Skills machen;
- Ausfüllen von Arbeitsblatt 13.4 „Beziehungsmuster 2: Eigene Beziehungsmuster verändern“ mit dem Fokus auf Verbesserung der Flexibilität.

Kapitel 18

Sitzung 16 – Verändern von Beziehungsmustern (Nähe fördern)

Thematischer Schwerpunkt		
In dieser Sitzung geht es darum, zu erarbeiten, wie Patient:innen *Nähe in Beziehungen zulassen* und *stärken* können. Personen mit interpersonellen Gewalterfahrungen haben oftmals Angst vor Konflikten oder davor, verlassen oder zu etwas gedrängt zu werden, was sie nicht wollen. Das Ziel dieser Sitzung ist demzufolge, konkrete *Fähigkeiten zur Konfliktlösung* zu vermitteln. Wenn Teilnehmer:innen in hohem Maße beziehungsvermeidend sind, sodass sie aktuell nicht die Möglichkeit haben, diese Fertigkeiten zu üben oder anzuwenden, werden sie alternativ hinsichtlich ihrer *Beziehungsentwicklung,* also dem Aufbau neuer Beziehungen, unterstützt.		
Sitzungsübersicht		
Inhalt	**Zeit**	**Arbeitsblätter (vgl. Online-Materialien)**
Schwerpunkt der Sitzung vorstellen	5 Min.	
Übungen zwischen den Sitzungen nachbesprechen✷	20 Min.	► 13.4 Beziehungsmuster 2: Eigene Beziehungsmuster verändern (ausgefüllt)
Über Erfahrungen mit emotionaler Distanz austauschen✷	10 Min.	► 13.1 Gesunde Beziehungen = Gesunde Grenzsetzung 16.1 Wie kommt es zu emotionaler Distanz in Beziehungen und/oder Beziehungsabbrüchen?
Einen Fertigkeitsbereich auswählen: Vertiefung aktueller Beziehungen oder Entwicklung neuer Beziehungen✷	15 Min.	16.2 Nähe in Beziehungen fördern
Rollenspiel zum ausgewählten Fertigkeitsbereich durchführen✷	30 Min.	
Arbeitsblatt „Beziehungsmuster 2" mit Fokus auf die ausgewählte Fertigkeit vertiefen	20 Min.	► 13.4 Beziehungsmuster 2: Eigene Beziehungsmuster verändern
Über das Vorgehen zur Förderung von Nähe in Beziehungen austauschen	5 Min.	
Übungen zwischen den Sitzungen vereinbaren	5 Min.	16.3 Übungen zwischen den Sitzungen
Erlernte Skills		
• Verbesserung der Intimität in Beziehungen		
Anmerkung: Die mit einem Stern (✷) gekennzeichneten Inhalte sollten in jedem Fall berücksichtigt werden. *Hinweis (►):* In dieser Sitzung wird mit einem Arbeitsblatt aus einer vorherigen Sitzung (weiter-)gearbeitet.		

18.1 Schwerpunkt der Sitzung vorstellen

Beginnen Sie die Sitzung mit der Vorstellung des heutigen Schwerpunkts der Sitzung: der Aufbau von Beziehungen sowie deren Aufrechterhaltung nach Konflikten. Es geht als darum, wie zwischenmenschliche Nähe entstehen und gefördert werden kann. Dazu stellen Sie spezifische Strategien vor, die den Patient:innen dabei helfen können, sich anderen Personen gegenüber zu öffnen und ihre Anliegen in Beziehungen auszuhandeln.

18.2 Übungen zwischen den Sitzungen nachbesprechen

Nehmen Sie sich ausreichend Zeit, die Übungen aus der letzten Woche gut nach zu besprechen. Ein Fokus sollte darauf liegen, welche der bisher erlernten Skills die Teilnehmer:innen in Beziehungssituationen mit unterschiedlichen Machtverhältnissen angewendet haben. Loben Sie den Einsatz von Fertigkeiten und verstärken Sie die damit einhergehenden korrigierenden Erfahrungsmöglichkeiten.

Fokussieren Sie anschließend die Exploration entsprechender Beziehungsmuster. Besprechen Sie mit den Patient:innen jegliche Erkenntnisse über die entdeckten zwischenmenschlichen Überzeugungen, die sie auf Arbeitsblatt 13.4 „Beziehungsmuster 2" festgehalten haben. Überlegen Sie gemeinsam, wie sich die Beziehungsmuster entwickelt haben könnten. Erkennen Sie aktuelle Schwierigkeiten an und geben Sie Empfehlungen zu anderen möglichen Lösungen. Stellen Sie außerdem in Aussicht, dass die in dieser Sitzung vorgestellten Skills zusätzlich unterstützen können., grundlegende Beziehungsmuster zu verändern

Wenn Patient:innen das Arbeitsblatt nicht bearbeitet haben, schlagen Sie vor, dies einfach nachzuholen und dann eine zwischenmenschliche Situation zu wählen, die ein bestimmtes Machtverhältnis aufgreift und sich auf die Stärkung von Nähe und Intimität konzentriert.

18.3 Über Erfahrungen mit emotionaler Distanz austauschen

Wiederholen Sie, was es bedeutet, wenn wir andere in Beziehungen auf Distanz halten (Abbildungen auf Arbeitsblatt 13.1). Gehen Sie dann Arbeitsblatt 16.1 „Wie kommt es zu emotionaler Distanz in Beziehungen und/oder Beziehungsabbrüchen?" durch. Fragen Sie, inwieweit sich die Patient:innen mit dem Beziehungsstil identifizieren. Erkunden Sie gemeinsam die Gründe, warum die Patient:innen andere Personen auf Distanz halten und welche Verhaltensweisen sie konkret von sich kennen, emotionale Distanz herzustellen. Diskutieren Sie die Vor- und Nachteile ihres bevorzugten Stils sowie des anderen, entgegengesetzten Stils. Wenn möglich, können Sie ein Stück weit die Traumageschichten Ihrer Patient:innen einbeziehen, um herauszufinden, auf welche Weise sie die bevorzugten Stile damals geschützt haben. Fokussieren Sie dann zunehmend die *Schutzfunktion emotionaler Distanz.*

Erkennen Sie die Angst und die Bedenken der Teilnehmer:innen an. Versichern Sie, dass sie sich viel *Zeit lassen* können und sollen, um ihre Beziehungsstile schrittweise zu verändern. Diese Veränderung erfordert Übung und Mut! Vermitteln Sie außerdem unbedingt, die *Wahlfreiheit* der Teilnehmer:innen: Sie können entscheiden, an welchen Beziehungen sie arbeiten möchten. Die wichtigste oder schwierigste Beziehung ist nicht unbedingt dafür geeignet, um mit ihr zu beginnen.

18.4 Einen Fertigkeitsbereich auswählen: Vertiefung aktueller Beziehungen oder Entwicklung neuer Beziehungen

In der heutigen Sitzungen können die Teilnehmer:innen entscheiden, welche Art der Förderung von Nähe in Beziehungen sie thematisieren möchten. Entscheiden Sie gemeinsam mit Ihren Patient:innen, ob ihre wichtigsten Ziele entweder (1) die Vertiefung bestehender Beziehungen oder (2) die Aufnahme neuer Beziehungen sind. Passen Sie den weiteren Verlauf der Sitzung auf das gewählte Ziel an.

Wenn viele Gruppenmitglieder Beziehungen in hohem Maße vermeiden, haben sie wenig Möglichkeiten, Fertigkeiten in bestehenden Beziehungen zu üben. Bei einer solchen Gruppenkonstellation könnte es sinnvoll sein, sich für die Beziehungsentwicklung (Aufbau neuer Beziehungen), zu entscheiden.

Aktuelle Beziehungen vertiefen

Um Nähe in aktuellen Beziehungen zu fördern, beschäftigen sich die Patient:innen mit der Fähigkeit zur Lösung von Konflikten.

Gehen Sie gemeinsam die Schritte der Konfliktlösung durch (Arbeitsblatt 16.2: Nähe in Beziehungen fördern). Klären Sie die Patient:innen darüber auf, dass der Einsatz dieser Fertigkeiten nicht immer eine unmittelbare Wirkung zeigt oder gleich beim ersten Mal eine Veränderung eintritt. Weisen Sie auch darauf hin, dass Skills zur Emotionsregulation den Patient:innen möglicherweise helfen, den Prozess der Konfliktlösung zu tolerieren. Manchmal braucht die andere Person auch Zeit, um eine Botschaft anzunehmen. Die Patient:innen benötigen ihrerseits also eventuell etwas Geduld. Machen Sie deutlich, dass Konflikte und Konfliktlösung Teil aller Beziehungen sind, sodass diese Fähigkeit wichtig ist und für viele Beziehungen in verschiedenen Kontexten angepasst werden kann.

Entwicklung neuer Beziehungen

Um neue Beziehungen zu entwickeln, beschäftigen sich die Patient:innen mit der Fähigkeit zum Abbau von emotionaler Distanz.

Wie bereits beschrieben, ist diese Option bei sozial isolierten Patient:innen zu präferieren. Einige Teilnehmer:innen sind möglicherweise erheblich sozial isoliert und haben keine Beziehungen, in denen Sie die entsprechenden Fertigkeiten ausprobieren können. Für solche Patient:innen ist es wichtig, sich mehr auf die Verringerung der emotionalen Distanz zu konzentrieren, indem sie neue Beziehungen eingehen – egal, ob es sich dabei um Freund:innen oder potenziell romantische Partner:innen handelt. Gehen Sie die Möglichkeiten auf Arbeitsblatt 16.2 „Nähe in Beziehungen fördern" durch. Erinnern Sie an dieser Stelle an die Belastungstoleranz und damit verbundene Skills, die helfen können, am Aufbau von Beziehungen „dranzubleiben".

18.5 Rollenspiel zum ausgewählten Fertigkeitsbereich durchführen

Leiten Sie danach in das Rollenspiel ein. Erinnern Sie die Teilnehmer:innen daran, dass ich Rollenspiele sehr gut eignen, um die Fertigkeiten in einen geschützten Rahmen auszuprobieren. Dieses Üben erleichtert dann die Umsetzung der Skills im Alltag.

Bestehende Beziehungen nach einem Konflikt verbessern

Fragen Sie die Teilnehmer:innen, wer bereit ist, einen Konflikt aus einer aktuellen Beziehung mit den anderen Gruppenmitgliedern zu teilen und in einem Rollenspiel zu bearbeiten. Da die Konfliktlösung lang und mehrstufig ist, sollten Sie vor dem Rollenspiel gemeinsam mit der betroffenen Person und den anderen Patient:innen die Stelle identifizieren, an denen die Person das Gefühl hat, nicht weiterzukommen.

Führen Sie anschließend das Rollenspiel nach den bekannten Schritten (vgl. Kapitel 16.5) durch, sodass zunächst andere Teilnehmer:innen den beschriebenen Konflikt nachspielen, bevor Sie mit der betroffenen Person oder der gesamten Gruppe überlegen, wie der Konflikt gelöst werden kann. Führen Sie während des Rollenspiels um die kritischen Punkte herum und besprechen Sie, wie diese gelöst werden können. Merken Sie an, dass für die Konfliktlösung auch viele der bereits erlernten Skills wichtig sind, wie Respekt für die andere Person, Klarheit der eigenen Botschaft usw.

Fragen Sie die Patient:innen auch nach Abschluss der Übung nach Eindrücken. Arbeiten Sie gemeinsam heraus, was hilfreich und konstruktiv war und bekräftigen Sie die betroffene Person auf „dem neuen Weg". Nehmen Sie sich Zeit, um besonders schwierige Interaktionen mehrfach zu üben.

Neue Beziehungen aufbauen

Schauen Sie sich zunächst gemeinsam die Aspekte auf Arbeitsblatt 16.2 an. Zeigen Sie, dass es beim Aufbau von neuen Beziehungen erstmal darum geht, mit der anderen Person in ein kurzes Gespräch zu kommen, also einen Smalltalk zu führen. Üben Sie in der Gruppe einen (oder mehrere) Smalltalk(s). Da sich viele Patient:innen vermutlich schwer tun, Smalltalks zu führen, ist es hilfreich, ihnen einige Tipps mit auf den Weg zu geben, wie beispielsweise:

- Sagen Sie den Patient:innen, dass der Inhalt des Smalltalks oft weniger relevant ist (deshalb „Smalltalk"). Vielmehr tragen Smalltalks zum sozialen und gesellschaftlichen Regulierungsprozess bei, bei dem eine Person einfach die Anwesenheit der anderen Person anerkennt oder sie sich möglicherweise „aufwärmen", um sich in der Gegenwart der anderen Person wohler zu fühlen.
- Eine offene Haltung – sowohl innerlich als auch äußerlich – unterstützt einen angenehmen Start. Ermutigen Sie die Teilnehmer:innen, die andere Person anzulächeln und eine offene Körperhaltung einzunehmen (z.B. an die Person gewandt; keine verschränkten Arme).
- Auch wenn die Inhalte nicht so relevant sind, gibt es einige Themen, die sich gut für einen Smalltalk

eignen. Dazu zählen beispielsweise das Wetter, Hobbys und Interessen, die Umgebung, in der der Smalltalk stattfindet, Urlaube und Reisen, Lieblingsbücher, -film oder -serien, sowie Essen.

- Ermutigen Sie die Patient:innen, Interesse an der anderen Person zu zeigen. Dabei hilft es, selbst nicht zu lange zu reden, Blickkontakt zu halten und offene (statt geschlossene) Fragen zu stellen.
- Weisen Sie darauf hin, dass auch das Beenden von Smalltalks wichtig ist.

Führen Sie anschließend ein Rollenspiel zu zweit oder mit mehreren Gruppenmitgliedern nach den bekannten Schritten (vgl. Kapitel 16.5) durch. Bitten Sie hierfür ein Gruppenmitglied, eine typische Situation, in der ein Smalltalk entstehen kann, zu beschreiben. Überlegen Sie mit der betroffenen Person oder der gesamten Gruppe, welche Inhalte sich in dieser Situation für einen Smalltalk eigenen und welche weiteren Aspekte hilfreich sind. Ermutigen Sie die betroffene Person, den Smalltalk gemeinsam mit einem oder mehreren anderen Patient:innen im Rollenspiel zu üben.

Fragen Sie die Patient:innen auch nach Abschluss der Übung nach Eindrücken. Arbeiten Sie gemeinsam heraus, was hilfreich und konstruktiv war und bekräftigen Sie die betroffene Person auf „dem neuen Weg". Nehmen Sie sich Zeit, um besonders schwierige Interaktionen mehrfach zu üben.

Fragen Sie die Patient:innen auch nach Abschluss der Übung nach Eindrücken. Arbeiten Sie gemeinsam heraus, was hilfreich und konstruktiv war und bekräftigen Sie die betroffene Person auch im Alltag Smalltalks zu üben (z. B. in Bus oder Bahn, im Supermarkt, im Wartezimmer).

Ein wenig Humor kann bei diesen Übungen helfen. Die Interventionen dürfen auch Spaß machen!

18.6 Arbeitsblatt „Beziehungsmuster 2" mit Fokus auf die ausgewählte Fertigkeit vertiefen

Verwenden Sie auch hier Arbeitsblatt 13.4 „Beziehungsmuster 2", um die Bedenken der Patient:innen sowie die Alternativen aufzuschreiben. Damit dokumentieren Sie ein Stück weit die Arbeit, die die Patient:innen im Rollenspiel geleistet und die Erfahrungen, die sie gesammelt haben. Dieses ausgefüllte Arbeitsblatt können die Teilnehmer:innen bei ihren Vorhaben zu korrigierenden Erfahrungen in ihren tatsächlichen Beziehungen als Referenz verwenden.

18.7 Über das Vorgehen zur Förderung von Nähe in bestehenden Beziehungen austauschen

In bestehenden Beziehungen gibt es natürlich auch – abgesehen von Konflikten – Aspekte, die dabei helfen, Nähe zu fördern. Gerade für Patient:innen, die bereits Beziehungen (begonnen) haben, ist es hilfreich, diese Aspekte und damit verbundene Fertigkeiten zu thematisieren. Gehen Sie dazu gemeinsam die Punkte auf Arbeitsblatt 16.2 „Nähe in Beziehungen fördern" durch. Heben Sie hervor, dass oftmals schon sehr „simple" Dinge das Gefühl der Nähe fördern, wie das Sprechen über die gewöhnlichen Ereignisse des Tages. Spaß zu haben und unterhaltsame Aktivitäten zu teilen, sind weitere Möglichkeiten, Beziehungen zu vertiefen und zu pflegen.

Sozial unsichere Patient:innen sind sich möglicherweise der Bedeutung oder Stärke dieser relativ einfachen Aktivitäten nicht bewusst. Tauschen Sie sich darüber aus. Fragen Sie die Teilnehmer:innen nach eigenen Erfahrungen bzw. weiteren Ideen und offenbaren Sie ruhig (dosiert) eigene Erfahrungen – das kann erfrischend, entlastend und motivierend sein.

18.8 Übungen zwischen den Sitzungen vereinbaren

Loben Sie Ihre Patient:innen für ihre gute und unterstützende Zusammenarbeit. Klären Sie, wo und wann Teilnehmer:innen entweder die Förderung von Nähe in bestehenden Beziehungen oder Smalltalks im Alltag üben können.

Zwischen den Sitzungen 16 und 17 sollen die Teilnehmer:innen folgende (neue) Übungen durchführen (Arbeitsblatt 16.3: Übungen zwischen den Sitzungen):

- weiterhin Anwendung bisher gelernter Skills in Situationen, in denen diese hilfreich sein können und im „Trockenen";
- weiterhin Durchführung positiver Aktivitäten, um gute Erlebnisse und angenehme Gefühle aufrechtzuerhalten;

- Anwendung der bisher erlernten Skills in unterschiedlichen Beziehungssituationen;
- Ausfüllen Arbeitsblatt 13.4 „Beziehungsmuster 2: Eigene Beziehungsmuster verändern“ mit dem Fokus auf das individuelle Ziel der jeweiligen Person (bestehende Beziehungen vertiefen oder neue Beziehungen aufbauen);
- Üben von Konfliktlösung (oder, wenn es keine Konflikte gibt von anderen Fertigkeiten, um Nähe in Beziehungen zu fördern) bzw. von Smalltalk; unter Anwendung von Strategien (auf Körper-, Gedanken- und Verhaltensebene) zur Unterstützung – insbesondere zum Umgang mit eventuell auftauchenden aversiven Emotionen. Erinnern Sie die Patient:innen nochmals an die korrigierenden Erfahrungen, die sie dadurch machen.

Weisen Sie Ihre Patient:innen darauf hin, dass es wichtig ist, sich die Beziehungen und (Bezugs-)Personen für die eigenen Übungen zwischen den Sitzungen gut auszuwählen. Nicht jede Beziehung ist für solche korrigierenden Erfahrungen geeignet – insbesondere nicht die, die sie vielleicht ohnehin schon als „eher ungesund“ einschätzen. Sagen Sie so etwas wie:

> Ermöglichen Sie sich die korrigierenden Erfahrungen und wählen Sie die Personen so aus, dass es funktionieren kann. Wenn Sie sich nicht sicher sind, probieren Sie es erstmal mit einem kleineren Schritt. Die Menschen in Ihrem Umfeld, die Ihre Weiterentwicklung bremsen oder mit denen immer wieder nur alte, ungesunde Erfahrungen möglich sind, sind dafür nicht geeignet. Sie untermauern Ihre alten dysfunktionalen Beziehungsmuster. Die Schutzstrategie der Distanz ist in den Fällen angemessen und wichtig!

Kapitel 19

Sitzung 17 – Bilanz und Abschied

Thematischer Schwerpunkt		
Diese Sitzung ist nun die letzte des ESTAIR-Gruppenprogramms. Das Hauptziel besteht darin, die *Erfolge der Patient:innen zu teilen und zu feiern.* Das Material der Sitzung ist sehr leicht. Sie können Arbeitsblatt 17.1 „Zusammenfassung des Erreichten" einfach folgen, um die Sitzung durchzuführen.		
Sitzungsübersicht		
Inhalt	**Zeit**	**Arbeitsblätter (vgl. Online-Materialien)**
Schwerpunkt der Sitzung vorstellen	5 Min.	
Übungen zwischen den Sitzungen nachbesprechen✷	20 Min.	► 13.4 Beziehungsmuster 2: Eigene Beziehungsmuster verändern (ausgefüllt)
Individuelle Erfolge und hilfreiche Erfahrungen zusammenfassen✷	40 Min.	17.1 Zusammenfassung des Erreichten
Teilnehmer:innen beglückwünschen	5 Min.	
Skills, die die Teilnehmer:innen weiterhin nutzen möchten, sammeln✷	20 Min.	► 6.4 Meine Skills auf den drei Emotionsebenen oder: 17.2 Übersicht über hilfreiche Skills
Abschied feiern	20 Min.	17.3 Abschluss
Erlernte Skills		
Anmerkung: Die mit einem Stern (✷) gekennzeichneten Inhalte sollten in jedem Fall berücksichtigt werden. *Hinweis (►):* In dieser Sitzung wird mit einem Arbeitsblatt aus einer vorherigen Sitzung (weiter-)gearbeitet.		

Vorbereitung auf die letzte Sitzung: Individuelle Erfolge reflektieren

Ein Fokus dieser letzten Sitzung liegt auf den individuellen Erfolgen der Teilnehmer:innen. Reflektieren Sie diese als Vorbereitung nochmal für sich und sehen Sie sich Ihre Notizen durch. Identifizieren Sie *Probleme und Ziele* der einzelnen Teilnehmer:innen zu Beginn der Behandlung und zu frühen Sitzungen. Sammeln Sie dann die *beobachtbaren und berichteten Veränderungen,* um möglichst *individuelle Rückmeldungen* geben zu können. Da traumatisierte Personen dazu neigen, ihre Erfolge als geringer anzusehen und sich auf ihre Unzulänglichkeiten und Einschränkungen zu konzentrieren, ist die Zusammenfassung des Erreichten unglaublich wichtig!

19.1 Schwerpunkt der Sitzung vorstellen

Beginnen Sie die Sitzung mit dem Hinweis, dass heute die letzte Sitzung der ESTAIR-Gruppenbehandlung ist. Das Ziel besteht deshalb darin, die Errungenschaften und Schritte auf den neuen eigenen Wegen noch einmal besonders sichtbar zu machen und gleichzeitig zu schauen, welche nächsten Schritte womöglich sinnvoll sind.

19.2 Übungen zwischen den Sitzungen nachbesprechen

Nehmen Sie sich ein letztes Mal Zeit, die Übungen aus der letzten Woche nach zu besprechen. Fragen Sie zunächst, inwieweit es den Teilnehmer:innen gelungen ist, die Nähe in bestehenden Beziehungen zu vertiefen bzw. den Grundstein für neue Beziehungen durch Smalltalks zu legen. Erkundigen Sie sich außerdem, welche weiteren Skills die Patient:innen dabei eingesetzt haben. Loben Sie den Einsatz und verstärken Sie korrigierenden Erfahrungsmöglichkeiten.

Gehen Sie dann das ausgefüllte Arbeitsblatt 13.4 „Beziehungsmuster 2" mit den Patient:innen durch. Wertschätzen und validieren Sie, was gut gelaufen ist. Arbeiten Sie ebenfalls die Stellen heraus, an denen es Herausforderungen gab. Verdeutlichen Sie noch einmal, dass Veränderungen Zeit brauchen, aber mit Motivation und Mut erreicht werden können.

19.3 Individuelle Erfolge und hilfreiche Erfahrungen zusammenfassen

Tragen Sie gemeinsam mit den Teilnehmer:innen ihre individuellen Erfolge und hilfreichen Erfahrungen zusammen. Nutzen Sie dafür Arbeitsblatt 17.1 „Zusammenfassung des Erreichten". Gehen Sie dieses Schritt für Schritt durch und tauschen Sie sich in der Gruppe über die jeweiligen Schritte aus. Dieser Prozess soll die wichtigsten Dinge, die aus Sicht der Teilnehmer:innen in der Behandlung geschehen sind, zusammentragen.

Nutzen Sie Ihre Gedanken und Notizen, die Sie sich vor der Sitzung gemacht haben. So können Sie die jeweiligen Einschätzungen der einzelnen Gruppenmitglieder reflektieren, spiegeln, validieren oder weiter ausführen.

19.4 Teilnehmer:innen beglückwünschen

Verdeutlichen Sie Ihren Patient:innen auf Grundlage von Arbeitsblatt 17.1, was sie alles erreicht haben. Gratulieren Sie zu ihrem Durchhaltevermögen, ihrer Stärke und ihrer Willenskraft. Fügen Sie alle noch nicht geäußerten Beobachtungen über Veränderungen der Teilnehmer:innen hinzu, bei denen Sie noch nicht die Chance hatten, diese anzumerken. *Stärken Sie das Gefühl von Stolz!*

19.5 Skills, die die Teilnehmer:innen weiterhin nutzen möchten, sammeln

Richten Sie den Blick jetzt nochmal in die Zukunft: Welche nächsten Schritte erscheinen den Teilnehmer:innen sinnvoll? Welche erlernten Skills können Sie sich vorstellen, weiterhin anzuwenden. Nutzen Sie dazu Arbeitsblatt 17.2 „Übersicht über hilfreiche Skills", auf dem die Skills der drei Ebenen der Emotionsregulation und weitere hilfreiche Fertigkeiten zur Förderung von Selbstkonzept und zwischenmenschlichen Beziehungen aufgeführt sind. Bitten Sie die Patient:innen die Strategien zu markieren, die am hilfreichsten waren und die sie langfristig anwenden möchten. Ermutigen Sie die Teilnehmer:innen diese in ihrem Alltag weiterhin umzusetzen – unabhängig der Gruppentherapie.

19.6 Abschied feiern

Nun heißt es Abschied nehmen. Denken Sie daran, dass es für einige Patient:innen nicht leicht ist, Abschied zu nehmen. Ermutigen Sie sie das Ende der Gruppe auch als Anfang zu sehen: Den Anfang eines eigenständigen Weges, auf dem sie weitergehen und weiterwachsen – ganz selbstbestimmt!

Überlegen Sie sich eine nette Geste zum Abschluss, wie eine kleine Blume für alle Teilnehmer:innen, eine Helferkarte oder ein anderes Symbol, das Anerkennung ausdrückt und als Anker genutzt werden kann.

Alternative Idee zum Abschluss. Eine Idee kann auch sein, die Patient:innen zu bitten, einen „Brief an sich selbst" zu verfassen. Kündigen Sie an, dass Sie den Teilnehmer:innen diesen einige Wochen nach Gruppenende zuschicken werden. Planen Sie zum Verfassen des Briefs etwa 15 Minuten Zeit ein. Außerdem können folgende Fragen (ggf. auf einem Flipchart notiert) eine Anregung für die Gruppenmitglieder für den „Brief an mich selbst ... über die ESTAIR-Gruppe und wo ich heute stehe" sein:

- Was war für mich besonders wichtig?
- Was habe ich über mich und von anderen gelernt?

- Was hat mir in den vergangenen Wochen gut getan?
- Welche Ressourcen habe ich (wieder-)entdeckt?
- Woran möchte ich weiterarbeiten?
- Von welchen Beziehungsmustern möchte ich mich (weiter) lösen?
- Welche neuen Erfahrungen möchte ich mir ermöglichen?
- Wie kann ich mich zukünftig selbst unterstützen?
- Wie kann ich mir in einer Krise Mut machen?

Im Anschluss verschließen die Patient:innen ihre Briefe und adressieren sie an sich selbst. Sammeln Sie die verschlossenen Umschläge ein. Besprechen Sie zusätzlich kurz, wie es den Teilnehmer:innen beim Verfassen der Briefe ergangen ist.

Abschluss

Informieren Sie die Gruppemitglieder über Ihre weiteren Verfügbar- oder Ansprechbarkeiten (je nach Setting) und verweisen Sie auf andere Anlaufstellen in ihrer Umgebung, falls nach der Gruppe Bedarfe aufkommen bzw. Krisen entstehen. Ermutigen Sie nochmals alle Patient:innen, ihren eingeschlagenen Weg weiterzugehen. Bedanken Sie sich zuletzt für die angenehme Zusammenarbeit, das Durchhaltevermögen und den Mut (Arbeitsblatt 17.3)!

Literatur

Bernstein, D.P. & Fink, L. (1998). *Childhood Trauma Questionnaire (CTQ). A retrospective self-report questionnaire and manual.* San Antonio, TX: The Psychological Corporation.

Boos, A. (2014). *Kognitive Verhaltenstherapie nach chronischer Traumatisierung: Ein Therapiemanual* (2., überarbeitete und erweiterte Aufl.). Göttingen: Hogrefe.

Borowski, J. & Schäfer, I. (2023). Skillstraining zur Affektiven und Interpersonellen Regulation (STAIR). Akzeptanz und Durchführbarkeit eines Gruppenprogramms zur Behandlung der komplexen PTBS. *Trauma & Gewalt, 17*(2), 106–114. https://doi.org/10.21706/tg-17-2-106

Bundesinstitut für Arzneimittel und Medizinprodukte. (2024). *ICD-11 in Deutsch – Entwurfsfassung.* Verfügbar unter: https://www.bfarm.de/DE/Kodiersysteme/Klassifikationen/ICD/ICD-11/uebersetzung/_node.html

Cloitre, M., Cohen, L.R. & Koenen, C.K. (2014). *Sexueller Missbrauch und Misshandlung in der Kindheit. Ein Therapieprogramm zur Behandlung komplexer Traumafolgen* (I. Schäfer, S. Schubert-Heukeshoven & M. Teichert, Übers.). Göttingen: Hogrefe.

Cloitre, M., Cohen, L.R., Ortigo, K.M., Jackson, C. & Koenen, K.C. (2020). *Treating survivors of childhood abuse and interpersonal trauma: STAIR narrative therapy* (2nd ed.). New York: Guilford Press.

Cloitre, M., Cohen, L.R., Ortigo, K.M., Jackson, C. & Koenen, K.C. (2025). *Behandlung der Folgen interpersoneller Traumatisierungen: Das Programm STAIR/Narrative Therapie* (2., vollständig überarbeitete und erweiterte Aufl.; I. Schäfer, Übers.). Göttingen: Hogrefe.

Cloitre, M., Koenen, K.C., Cohen, L.R. & Han, H. (2002). Skills training in affective and interpersonal regulation followed by exposure: A phase-based treatment for PTSD related to childhood abuse. *Journal of Consulting and Clinical Psychology, 70*(5), 1067–1074. https://doi.org/10.1037/0022-006X.70.5.1067

Cloitre, M., Shevlin, M., Brewin, C.R., Bisson, J.I., Roberts, N.P., Maercker, A. et al. (2018a). *Das Internationale Trauma Questionnaire – deutsche Version* (B. Lueger-Schuster, M. Knefel & A. Maercker, Übers.). Verfügbar unter: https://www.traumameasuresglobal.com/_files/ugd/be25b4_542119c23f904aaf845c32d8eeeca9c9.pdf. https://doi.org/10.1037/t73478-000

Cloitre, M., Shevlin, M., Brewin, C.R., Bisson, J.I., Roberts, N.P., Maercker, A. et al. (2018b). The International Trauma Questionnaire (ITQ): Development of a self-report measure of ICD-11 PTSD and complex PTSD. *Acta Psychiatrica Scandinavica, 138*(6), 536–546. https://doi.org/10.1111/acps.12956

Dolan, Y. (2009). *Schritt für Schritt zur Freude zurück – Das Leben nach traumatischen Erfahrungen meistern.* Heidelberg: Carl Auer.

Georgi, R. von & Beckmann, D. (2004). *Selbstkonzept-Inventar (SKI).* Bern: Huber.

Gratz, K.L. & Roemer, L. (2004). Multidimensional assessment of emotion regulation and dysregulation: Development, factor structure, and initial validation of the difficulties in emotion regulation scale. *Journal of Psychopathology and Behavioral Assessment, 26*(1), 41–54. https://doi.org/10.1023/B:JOBA.0000007455.08539.94

Gross, J.J. (2002). Emotion regulation: Affective, cognitive, and social consequences. *Psychophysiology, 39*(3), 281–291. https://doi.org/10.1017/s0048577201393198

Hayes, L.L. & Ciarrochi, J. (2015). *The thriving adolescent. Using Acceptance and Commitment Therapy and Positive Psychology to help teens manage emotions, achieve goals, and build connections.* Oakland, CA: New Harbinger.

Herman, J. (2018). *Narben der Gewalt. Traumatische Erfahrungen verstehen und überwinden* (5., aktualisierte Auflage). Paderborn: Jungfermann.

Hofmann, E. (2020). *Progressive Muskelentspannung* (4., aktualisierte Aufl.). Göttingen: Hogrefe. https://doi.org/10.1026/03024-000

Horowitz, L.M., Strauß, B., Thomas, A. & Kordy, H. (2016). *Inventar zur Erfassung interpersonaler Probleme – Deutsche Version (IIP-D)* (3., überarbeitete Aufl.). Göttingen: Hogrefe.

Jackson, C., Weiss, B.J. & Cloitre, M. (2018). STAIR group treatment for veterans with PTSD: Efficacy and impact of gender on outcome. *Military Medicine, 184,* e143–e147. https://doi.org/10.1093/milmed/usy164

Jacobson, E. (1934). *You must relax.* New York: Mc Graw-Hill Publishing Company.

Kabat-Zinn, J. (1990). *Full catastrophe living: The program of the stress reduction clinic at the University of Massachusetts Medical Center*. New York: Delta.

Karatzias, T., Mc Glanaghy, E. & Cloitre, M. (2023). Enhanced Skills Training in Affective and Interpersonal Regulation (ESTAIR): A New Modular Treatment for ICD-11 Complex Posttraumatic Stress Disorder (CPTSD). *Brain Sciences, 13*(9), 1300. https://doi.org/10.3390/brainsci1309 1300

Krüger-Gottschalk, A., Knaevelsrud, C., Rau, H., Dyer, A., Schäfer, I., Schellong, J., Ehring, T. (2017). The German version of the Posttraumatic Stress Disorder Checklist for DSM-5 (PCL-5): psychometric properties and diagnostic utility. *BMC Psychiatry, 17*(1), 379. https://doi.org/10.1186/s12888-017-1541-6

Levitt, J. T. & Cloitre, M. (2005). A clinician's guide to STAIR/MPE: Treatment for PTSD related to childhood abuse. *Cognitive and Behavioral Practice, 12*(1), 40–52. https://doi.org/10.1016/S1077-7229(05)80038-0

Linehan, M. M. (2015). *DBT® skills training manual* (2nd ed.). New York: Guilford Press.

Lorbeer, N., Knaevelsrud, C. & Niemeyer, H. (2022). STAIR und STAIR/NT zur Behandlung der Posttraumatischen Belastungssymptomatik: Ein systematischer Übersichtsartikel. *Verhaltenstherapie, 32*(3), 104–116. https://doi.org/10.1159/000525756

MacIntosh, H. B., Cloitre, M., Kortis, K., Peck, A., & Weiss, B. J. (2018). Implementation and evaluation of the Skills Training in Affective and Interpersonal Regulation (STAIR) in a community setting in the context of childhood sexual abuse. *Research on Social Work Practice, 28*(5), 595–602. https://doi.org/10.1177/1049731516656803

Maercker, A., Brewin, C. R., Bryant, R. A., Cloitre, M., van Ommeren, M., Jones, L. M. et al. (2013). Diagnosis and classification of disorders specifically associated with stress: Proposals for ICD-11. *World Psychiatry, 12*(3), 198–206. https://doi.org/10.1002/wps.20057

Michalak, J., Heidenreich,T. & Williams, J. M. G. (2022). *Achtsamkeit* (2., überarbeitete Aufl.). Göttingen: Hogrefe. https://doi.org/10.1026/03040-000

Niemiec, R. M. (2019). *Charakterstärken: Trainings und Interventionen für die Praxis* (B. Müller-Lankow, Übers.). Bern: Hogrefe. https://doi.org/10.1024/85870-000

Reddemann, L. (2012). *Imagination als heilsame Kraft – Zur Behandlung von Traumafolgen mit ressourcenorientierten Verfahren* (16. Aufl.). Stuttgart: Klett-Cotta.

Rogers, C. R. (1951). *Client-centered therapy; its current practice, implications, and theory*. Boston, MA: Houghton Mifflin.

Rost, C. & Overkamp, B. (2018). *Selbsthilfe bei posttraumatischen Symptomen – Übungen für Körper, Geist und Seele*. Paderborn: Junfermann.

Schäfer, I., Gast, U., Hofmann, A., Knaevelsrud, C., Lampe, A., Liebermann, P. et al. (2019). *S3-Leitlinie Posttraumatische Belastungsstörung*. Berlin: Springer. https://doi.org/10.1007/978-3-662-59783-5

Schweppe, R. & Long, A. (2016). *Füttere den weißen Wolf: Weisheitsgeschichten, die glücklich machen* (7. Aufl.). München: Kösel.

Trappler, B. & Newville, H. (2007). Trauma healing via cognitive behavior therapy in chronically hospitalized patients. *Psychiatric Quarterly, 78*(4), 317–325. https://doi.org/10.1007/s11126-007-9049-8

Weathers, F. W., Litz, B. T., Keane, T. M., Palmieri, P. A., Marx, B. P. & Schnurr, P. P. (2013). *PLC-5: National Center for PTSD*. Dt. Übersetzung: Ehring, T., Knaevelsrud, C., Krüger, A. & Schäfer, I. (2014)

Wingenfeld, K., Spitzer, C., Mensebach, C., Grabe, H. J., Hill, A., Gast, U. et al. (2010). Die deutsche Version des Childhood Trauma Questionnaire (CTQ): Erste Befunde zu den psychometrischen Kennwerten. *Psychotherapie, Psychosomatik, Medizinische Psychologie, 60*(11), 442–450. https://doi.org/10.1055/s-0030-1247564

World Health Organization. (2023). *ICD-11 for mortality and morbidity statistics (ICD-11 MMS)*. Geneva: World Health Organization. Retrieved from https://icd.who.int/browse11/l-m/en

Anhang

Arbeitsblatt 1.1

ESTAIR Gruppenvereinbarungen

- Lassen Sie sich darauf ein, präsent in der Gruppe zu sein: Seien Sie pünktlich, stellen Sie das Telefon auf lautlos oder machen Sie es besser noch aus.
- Sie sind eingeladen darüber zu reden, wie die Traumatisierung Sie beeinflusst hat (Gefühle, Gedanken, Verhalten, Symptome), bitte sprechen Sie aber nicht über Details der Traumatisierung selbst.
- Verhalten Sie sich respektvoll: Sprechen Sie nicht über die anderen Teilnehmerinnen und Teilnehmer und entwerten Sie nicht deren Erfahrungen.
- Versuchen Sie, offen für neue Fertigkeiten und Erfahrungen zu sein.
- Lassen Sie es uns wissen, wenn Sie Zweifel haben oder wenn Sie eine Auszeit brauchen.
- Weitere Gruppenvereinbarungen:

Arbeitsblatt 1.2 (Seite 1/2)

Einfluss von Traumatisierung auf Gefühle, Selbstbild und Beziehungen

Traumatisierungen wirken sich auf Gefühle, das Selbstbild und Beziehungen aus. Welche genauen Auswirkungen Traumatisierungen haben, ist von Mensch zu Mensch unterschiedlich.

Einfluss von Traumatisierungen auf Gefühle

Was trifft auf Sie zu?

- ☐ Schwierigkeiten, Gefühle zu verstehen und zu benennen
- ☐ Schwierigkeiten, die eigenen Gefühle richtig zu identifizieren
- ☐ Sich von (positiven und/oder negativen) Gefühlen überwältigt fühlen
- ☐ Angst vor Gefühlen bzw. davor, Gefühle zu fühlen oder Gefühle als etwas Bedrohliches sehen
- ☐ Sich „gut“ oder „schlecht“ fühlen, ohne das konkrete Gefühl benennen zu können
- ☐ Gefühle vermeiden oder ihnen entfliehen wollen
- ☐ Den Eindruck haben, von seinen Gefühlen kontrolliert oder beherrscht zu werden
- ☐ Nichts fühlen (Leere)
- ☐ Sich taub fühlen
- ☐ ______________________________
- ☐ ______________________________

Einfluss von Traumatisierungen auf das Selbstbild

Was trifft auf Sie zu?

- ☐ Sich weniger wert als andere fühlen
- ☐ Dem eigenen Urteil nicht vertrauen können
- ☐ Sich als einen schlechten Menschen sehen
- ☐ Stets sehr kritisch mit sich sein
- ☐ Sich anders als andere erleben („Alien-Gefühl“)
- ☐ Davon überzeugt sein, häufig keinen Einfluss und/oder keine Wahlmöglichkeiten zu haben
- ☐ Sich für sich und die eigene Geschichte schämen
- ☐ Schwierigkeiten, sich selbst etwas Gutes zu tun
- ☐ Sich selbst oftmals als schwach erleben
- ☐ Gar kein Bild von sich haben oder nicht wissen, wer man eigentlich ist
- ☐ ______________________________
- ☐ ______________________________

Arbeitsblatt 1.2 (Seite 2/2)

Einfluss von Traumatisierung auf Gefühle, Selbstbild und Beziehungen

Einfluss von Traumatisierung auf Beziehungen

Was trifft auf Sie zu?

- ☐ Sich distanziert oder abgeschnitten von anderen fühlen
- ☐ Leicht durch andere verunsichert sein
- ☐ Gefühl, andere würden einen nicht respektieren, wenn sie von den Erlebnissen und/oder Erfahrungen wüssten
- ☐ Nur sehr wenigen Leuten vertrauen können
- ☐ Glauben, dass die meisten Personen einen enttäuschen werden
- ☐ Im Umgang mit anderen nicht selbstbewusst oder durchsetzungsfähig genug sein
- ☐ Zu aggressiv mit anderen umgehen
- ☐ Niemandem zu nah kommen wollen
- ☐ Beziehungen vermeiden
- ☐ ____________________
- ☐ ____________________

Bisheriger Umgang mit den Auswirkungen

Wie haben Sie diese Schwierigkeiten bisher bewältigt?

____

____

Wie gesund waren diese bisherigen Strategien?

____

____

Haben diese bisherigen Strategien langfristig funktioniert?

____

____

Arbeitsblatt 1.3

Das Modell der drei Emotionsebenen

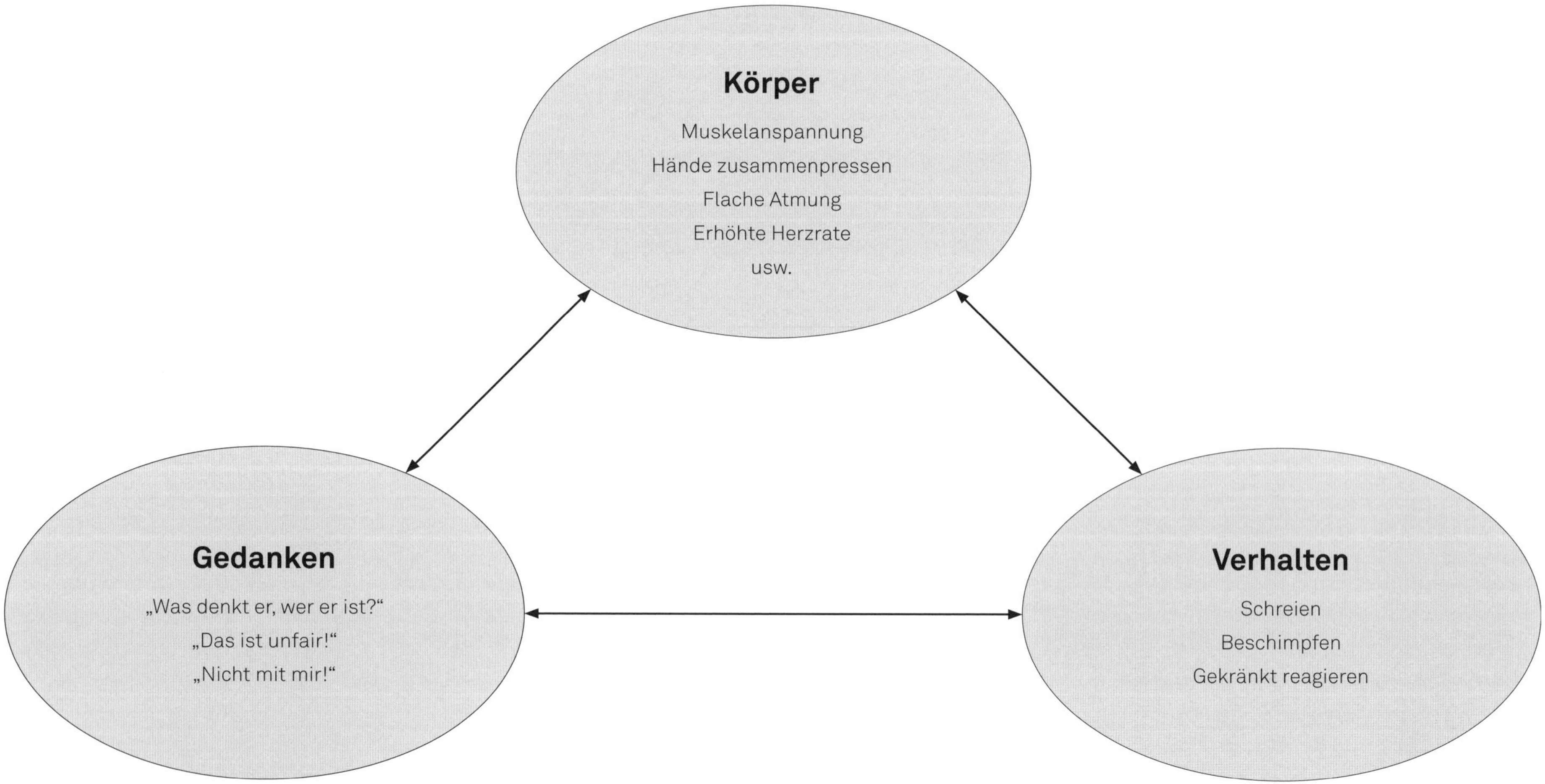

Arbeitsblatt 1.4

Bewusstes Atmen

- Das bewusste Atmen ist eine von vielen Techniken, um mit belastenden Gefühlen umzugehen. Dabei wird die körperliche Anspannung durch bewusstes Atmen gesenkt.
- Bei Aufregung neigen Menschen dazu, in die Brust und/oder schneller zu atmen. Dies kann Angstsymptome wie Schwindelgefühle, Atemnot und Verwirrtheit verstärken.
- Das Ziel dieser Übung ist eine Verlangsamung des Atmens. Dadurch kann Angst reduziert werden.
- Die Übung kann auch genutzt werden, um Ärger und Irritation zu bewältigen oder als meditatives Instrument, um sich ruhig und geerdet zu fühlen.

In die Übung starten

- Machen Sie es sich bequem (sitzend oder liegend).
- Schließen Sie Ihre Augen oder fixieren Sie einen Punkt im Raum, bei dem sich Ihre Augen entspannen können (z. B. Punkt an der Wand).
- Platzieren Sie eine Hand auf Ihrem Brustkorb, die andere auf Ihrem Bauch.
- Atmen Sie langsam und tief ein. Achten Sie darauf, welche Hand sich bewegt.
- Bei der Zwerchfellatmung bewegt sich (hauptsächlich) die Hand auf dem Bauch auf und ab. Es kann hilfreich sein, sich den Bauch als Ballon vorzustellen, der sich mit Luft füllt und größer wird, während Sie einatmen und schrumpft und die Luft ablässt, wenn Sie ausatmen.
- Verlangsamen Sie jetzt Ihre Atmung: Atmen Sie so tief ein, dass Ihr gesamter Brustkorb ausgefüllt ist, und lassen Sie die Luft dann langsam entweichen. Manchmal ist es leichter, dabei durch die Nase auszuatmen, weil dadurch die Ausatmung besser kontrolliert werden kann.
- Halten Sie nach jeder Einatmung kurz inne, bevor Sie erneut ausatmen.
- Die Imaginationskraft kann helfen, um einen langsamen und regelmäßigen Atem beizubehalten. Für einige Menschen ist die Vorstellung von einer Welle hilfreich. Auch das Bild, eine Rutsche hochzuklettern (Einatmen), sie dann herunterzurutschen (Ausatmen) und unten kurz abzuwarten, bevor man wieder hinaufklettert, kann hilfreich sein.

Meditative Komponente

- Um Ihre Gedanken zu verlangsamen und Ihre Aufmerksamkeit auf den Atem zu fokussieren, zählen Sie Ihre Atemzüge. Zählen Sie Ihre Atemzüge bis zehn und beginnen Sie dann wieder mit eins.
- Es kann auch hilfreich sein, beim Einatmen mit einem „Mantra" zu arbeiten. Denken Sie bei jedem Atemzug so etwas wie „Entspanne dich", „Ganz ruhig" oder „Lass los".
- Es ist natürlich, dass Ihnen andere Gedanken in den Kopf kommen. Versuchen Sie, darüber nicht ärgerlich oder frustriert zu werden, sondern konzentrieren Sie sich wieder auf das Zählen der Atemzüge oder auf Ihr Mantra.

Selbstständig Üben

- Das regelmäßige Üben ist essenziell, damit Sie auch in stressigen Zeiten mit dem fokussierten Atmen Ihre Belastung reduzieren können.
- Üben Sie an einem angenehmen Ort, an dem Sie nicht gestört werden.
- Nehmen Sie sich zunächst einige Sekunden Zeit, um sich zu entspannen und üben Sie dann für mindestens fünf Minuten. Das sollten Sie zweimal am Tag machen.
- Zu Beginn ist es hilfreich, in Momenten zu üben, in denen Sie nicht sowieso schon angespannt sind. Durch das Üben in einer entspannten Situation können Sie diese Gewohnheit besser abrufen, wenn Sie gestresst sind.

Arbeitsblatt 1.5

Wie Beziehungserfahrungen unser emotionales Erleben prägen

Welche Botschaften über Gefühle haben Sie in Ihrem Leben erhalten?

	Als ich aufgewachsen bin (z. B. durch Familie, Freund:innen, Lehrkräfte)	In Partnerschaften	In der Gesellschaft
Welche Gefühle wurden von mir erwartet?			
Welche Gefühle waren „verboten“?			
Wie sollte ich meine Gefühle zeigen oder ausdrücken?			
Wie sollte ich mit den Gefühlen anderer umgehen oder auf sie reagieren?			

Arbeitsblatt 1.6

Übungen zwischen den Sitzungen

- Wiederholen Sie die Übung „Bewusstes Atmen“ (Arbeitsblatt 1.4) zweimal täglich.
- Bearbeiten Sie das Arbeitsblatt „Wie Beziehungserfahrungen unser emotionales Erleben prägen“ (Arbeitsblatt 1.5).

Platz für Erfahrungen bei den Übungen, Schwierigkeiten oder weitere Anmerkungen:

Arbeitsblatt 2.1

Die Sichtweise auf Gefühle nach dem ESTAIR-Ansatz

Gefühle haben einen konkreten Zweck. Sie teilen uns Informationen mit, um ...

- ☐ ... uns zu Entscheidungen und Handlungen zu leiten.
- ☐ ... uns zu zeigen, wer wir sind (z. B. welche Vorlieben und Abneigungen wir haben).
- ☐ ... mit anderen zu kommunizieren.

Traumatische Erfahrungen überfordern unser „emotionales System“, indem sie zwei verschiedene Reaktionen verursachen können:

- ☐ „Emotionales Chaos“ (intensive Gefühle) und/oder
- ☐ Taubheit (gar keine Gefühle/Gefühlslosigkeit)

Dadurch wird unsere Fähigkeit, zu denken und zu handeln, eingeschränkt. Außerdem wird die Sicht auf uns selbst, auf andere und auf unsere Beziehungen verzerrt.

Um mit Gefühlen umzugehen, gibt es einige hilfreiche Werkzeuge:

- ☐ Nehmen Sie Ihre Gefühle wahr und benennen Sie diese.
- ☐ Analysieren Sie den Einfluss, den Ihre Gefühle auf Ihr Verhalten haben und welche „alten“ Überzeugungen eigentlich dahinterstehen.
- ☐ Starten Sie damit, sich von neuen, hilfreichen Überzeugungen leiten zu lassen. Versuchen Sie, entsprechend Ihrer „neuen“ Überzeugungen und Werte mit sich und anderen umzugehen.

Arbeitsblatt 2.2

Gefühle als „Boten von Nachrichten"

Gefühle informieren uns darüber, was in unserer Umwelt passiert. Sie vermitteln uns Nachrichten, die uns dabei helfen Entscheidungen zu treffen und uns zielgerichtet zu verhalten.

Gefühl	Zweck (Nachricht)
Furcht/Angst	
Wut/Ärger	
Traurigkeit	
Schuld	
Scham	
Ekel	
Freude	
Stolz	
Liebe	

Arbeitsblatt 2.3

Gefühlstagebuch

Nehmen Sie Ihre Gefühle wahr und entwickeln Sie neue Bewältigungsstrategien.

Auslösende Situation	Gefühl	Intensität (0 bis 100)	Körperempfinden	Gedanken	Verhalten	Strategie	Wirksam (Gefühl/Intensität)

Arbeitsblatt 2.4

Einstufungsskala für die Intensität von Gefühlen

Um einen hilfreichen Umgang mit Gefühlen zu bekommen, ist es wichtig, einzuschätzen, wie intensiv die Gefühle gerade sind. Die Skala hilft dabei, für sich selbst und im Umgang mit anderen zu erkennen, wie intensiv ein Gefühl durch die Belastung gerade ist.

0 absolut entspannt, friedlich oder gelassen *(Beispiel: Waldspaziergang; gutes Buch lesen)*

Persönliches Beispiel: ______________________________

10 entspannt oder nicht gestresst, bzw. kein als unangenehm, sondern „normal" empfundener Stress

Persönliches Beispiel: ______________________________

20 ein wenig gestresst, aber nicht merklich; gut ablenkbar
(Beispiel: Schuhe sitzen unangenehm oder drücken)

Persönliches Beispiel: ______________________________

30 leicht gestresst oder genervt; leichte unangenehme Gedanken, keine körperlichen Reaktionen

Persönliches Beispiel: ______________________________

40 leicht gestresst; leichte unangenehme Gedanken (z. B. Sorgen; Angst); leichte körperliche Anspannung

Persönliches Beispiel: ______________________________

50 mittelmäßig gestresst; merkliche körperliche Reaktionen; noch tolerierbare Belastung

Persönliches Beispiel: ______________________________

60 mittelmäßig gestresst; stärkere unangenehme Gedanken; erhebliche körperliche Anspannung (vergleichbar mit Kopf- oder Bauchschmerzen); starke unangenehme Empfindungen; häufig als „schlechte Laune" beschrieben

Persönliches Beispiel: ______________________________

70 mittelmäßig bis stark gestresst; intensive körperliche Reaktionen; Denken und/oder Konzentrieren fällt schwer

Persönliches Beispiel: ______________________________

80 stark gestresst; intensive, kaum aushaltbare körperliche Reaktionen; starke Beeinträchtigung von Denken und/oder Problemlösen

Persönliches Beispiel: ______________________________

90 extrem gestresst; unaushaltbare körperliche Reaktionen; von Gefühlen überflutet; stark beeinflusstes Denken, eigenes Verhalten scheint nicht mehr kontrollierbar

Persönliches Beispiel: ______________________________

100 extrem gestresst, panisch oder (todes-)ängstlich; extreme körperliche Anspannung; nicht mehr handlungsfähig („freezing")

Persönliches Beispiel: ______________________________

Arbeitsblatt 2.5

Gefühlsliste (in Anlehnung an Cloitre, Cohen & Koenen, 2014)

Wörter zur Beschreibung von Gefühlen.

abgelehnt
ängstlich
ärgerlich
albern
angeekelt
angenehm
angreifbar
aufgeregt
aufgewühlt
ausweglos
bedroht
bedürftig
befangen
befriedigt
begeistert
belastet
beschämt
besorgt
beunruhigt
blamiert
dankbar
deprimiert
desillusioniert
düster
durcheinander
eifersüchtig
einsam
elend
empfindlich
enthemmt
entspannt
entmutigt
entschieden
enttäuscht
erfreut
erfüllt
erleichtert
erschrocken
erstrebenswert
erwünscht
falsch
feindselig
friedlich
fröhlich
frustriert
gefangen
gelangweilt
geliebt
genervt
gestresst
glücklich
grollend
großartig
herabgesetzt
hilflos
hoffnungslos
irritiert
isoliert
kontrolliert
kraftvoll
leidenschaftlich
leistungsfähig
liebend
liebevoll
loyal
manipulativ
melancholisch
misstrauisch
nervös
neugierig
niedergeschlagen
nutzlos
panisch
pessimistisch
provoziert
rasend
resigniert
ruhelos
ruhig
schmerzlich
schüchtern
schuldig
sehnsüchtig
selbstlos
selbstsicher
sexy
sicher
stark
stolz
stur
taub
teilnahmslos
traurig
überfordert
ungeduldig
ungeliebt
ungewollt
unsicher
unterstützt
unverstanden
unwichtig
verachtend
verängstigt
vergnüglich
verletzlich
verspannt
verstanden
verwirrt
verzweifelt
weinerlich
wütend
wunderbar
zerstört
zickig
zufrieden
zurückgezogen
zuversichtlich

Arbeitsblatt 2.6

Gefühlsrad (aus Cloitre, Cohen & Koenen, 2014)[1]

Übersicht über ursprüngliche Gefühle sowie über Gefühle, die sich daraus entwickeln können.

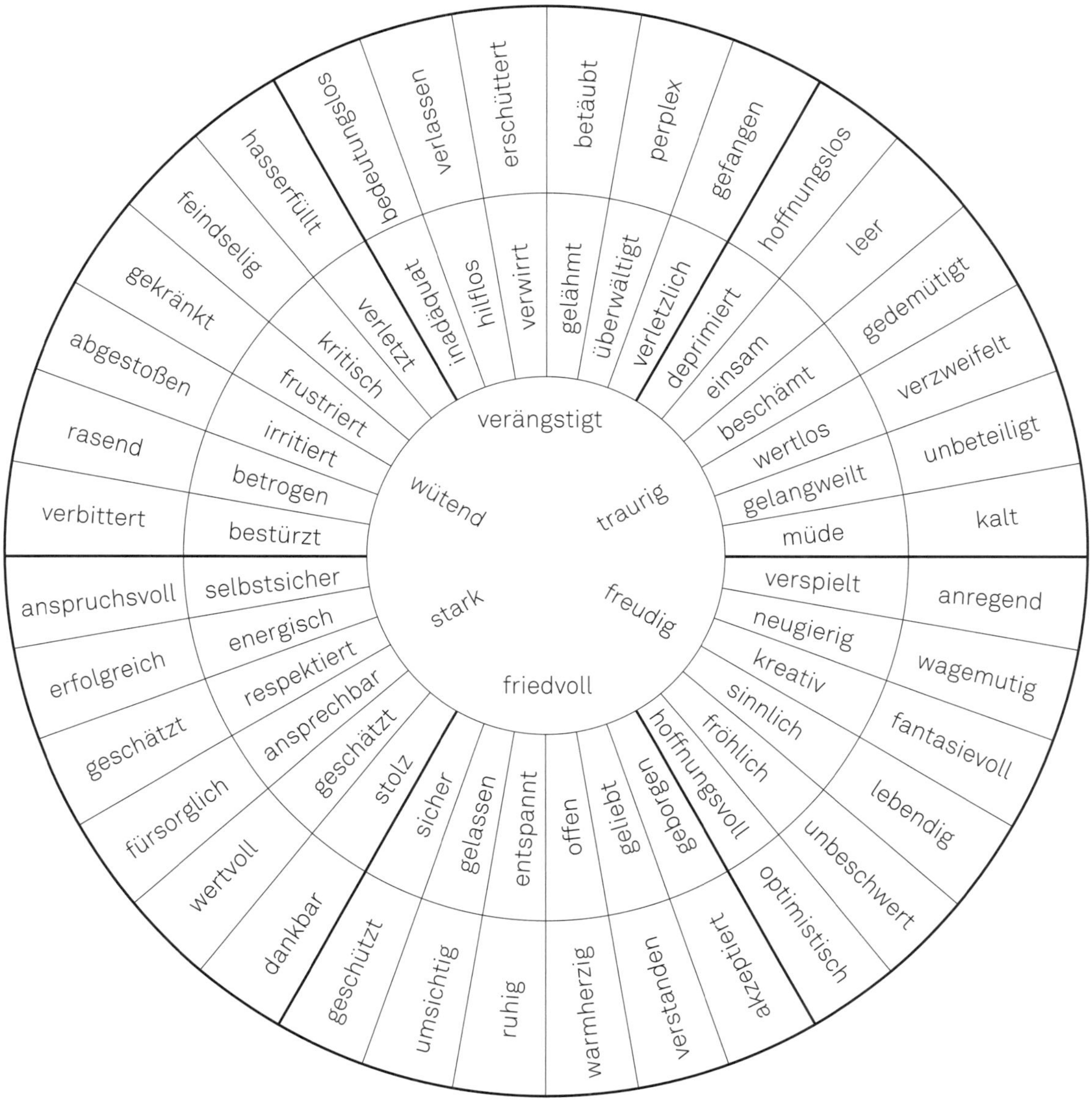

1 Cloitre, M., Cohen, L.-R., Karestan C. Koenen, K.C. (2014). *Sexueller Missbrauch und Misshandlung in der Kindheit*. Ein Therapieprogramm zur Behandlung komplexer Traumafolgen (Therapeutische Praxis, Bd. 75, S. 152). Göttingen: Hogrefe.

Arbeitsblatt 2.7

Emotionssurfen

Emotionssurfen hilft, sich der eigenen Gefühle bewusster zu werden und sie erst einmal anzunehmen, ohne gleich darauf zu reagieren. Das ist vergleichbar mit einer Surferin oder einem Surfer. Surfer:innen spüren das Rauschen der Wellen unter dem Surfbrett, versuchen aber nicht, diese zu besiegen, sondern lassen sich von ihnen bis ans Ufer tragen. Auch wir lassen uns nicht von unseren Gefühlen überwältigen, sondern treten mit ihnen in Verbindung, spüren sie und warten, bis sie mit der Zeit von allein abklingen.

Dazu beobachten wir unsere Wahrnehmung auf unterschiedlichen Ebenen:
- Gefühl wahrnehmen: *Welches Gefühl habe ich?*
- Körperreaktion wahrnehmen: *Wie fühlt sich mein Körper an? Wo merke ich das Gefühl?*
- Gedanken wahrnehmen: *Was denke ich gerade? Woran habe ich gedacht?*
- Verhalten wahrnehmen: *Was tue ich gerade?*
- Intensität wahrnehmen: *Wie stufe ich mein Gefühl ein?*

Ziel des Emotionssurfens

Ich nehme wahr, ...

☐ ... dass mein Gefühl eine „Spitze“ und einen „Wendepunkt“ hat.

☐ ... dass mein Gefühl im Verlauf (langsam) „abnimmt“.

☐ ... dass ich mein Gefühl im Griff habe und damit umgehen kann.

Arbeitsblatt 2.8

„Werkzeuge“ im Umgang mit Gefühlen

Für den Umgang mit Gefühlen gibt es verschiedene „Werkzeuge“, die dabei auf unterschiedliche Art unterstützen können.

Gefühle erkennen und benennen:

- Gefühlsliste
- Gefühlsrad

Die Intensität von Gefühlen einschätzen:

- Einstufungsskala für die Intensität von Gefühlen

Den eigenen Einfluss auf Gefühle erleben:

- Gefühlstagebuch

Gefühle als das annehmen, was sie sind (nämlich nur Gefühle!):

- Emotionssurfen

Bedürfnisse erkennen, die hinter Gefühlen stehen (können):

- Gefühle als „Boten von Nachrichten“

Arbeitsblatt 2.9

Übungen zwischen den Sitzungen

Was Sie weiterhin üben:

- Wiederholen Sie die Übung „Bewusstes Atmen“ (Arbeitsblatt 1.4) mindestens zweimal täglich.

Welche neuen Übungen dazukommen:

- Vervollständigen Sie das Arbeitsblatt „Gefühle als ‚Boten von Nachrichten‘“ (Arbeitsblatt 2.2).
- Nutzen Sie das Gefühlstagebuch (Arbeitsblatt 2.3) täglich.
- Üben Sie das Emotionssurfen (Arbeitsblatt 2.7) täglich.

Platz für Erfahrungen bei den Übungen, Schwierigkeiten oder weitere Anmerkungen:

___

___

___

___

Arbeitsblatt 3.1

Was können wir von Limonade über Emotionen lernen?

- Stellen Sie sich eine Flasche Limonade vor, die Sie schütteln.
- Wenn Sie den Deckel abdrehen, sprudelt es aus der Flasche – aber nur kurzzeitig, bis die Limonade still wird.
- Wenn Sie den Deckel nach dem Öffnen schnell wieder auf die Flasche drehen, behält die Limonade ihre Kohlensäure.
- Nur mit verschlossenem Deckel „unter Druck“ bleibt die Kohlensäure in der Flasche.

Was hat das mit unseren Emotionen gemeinsam?

- Wenn wir aufhören, unsere Emotionen zu unterdrücken oder zu vermeiden, werden diese kurzzeitig intensiv erlebt, schwächen dann aber ab.
- Vermeiden wir unsere Emotionen, verhindern wir, diese zu verarbeiten, was die hohe Intensität der Emotionen aufrechterhält.
- Wenn wir unsere Emotionen erleben, können wir diese regulieren und somit ihre Intensität abschwächen.

Arbeitsblatt 3.2

Angemessene Emotionsregulation

Was bedeutet „Angemessene Emotionsregulation"?

- Wahrnehmung von Emotionen: Auftretende Emotionen identifizieren
- Akzeptanz aller Emotionen
- Reaktion auf belastende und/oder starke Emotionen: Auf eine Art reagieren, die mit der eigenen Wertvorstellung übereinstimmt (z. B. sich durchsetzen etc.)
- Anwendung verschiedener angemessener Strategien zur Regulierung belastender und/oder starker Emotionen

Was „Angemessene Emotionsregulation" *nicht* bedeutet:

- Überzeugung, dass es keinen Einfluss auf Emotionen bzw. das emotionale Erleben gibt
- Vermeidung belastender und/oder starker Emotionen
- Anwendung unangemessener Strategien zur Vermeidung oder Veränderung von Emotionen (z. B. Isolation, Suchtverhalten, Aggressionen etc.)
- Fehlerhaftes (defizitäres) Erkennen, ob eigenes Erleben oder das anderer Personen schädlich sind
- Unvermögen, sich vor Leid zu schützen
- Verantwortlichmachen anderer für das eigene emotionale Erleben und den eigenen Umgang mit Emotionen

Ziele von ESTAIR:

- Wahrnehmung der eigenen positiven und negativen Gefühle
- Anwendung von Strategien auf der Körper-, Gedanken- und Verhaltensebene zur Regulation belastender Gefühle

Arbeitsblatt 3.3

Verbesserung der emotionalen Gesundheit

Unsere emotionale Gesundheit ähnelt der körperlichen Gesundheit: Auch sie braucht Pflege. Wenn wir uns nicht um unsere emotionale Gesundheit kümmern, sind wir weniger belastbar. Außerdem beeinflusst sie, wodurch wir getriggert werden, welche Reaktionen wir zeigen (Gedanken/Gefühle) und wie wir uns verhalten.

Welche dieser Empfindungen können Ihre Stimmung bzw. emotionale Gesundheit beeinflussen?

☐ Schlafmangel

☐ Hunger

☐ Chronischer Stress (z. B. finanzielle, berufliche oder private Sorgen)

☐ Körperliches Unbehagen (z. B. Schwitzen oder Frieren)

☐ Schmerzen

☐ ____

→ Es gibt einen Zusammenhang zwischen unserer emotionalen und körperlichen Gesundheit!

Wie können Sie Ihren emotionalen Tank wieder auffüllen?

____

____

Arbeitsblatt 3.4

Die Körperebene

Welche dieser häufig angewendeten ungesunden Bewältigungsstrategien auf der Körperebene kennen Sie von sich?

- ☐ Schlechtes Schlafverhalten
- ☐ Ungesunde Ernährung bzw. ungesundes Essverhalten
- ☐ Gebrauch von schädlichen Substanzen
- ☐ Unzureichende körperliche Betätigung
- ☐ Übertriebene/zu extreme körperliche Betätigung
- ☐ Mangelnde Körperhygiene
- ☐ Fehlende bzw. falsche Körperwahrnehmung (z.B. fehlendes Schonverhalten bei Krankheiten)
- ☐ Selbstverletzendes Verhalten zur Regulation belastender Gefühle oder emotionaler Leere
- ☐ ______________________________
- ☐ ______________________________
- ☐ ______________________________
- ☐ ______________________________

Arbeitsblatt 3.5

Gesunde Strategien auf der Körperebene zur Emotionsregulation

Grundlagen der Selbstfürsorge:

- Befriedigung der Grundbedürfnisse
- Bewusstsein dafür, dass Stress und mangelnde Körperwahrnehmung (Hunger, Durst, Ruhe, Krankheit, Unbehagen/Schmerzen, Hygiene und Bewegung) Stimmung beeinflussen können
- Tägliches Auftanken: Dem Körper etwas Gutes tun (z. B. gesunde Ernährung, ausreichend Schlaf, regelmäßige Bewegung und andere gesunde Verhaltensweisen)
- Bewegung (z. B. Spazierengehen, Joggen oder Gymnastik)
- Verbesserung der Umgebungsbedingungen (Reduktion von Störfaktoren, z. B. Temperatur, Kleidung, Farben, Lärm), denn kleine Veränderungen der Umgebung können positive Emotionen hervorrufen
- Beruhigung über unsere Sinne
- Erstellen eines Selbstfürsorgeplans
- Weitere körperliche Strategien zur Selbstfürsorge:

____

____

____

Übung: Planen Sie ab heute *eine* Aktivität ein bzw. gehen Sie *einer* Verpflichtung nach, um Ihr physisches Wohlbefinden zu verbessern:

☐ Bewegung, nämlich: ____________________

☐ Schlaf, nämlich: ____________________

☐ Essverhalten, nämlich: ____________________

☐ Umgebungsbedingungen, nämlich: ____________________

Arbeitsblatt 3.6

Beruhigung über unsere Sinne

Neben der täglichen Selbstfürsorge gibt es Strategien zur Stressregulation, die gelernt werden können. Dazu haben Sie bereits das achtsame (bewusste) Atmen kennengelernt, das Sie auch weiterhin anwenden sollen. Eignen Sie sich mindestens eine weitere Strategie (z. B. Beruhigung über unsere Sinne, Progressive Muskelentspannung) an und nutzen sie diese regelmäßig.

Durchführung der Übung „Beruhigung über unsere Sinne"

Nehmen Sie Ihre Umgebung durch Aktivierung Ihrer 5 Sinne besser wahr:
- Was können Sie **sehen**, das beruhigend wirkt?
- Was können Sie **hören**, das beruhigend wirkt?
- Was können Sie **riechen**, das beruhigend wirkt?
- Was können Sie **schmecken**, das beruhigend wirkt?
- Was können Sie **tasten**, das beruhigend wirkt?

Versuchen Sie mehrere Sinne gleichzeitig zu aktivieren, um sich schneller zu entspannen! Sie sollten mindestens zwei Sinne wahrnehmen und aktivieren.

Eine Beschreibung der Strategie der *Progressiven Muskelentspannung* finden Sie auf dem Arbeitsblatt 3.7.

Arbeitsblatt 3.7

Progressive Muskelentspannung (nach Jacobson)

Progressive Muskelentspannung (PME) ist eine weitere Strategie zur Emotionsregulation, die v.a. hilfreich ist, um Dissoziationen zu verhindern. Die Anwendung wird auch bei chronischen Schmerzen empfohlen. Wenn Sie PME einüben möchten, ist die Aktivierung eines Sinnes ausreichend.

Grundlagen

Beschreibung. Die PME ist ein Entspannungsverfahren, das verschiedene Muskelgruppen des Körpers anspricht. In einer bestimmten Reihenfolge werden einzelne Muskelgruppen zunächst für kurze Zeit angespannt, um anschließend wieder entspannt zu werden. Aufgrund der vorherigen Anspannung und dem direkten Vergleich lässt sich das Gefühl der Entspannung in der Regel deutlicher spüren, als dies ohne Muskelanspannung der Fall wäre.

Wiederholung der PME. Üben Sie die An- und Entspannung der Muskelpartien einmal täglich.

Vorbereitung der PME

Einführung. Nehmen Sie Position ein, die für Sie angenehm und entspannt ist (dies kann beispielsweise eine liegende, aber auch eine sitzende Position sein). Vielleicht erscheint es hilfreich, Schmuckstücke oder Brillen abzulegen. Die Augen können je nach Wunsch geschlossen werden oder offen bleiben.

Hinweis. Wenn Sie Schwierigkeiten bei der Anspannung von Muskeln, gebrochene Knochen oder andere medizinische Kontraindikationen für körperliche Aktivitäten haben, klären Sie zunächst mit Ihrer Ärztin oder Ihrem Arzt ab, ob eine Durchführung der Übung möglich ist. Machen Sie nichts, was Ihnen Schmerzen bereitet. Falls Sie in bestimmten Körperbereichen Schmerzen haben, lassen Sie diese Körperbereiche bei der Übung aus.

Anleitung zur Durchführung der PME

Gehen Sie in Gedanken durch Ihren Körper und versuchen Sie aufzuspüren, welche Muskelgruppen angespannt und verkrampft und welche bereits locker und entspannt sind. Atmen Sie einige Male tief durch die Nase ein und langsam wieder aus. Beobachten Sie, wie die Luft kühl durch die Nase einströmt und – vom Körper erwärmt – wieder hinausfließt. Beobachten Sie auch, wie sich Ihre Bauchdecke beim Einatmen hebt und beim Ausatmen wieder langsam senkt. Halten Sie die Spannung der jeweiligen Muskelpartie für 10 Sekunden. Atmen Sie ruhig dabei weiter. Anschließend entspannen Sie für 10 bis 15 Sekunden. Nehmen Sie den Unterschied zwischen Anspannung und anschließender Entspannung wahr.

Beginnen Sie nun damit, die Muskelgruppen in der aufgeführten Reihenfolge anzuspannen und nach 10 Sekunden wieder zu entspannen:

- Hände
- Unter- und Oberarme
- Schultern
- Nacken
- Mund
- Zunge
- Augen
- Rücken
- Gesäß
- Oberschenkel
- Bauch
- Waden und Füße
- Zehen

Arbeitsblatt 3.8

Skills auf der Körperebene

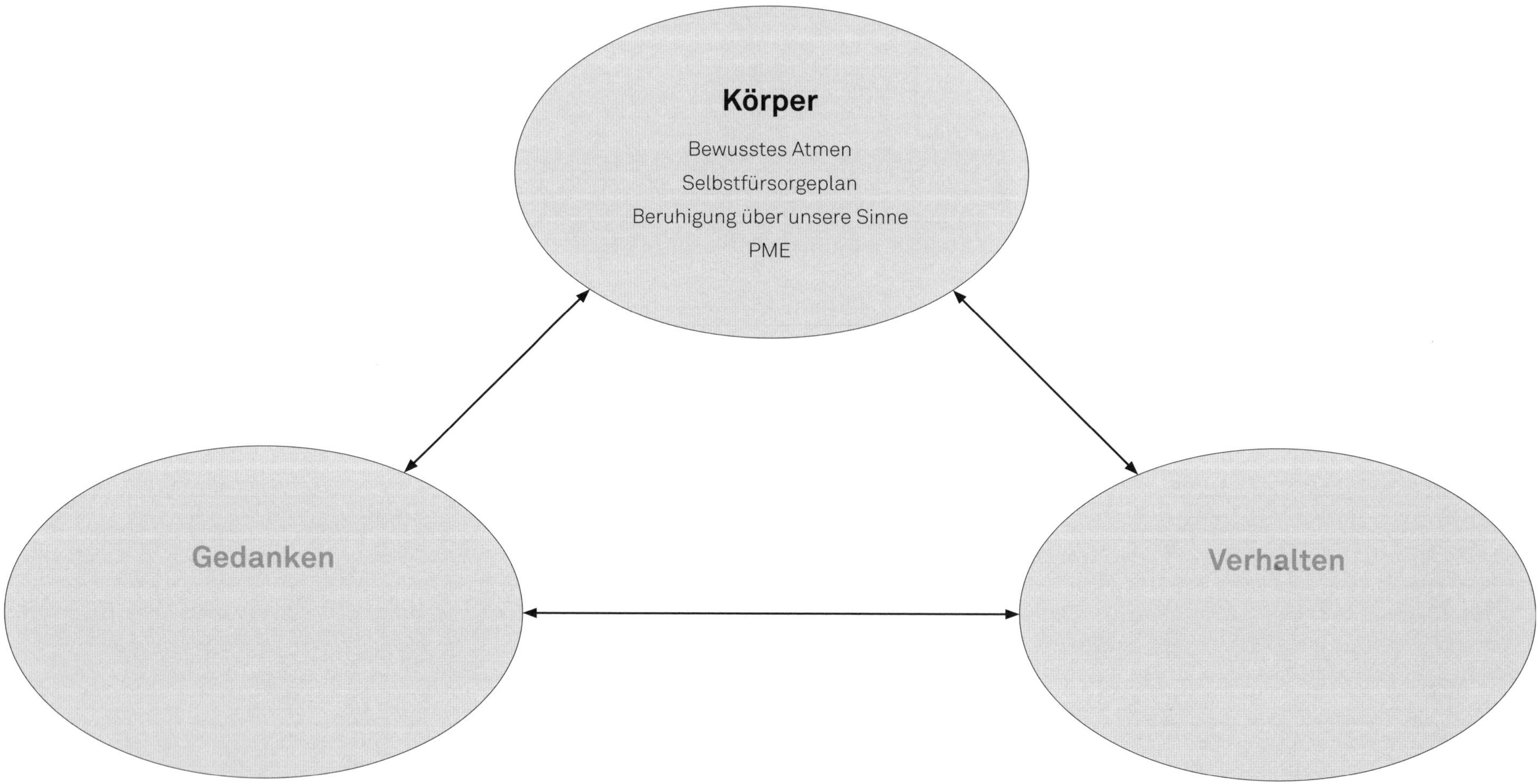

Arbeitsblatt 3.9

Aktivitätenprotokoll

Notieren Sie die Aktivität, die Sie in der Woche durchführen möchten und machen Sie ein Häkchen, wenn Sie die Aktivität durchgeführt haben.

Woche	Montag	Dienstag	Mittwoch	Donnerstag	Freitag	Samstag	Sonntag
Beispiel	Aktivität: *Bewegung* Durchgeführt: *ja*						
Woche 1	Aktivität: Durchgeführt:	Aktivität: Durchgeführt:	Aktivität: Durchgeführt:	Aktivität: Durchgeführt:	Aktivität: Durchgeführt:	Aktivität: Durchgeführt:	Aktivität: Durchgeführt:
Woche 2	Aktivität: Durchgeführt:	Aktivität: Durchgeführt:	Aktivität: Durchgeführt:	Aktivität: Durchgeführt:	Aktivität: Durchgeführt:	Aktivität: Durchgeführt:	Aktivität: Durchgeführt:
Woche 3	Aktivität: Durchgeführt:	Aktivität: Durchgeführt:	Aktivität: Durchgeführt:	Aktivität: Durchgeführt:	Aktivität: Durchgeführt:	Aktivität: Durchgeführt:	Aktivität: Durchgeführt:
Woche 4	Aktivität: Durchgeführt:	Aktivität: Durchgeführt:	Aktivität: Durchgeführt:	Aktivität: Durchgeführt:	Aktivität: Durchgeführt:	Aktivität: Durchgeführt:	Aktivität: Durchgeführt:

Arbeitsblatt 3.10

Übungen zwischen den Sitzungen

Was Sie weiterhin üben:

- Wiederholen Sie die Übungen „Bewusstes Atmen“ (Arbeitsblatt 1.4) und „Emotionssurfen“ (Arbeitsblatt 2.7) zweimal täglich.
- Nutzen Sie das Gefühlstagebuch (Arbeitsblatt 2.3) täglich. Notieren Sie sowohl positive als auch belastende Gefühle.

Welche neuen Übungen dazukommen:

- Führen Sie die von Ihnen gewählte Strategie auf Körperebene durch (vgl. Notizen im Selbstfürsorgeplan).
- Üben Sie täglich mindestens zwei Strategien zur Emotionsregulation auf der Körperebene: z. B. Bewusstes Atmen (Arbeitsblatt 1.4), Beruhigung über unsere Sinne (Arbeitsblatt 3.6), Progressive Muskelentspannung (Arbeitsblatt 3.7) und weitere Strategien aus dem Selbstfürsorgeplan
- Benutzen Sie das Aktivitätenprotokoll (Arbeitsblatt 3.9), um Ihre Aktivitäten zu planen und zu dokumentieren.

Platz für Erfahrungen bei den Übungen, Schwierigkeiten oder weitere Anmerkungen:

____

____

____

____

Arbeitsblatt 4.1

Die Gedankenebene

Welche dieser, nach einem Trauma typischen, ungesunden Gedankenmuster kennen Sie von sich?

- ☐ Überzeugung, nicht sicher zu sein
- ☐ Überzeugung, eigene Gefühle nicht kontrollieren zu können
- ☐ Übermäßiges Verantwortungsgefühl
- ☐ Überzeugung, allein und hilflos zu sein
- ☐ Überzeugung, anderen und/oder sich selbst nicht vertrauen zu können
- ☐ „Sollte-Denken“ (z. B. „Ich sollte eigentlich ...“)
- ☐ Auf Negatives „einstellen“ und Positives „abstellen“
- ☐ Schwarz-Weiß-Denken („Entweder-oder-Denken“ ohne Graustufen bei Bewertungen)
- ☐ Apokalyptisches Denken („Wo liegt der Sinn in allem?“)
- ☐ Gedanken und Erinnerungen vermeiden
- ☐ Pausenlos über Probleme und Sorgen nachdenken
- ☐ Dissoziieren
- ☐ ______________________________
- ☐ ______________________________
- ☐ ______________________________
- ☐ ______________________________

Arbeitsblatt 4.2

Gesunde Strategien auf der Gedankenebene zur Emotionsregulation

Auf der Gedankenebene gibt es verschiedene Techniken, um die eigenen Gedanken zu überprüfen. Sie unterstützen bei der Umstrukturierung und somit bei der Neubewertung der Gedanken.

Gedankentesten

Stellen Sie sich folgende Fragen und lassen Sie Ihre Gedanken ziehen:

- *Gibt es „Beweise"?* Listen Sie Punkte auf, die dafür oder dagegen sprechen, dass Ihre Gedanken „wahr" sind.
- *Wie aussagekräftig ist der „Beweis"?* Vergleichen Sie die aufgelisteten Beweise, um festzustellen, wie realistisch sie sind.
- *Ziehen lassen.* Lassen Sie nicht hilfreiche bzw. unangemessene, automatisierte Gedanken ziehen.
- *Was könnte noch hinter dem Gedanken stecken?* Überlegen Sie sich, warum Sie diese Gedanken haben könnten.

Gedankenwechsel

Wechseln Sie Ihre Gedanken, indem Sie:

- *Ihre Aufmerksamkeit vorübergehend auf etwas anderes lenken,* statt zu grübeln – und zwar so lange, bis Anspannung und Leidensdruck auf ein gemäßigtes, angemessenes Level gesunken sind, sodass es Ihnen wieder möglich ist, klar zu denken und angemessene Entscheidungen zu treffen.
- *Einer anderen „gesunden" bzw. „angenehmen" Aktivität nachgehen,* z.B. Putzen, Organisieren, eine Freundin oder einen Freund anrufen, einen Ausflug planen, in Siebenerschritten rückwärts zählen etc.
- *Einen anderen Gedanken denken,* indem Sie Ihre Aufmerksamkeit auf etwas im Raum (z.B. Farben, Lichter, Gerüche) lenken oder Ihren Gedanken durch etwas anderes (z.B. positive Gedanken, Erinnerungen, Bilder) ersetzen.

Positive Bilder

Rufen Sie bei sich selbst positive Bilder hervor:

- *Stellen Sie sich eine Situation oder Umgebung vor,* in welcher Sie sich wohlfühlen.
- *Machen Sie sich das Bild so klar und lebendig wie möglich,* indem Sie sich vorstellen, wie die Umgebung aussieht, riecht und was sie hören können.
- *Halten Sie das Bild griffbereit,* indem Sie ein Symbol oder Bild bei sich tragen (z.B. am Telefon, im Portemonnaie, als Schlüsselanhänger), das Ihnen hilft, sich leichter an das Bild oder die Vorstellung erinnern zu können, wenn Sie stark angespannt sind.

Positives Selbstgespräch

Nutzen Sie Gedankenstützen, die Ihnen helfen, Ihre Gefühle zu akzeptieren, und sagen Sie sich diese Stützen (gedanklich oder wirklich) immer wieder vor, wie zum Beispiel:

- Gefühle sind nur Gefühle und Gedanken sind nur Gedanken. Sie sind keine Tatsachen und steuern mein Verhalten nicht.
- Gefühle sind kurzweilig und dauern nicht für immer an.
- Negative Gefühle zu „horten" oder zu „sammeln", macht es schwieriger, damit umzugehen.

Techniken der Gedankenüberprüfung einüben

Wiederholen Sie die Techniken regelmäßig und legen Sie sich auf einen positiven Gedanken oder auf ein positives Ziel fest, durch den oder das Sie Ihre alten Gedankenmuster ersetzen möchten.

Arbeitsblatt 4.3

Positive Selbstaussagen

- „Dieses Gefühl wird nicht für immer anhalten. Dieses Gefühl wird bald vorüber sein."
- „Ich entscheide, zu *leben.*"
- „Fehler machen ist menschlich."
- „Gute Leistungen erfordern keine Perfektion."
- „Ich möchte mein Handeln und Denken nicht länger durch meine alten Gefühle oder meine Vergangenheit steuern lassen!"
- „Wenn ich es versuche, kann ich es schaffen."
- „Ich kann um Hilfe bitten. Um Hilfe zu bitten, erfordert Stärke!"
- „Ich muss nicht nach diesem Gefühl handeln. Ich kann selbst über mein Verhalten bestimmen."
- „Der einfachste Weg, seinen Einfluss zu verlieren, ist die Annahme, dass man keinen hat."
- „Auch das wird vorbeigehen."

Mein eigenes persönliches Mantra:

Arbeitsblatt 4.4

Skills auf der Gedankenebene

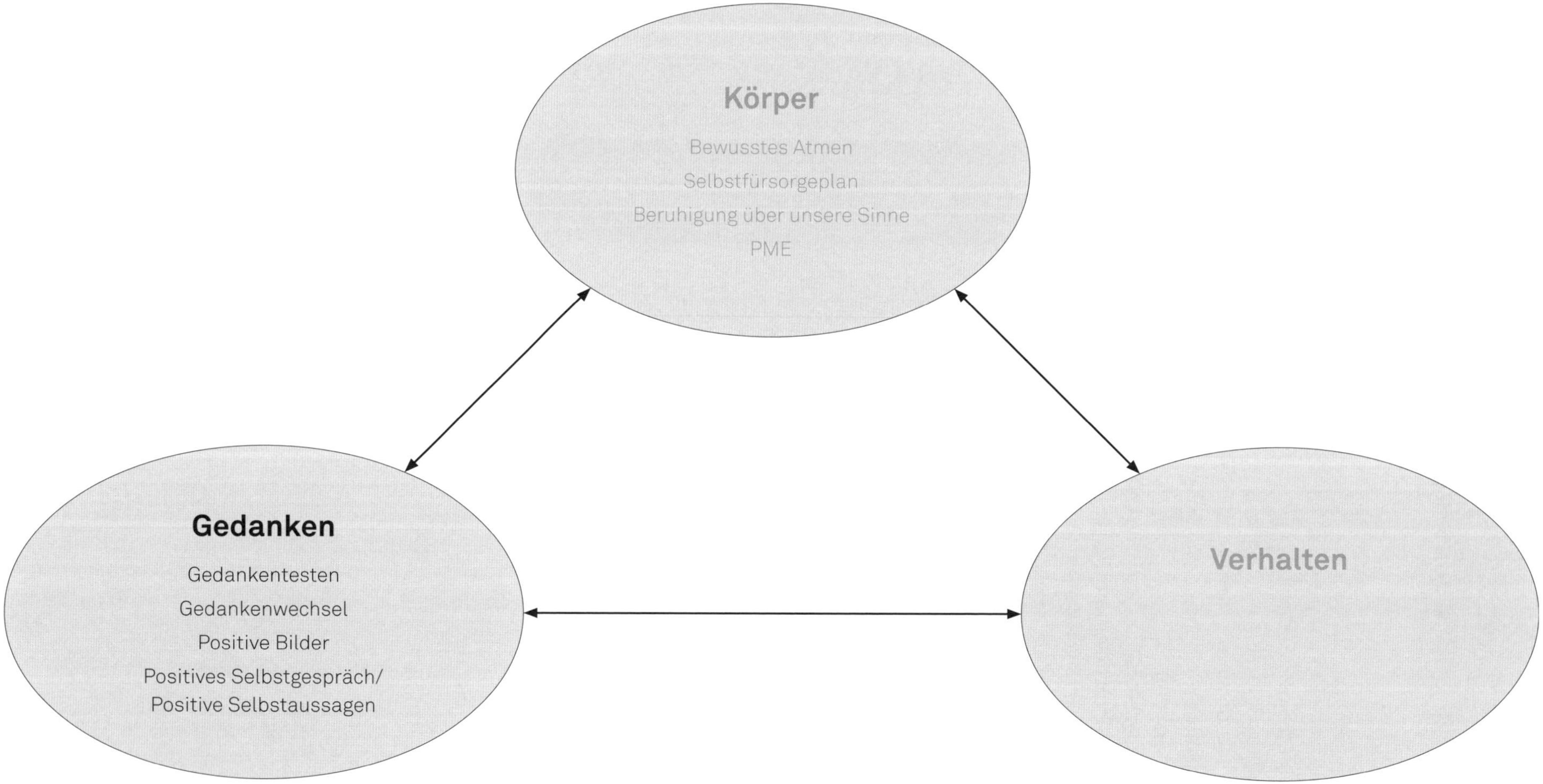

Arbeitsblatt 4.5

Übungen zwischen den Sitzungen

Was Sie weiterhin üben:

- Üben Sie weiterhin zweimal täglich das Bewusste Atmen und das Emotionssurfen.
- Nutzen Sie das Gefühlstagebuch (Arbeitsblatt 2.3) täglich. Notieren Sie sowohl positive als auch belastende Gefühle und wenden Sie Skills zur Emotionsregulation auf der Körperebene an.
- Setzen Sie Ihren Selbstfürsorgeplan weiterhin mithilfe des Aktivitätenprotokolls (Arbeitsblatt 3.9) um.

Welche neuen Übungen dazukommen:

- Üben Sie täglich Ihr Mantra (Arbeitsblatt 4.3 zu positiven Selbstaussagen).
- Üben Sie mindestens eine Strategie zur Emotionsregulation auf der Gedankenebene (Arbeitsblatt 4.2), die Sie in einer Situation aus Ihrem Gefühlstagebuch anwenden können.

Platz für Erfahrungen bei den Übungen, Schwierigkeiten oder weitere Anmerkungen:

Arbeitsblatt 5.1

Die Verhaltensebene

Welche dieser, nach einem Trauma typischen, ungesunden Bewältigungsstrategien auf der Verhaltensebene kennen Sie von sich?

- ☐ Konsum von Substanzen (z. B. Zigaretten, Alkohol, Drogen)
- ☐ Übermäßiges Verhalten in verschiedenen Bereichen (z. B. Essen, Glücksspiele, Shopping, Videospiele)
- ☐ Vermeidung von Selbstfürsorge (z. B. restriktive Nahrungsaufnahme)
- ☐ Isolation und Vermeidung von Nähe
- ☐ Aggressives Verhalten gegenüber anderen, um Distanz herzustellen
- ☐ Rückzug von Familie und Freund:innen
- ☐ Fürsorge für andere, um eigene Probleme zu vermeiden oder wegzuschieben
- ☐ Vermeidung von positiven oder belastenden Gefühlen
- ☐ Kontrolliertes Verhalten, um eigene Unsicherheit oder Bedürftigkeit zu vermeiden oder zu verstecken
- ☐ Destruktiver Umgang mit anderen, wenn eigene Belastung nicht bewältigt werden kann
- ☐ Vermeidung täglich anfallender Aktivitäten, um Angstgefühle zu vermeiden (z. B. keine Post öffnen oder Rechnungen bezahlen, weil es sich „zu viel“ anfühlt)
- ☐ ______________________________
- ☐ ______________________________
- ☐ ______________________________
- ☐ ______________________________

Arbeitsblatt 5.2

Gesunde Strategien auf der Verhaltensebene zur Emotionsregulation

Auf der Verhaltensebene gibt es verschiedene Strategien, die dabei helfen, die eigenen Emotionen zu regulieren.

Eine Auszeit nehmen

- Verlassen Sie die emotional schwierige Situation.
- Vereinbaren Sie einen Zeitpunkt, wann Sie wieder in die Situation zurückkehren.

Entgegengesetzt zu den eigenen Emotionen handeln

- Verhalten Sie sich bewusst so, dass es entgegen Ihren eigenen Emotionen, also dem ersten Impuls ist.

Etwas machen, was Freude bereitet (positive Aktivitäten)

- Führen Sie sinnvolle und angenehme Aktivitäten durch, um Ihr Erleben von Freude zu erhöhen.
- Führen Sie angenehme Aktivitäten durch, wenn Sie unglücklich sind, um Ihre Stimmung zu verbessern.

Nach Unterstützung fragen

- Rufen Sie eine Freundin, einen Freund, eine Helferin oder einen Helfer an und teilen Sie Ihre Frustration.
- Nehmen Sie an einer Gruppe teil.

Entschleunigen

- Machen Sie ein paar tiefe Atemzüge. Tun Sie nichts. Nehmen Sie wahr, dass nichts Schlimmes passiert. Nehmen Sie wahr, dass Sie sicher sind.

Arbeitsblatt 5.3

Eine Auszeit nehmen

Gönnen Sie sich selbst eine Pause von einer stressigen Situation, bis sich die Intensität Ihres Gefühls reduziert und Sie weniger aufgebracht sind. Das stellt eine bewusste Entscheidung dar, keine Vermeidung.

Wann sollte ich mir eine Auszeit nehmen?

- Wenn sich eine automatische Reaktion für Sie überwältigend anfühlt.
- Wenn Sie denken, dass Sie eine Situation verschlimmern.
- Wenn Sie so erschöpft sind, dass Sie nicht klar genug denken können, wie Sie in der Situation angemessen handeln können.

Beispiel: Sie werden sehr wütend, während Sie mit einem Familienmitglied streiten und befürchten, Sie könnten verletzende Dinge sagen oder gewalttätig werden.

Wie kann ich die Auszeit/Pause sinnvoll anwenden?

- Beenden Sie die Diskussion, unter der Sie zunehmend leiden und/oder verlassen Sie die Situation.
- Teilen Sie sich den anderen mit: Erklären Sie, was Sie tun, warum Sie es tun und wann Sie wieder in die Situation zurückkehren.

Beispiel: „Ich bin sehr wütend und brauche eine Pause, bevor ich etwas sage oder tue, was ich bereuen werde. Ich nehme mir 30 Minuten, um abzukühlen. Wenn ich zurückkomme, würde ich gerne die Unterhaltung fortführen, sofern du bereit dazu bist."

Was mache ich in der Auszeit/Pause?

- Versuchen Sie, das negative Gefühl weder zu verstärken noch zu unterdrücken.
- Nehmen Sie das Gefühl wahr und beobachten Sie, wie es schwächer wird.
- Führen Sie eine Aktivität durch (z. B. einen Spaziergang) oder eine Bewältigungsstrategie, die Ihren Leidensdruck reduzieren kann.

Arbeitsblatt 5.4

Entgegengesetzt zu den eigenen Emotionen handeln

Statt dem Impuls zu folgen, den ein Gefühl in Ihnen auslöst, können Sie sich genau entgegengesetzt zu diesem Impuls verhalten. Abhängig von dem spezifischen Gefühl gibt es verschiedene Verhaltensweisen:

Emotion	Impuls	Entgegengesetztes Verhalten
Angst	vermeiden	• Annäherung: Gehen Sie in die Angst hinein. • Fangen Sie klein an.
Ärger	angreifen	• Üben Sie Empathie und Sympathie. • Äußern Sie Ihren Ärger angemessen. Wenn das nicht geht, gehen Sie dem Stressor aus dem Weg und machen Sie stattdessen etwas Schönes.
Traurigkeit	isolieren/ zurückziehen	• Seien Sie aktiv: Machen Sie etwas, was Sie (gut) können. • Machen Sie Dinge, die Sie genießen.
Schuld	sich selbst oder andere bestrafen	• Überprüfen Sie, ob das Gefühl gerechtfertigt ist. • Identifizieren Sie den dahinter liegenden Gedanken und korrigieren Sie diesen, wenn er nicht angemessen ist. • Akzeptieren Sie das Gefühl und haben Sie Mitgefühl für sich selbst. • Wenn Ihre Schuld angemessen ist, vereinbaren Sie mit sich selbst, den Fehler (für den Sie sich schuldig fühlen) in Zukunft zu vermeiden, akzeptieren Sie ihn und lassen Sie ihn los.
Scham	verbergen	• Überprüfen Sie, ob das Gefühl gerechtfertigt ist. • Identifizieren Sie den dahinter liegenden Gedanken und korrigieren Sie diesen, wenn er nicht angemessen ist. • Akzeptieren Sie das Gefühl und haben Sie Mitgefühl für sich selbst. • Wenn Ihre Scham angemessen ist, vereinbaren Sie mit sich selbst, die Dinge in Zukunft anders zu machen, akzeptieren Sie es und lassen Sie los.
Überforderung	aufgeben/ vermeiden	• Entschleunigen Sie. • Seien Sie im Hier und Jetzt. • Erstellen Sie eine Liste und beginnen Sie mit kleinen Zielen. • Gehen Sie es an.
Hoffnungs-losigkeit	aufgeben	• Gehen Sie die Situation, die Hoffnungslosigkeit ihn Ihnen hervorruft, (wiederholt) an. • Fangen Sie klein an.

Arbeitsblatt 5.5

Positive Aktivitäten

An die frische Luft gehen

Angeln

Backen

Baden (wenn gewünscht, warm und lange)

Brettspiel oder Karten mit anderen spielen

Campen

Ehrenamtlich arbeiten

Essen mit Freund:innen

Fahrrad fahren

Fotografieren

Fotos anschauen

Freund:innen besuchen

Freund:innen helfen

Freund:innen treffen

Gute Zwecke unterstützen

Im Bücherladen schmökern

Im Garten arbeiten

Im Park entspannen

In die Bücherei gehen

In ein Café gehen

Joggen

Kirche besuchen

Kleinen Ausflug machen

Kochen

Körperliche Nähe teilen

Konzert besuchen

Künstlerisch oder handwerklich betätigen

Lesen

Lieblingsfilm schauen

Malen

Massage

Meditieren

Menschen beobachten

Mit Tieren oder Kindern spielen

Museum besuchen

Musik hören

Musik machen

Picknicken

Rätseln

Schöne Landschaften betrachten

Schreiben (z. B. ein Gedicht)

Schwimmen

Sich verwöhnen (z. B. mit Körperpflege)

Spazieren gehen

Sport machen

Sportveranstaltung anschauen

Tanzen

Tagebuch schreiben

Telefonieren

Theater besuchen

Vortrag nach eigenen Interessen anhören

Wandern

Yoga machen

Zeichnen

Weitere eigene positive Aktivitäten:

____

____

____

____

Arbeitsblatt 5.6

Skills auf der Verhaltensebene

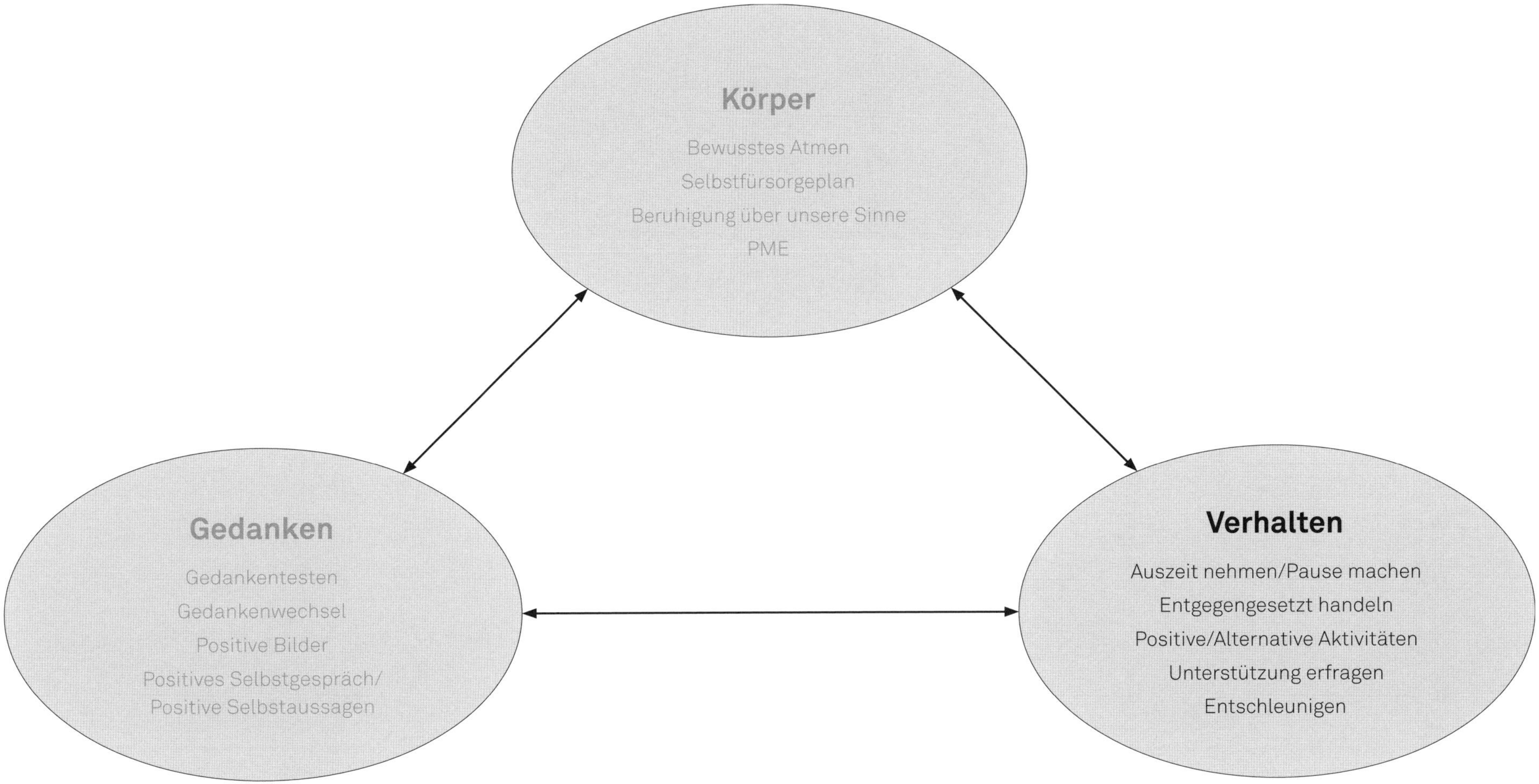

Arbeitsblatt 5.7

Übungen zwischen den Sitzungen

Was Sie weiterhin üben:

- Üben Sie weiterhin zweimal täglich das bewusste Atmen (Arbeitsblatt 1.4) und das Emotionssurfen (Arbeitsblatt 2.7).
- Nutzen Sie das Gefühlstagebuch (Arbeitsblatt 3.8) täglich. Notieren Sie sowohl positive als auch belastende Gefühle.
- Üben Sie täglich Ihr Mantra (Arbeitsblatt 4.3) täglich.
- Führen Sie Ihren Selbstfürsorgeplan weiterhin mithilfe des Aktivitätenprotokolls (Arbeitsblatt 3.9) durch.
- Wenden Sie in Situationen, die Sie im Gefühlstagebuch notieren, Strategien der Körper- und Gedankenebene an.

Welche neue Übung dazukommt:

- Üben Sie mindestens zwei Strategien zur Emotionsregulation auf der Verhaltensebene (Arbeitsblatt 5.2).

Platz für Erfahrungen bei den Übungen, Schwierigkeiten oder weitere Anmerkungen:

____

____

____

____

Arbeitsblatt 6.1

Was ist Belastungstoleranz und wofür brauchen wir sie?

Erinnerung: Viele bedeutsame Ziele in unserem Leben sind mit einer gewissen Belastung verbunden. Deshalb ist es wichtig, zu lernen, welche Belastungen wir tragen können und wollen, um uns unsere Wünsche zu erfüllen und unsere Ziele zu erreichen.

Belastungstoleranz ist ...

- ... die Fähigkeit, Leid und Belastung zu tragen (ohne Strategien zu nutzen, die uns oder anderen schaden).
- ... eine notwendige Fähigkeit, die die meisten von uns jeden Tag anwenden.
- Beispiele:
  - Den eigenen Ärger tolerieren, wenn uns jemand Unrecht tut
  - Ängste tolerieren, wenn wir etwas zum ersten Mal machen und/oder unsere Leistung bewertet wird
  - Unsicherheiten tolerieren, wenn wir an einer Gruppe wie dieser teilnehmen
  - Weitere eigene Beispiele:

    ____

    ____

    ____

    ____

Warum sollten wir unangenehme Gefühle tolerieren?

- Es erlaubt uns, in Krisen aktiv reagieren zu können.
- Gefühle zu vermeiden, kostet uns oftmals mehr Kraft, als sie zu akzeptieren.
- Unangenehme Gefühle zeigen uns, dass etwas nicht stimmt oder welche Bereiche im Leben mehr beachtet und verändert werden sollten. Auf diese Weise können sie unsere Motivation für Veränderung stärken.
- Leid zuzulassen ermöglicht uns gleichzeitig auch, angenehme Gefühle zu erleben. Gefühle zu vermeiden bedeutet, dass die meisten oder viele Gefühle abgestellt werden, nicht nur die negativen.
- Es hilft, unsere Ziele zu erreichen. Wir schaffen es, auch schwierige Dinge zu meistern für etwas, was uns wichtig ist und einen großen Wert für uns hat.

Arbeitsblatt 6.2

Wie kann ich entscheiden, ob ich ein unangenehmes Gefühl tolerieren soll oder nicht?

Folgende Fragen können Sie sich stellen:

- Was ist mein Ziel?
- Ist Belastung notwendig, um das Ziel zu erreichen?
  - *Wenn ja:* Wie kann ich damit umgehen? (z. B. Entlastung an anderer Stelle; Ausgleich im Alltag; Unterstützung durch andere etc.)
- Welche Vor- und Nachteile hat es, wenn ich die Belastung toleriere?

Wichtig:

- Wenn Sie sich aktuell für das Verfolgen des Ziels entscheiden *und* es mit der aktuellen Belastung erreichen können, dann akzeptieren Sie diese.
- Wenn die Belastung zu hoch ist und dem erfolgreichen Verfolgen des Ziels im Weg steht, suchen Sie sich eine Strategie, um die aktuellen Gefühle zu regulieren. Diese sollte ...
  - Sie möglichst effektiv dabei unterstützen, die Belastung bzw. das Stresslevel zu tolerieren.
  - zu dem Ziel passen, das Sie erreichen wollen.

In welchen Situationen sollten Sie weiter auf Ihr Ziel hinarbeiten, auch wenn Sie unangenehme Gefühle erleben?

____

____

In welchen Situationen haben Sie erfolgreich unangenehme Gefühle toleriert?

____

____

Wann sollten Sie unangenehme Gefühle nicht tolerieren?

____

____

Arbeitsblatt 6.3

Sollte ich die Belastung tolerieren?

Bei der Entscheidung, ob ich eine Belastung tolerieren sollte, um mein Ziel zu erreichen oder meinen Wunsch zu erfüllen, können die folgenden Fragen helfen.

Worum geht es? Was ist mein Ziel?	
Was sind die Vor- und Nachteile, wenn ich die Belastung toleriere?	Vorteile: Nachteile:
Wie hoch ist meine Belastung bzw. mein Stresslevel?	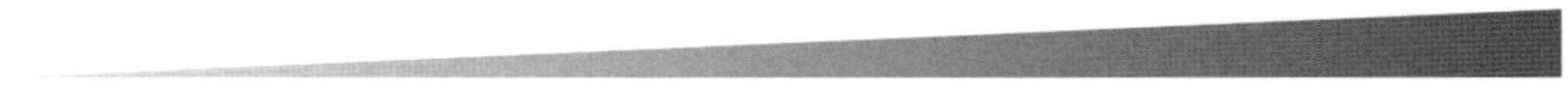 niedrig hoch
Ist diese Belastung notwendig, damit ich mein Ziel erreiche?	☐ ja ☐ nein
Brauche ich Strategien?	☐ ja ☐ nein
Wenn ich Strategien brauche: Welche Strategien helfen auf welcher Ebene?	Körperebene: Gedankenebene: Verhaltensebene:

Arbeitsblatt 6.4

Überblick: Meine Skills auf den drei Emotionsebenen

Erstellen Sie für sich eine eigene Skills-Sammlung, indem Sie hier überblicksartig nochmals Ihre Skills auf den drei Emotionsebenen zusammenfassen oder Ihre Sammlung, die Sie vielleicht schon erstellt haben, ergänzen:

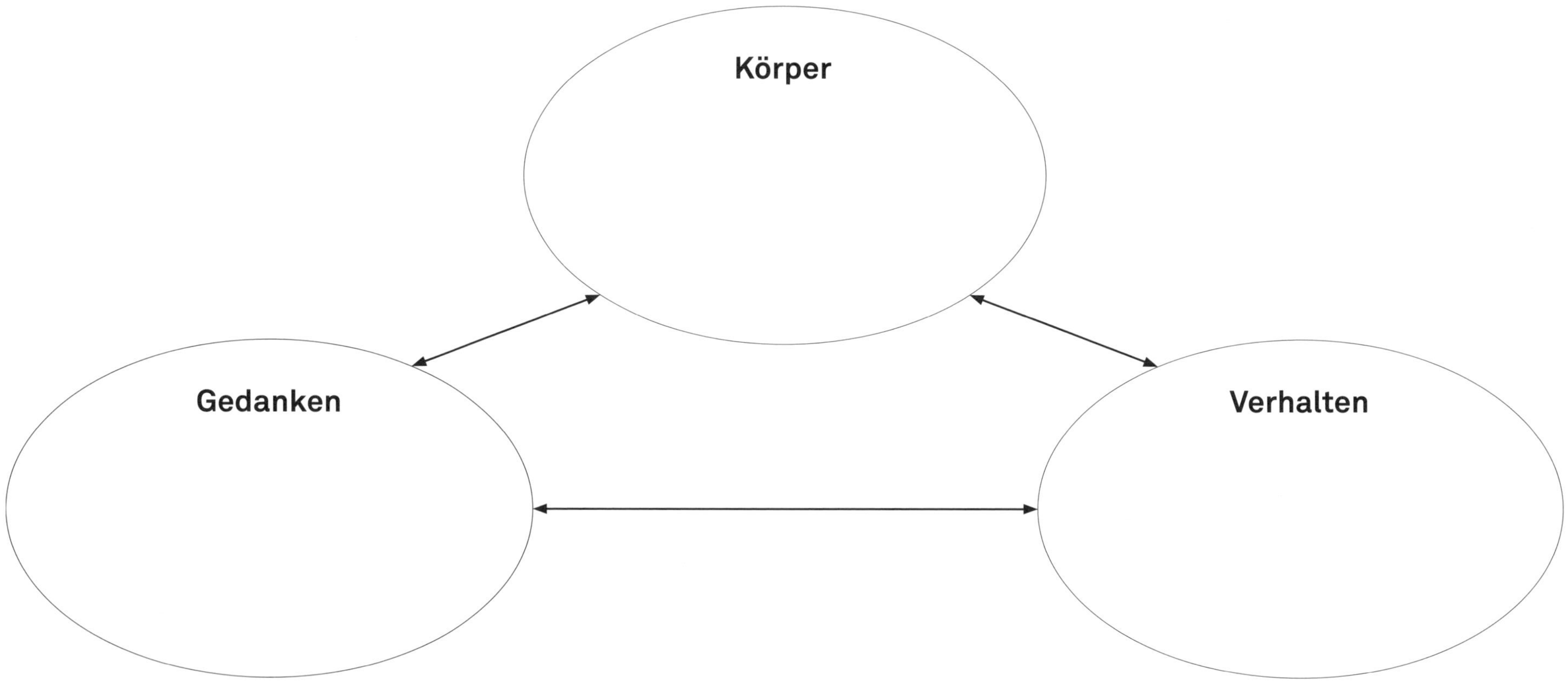

Arbeitsblatt 6.5

Übungen zwischen den Sitzungen

Was Sie weiterhin üben:

- Üben Sie weiterhin zweimal täglich das bewusste Atmen (Arbeitsblatt 1.4) und das Emotionssurfen (Arbeitsblatt 2.7).
- Nutzen Sie das Gefühlstagebuch (Arbeitsblatt 3.8) täglich. Notieren Sie sowohl positive als auch belastende Gefühle.
- Wenden Sie in den Situationen, die Sie in dem Gefühlstagebuch notieren, Strategien der Körper-, Gedanken und Verhaltensebene an. Setzen Sie weiterhin Ihren Selbstfürsorgeplan um und halten Sie Ihre Aktivitäten im Aktivitätenprotokoll (Arbeitsblatt 3.9) fest.

Welche neue Übung dazukommt:

- Setzen Sie das vereinbarte Ziel (Arbeitsblatt 6.2) – oder den ersten Schritt dorthin – um und wenden Sie alle dafür notwendigen Skills an.

Platz für Erfahrungen bei den Übungen, Schwierigkeiten oder weitere Anmerkungen:

Arbeitsblatt 7.1

Das Selbstkonzept

Welche der folgenden Aussagen trifft auf Sie zu?

- ☐ Ich fühle mich nicht in der Lage, alltägliche Dinge so gut zu bewältigen wie andere Menschen.
- ☐ Ich habe wenig Vertrauen in mich selbst.
- ☐ Ich weiß nicht, mit welchen Rollen in meinem Leben oder Aufgaben für mein Leben ich mich wohlfühle.
- ☐ Ich glaube nicht, dass ich mich jemals ändern kann und wachsen werde.
- ☐ Ich habe den Eindruck, im Vergleich zu anderen weniger wert zu sein.
- ☐ Ich habe den Eindruck, die Meinung anderer ist wichtiger als meine eigene.
- ☐ Ich habe den Eindruck, weniger liebenswert zu sein als andere Menschen.
- ☐ Ich fühle mich ungeliebt.
- ☐ Ich habe den Eindruck, unsichtbar zu sein.
- ☐ Ich habe Schwierigkeiten, mich durchzusetzen.
- ☐ Ich schäme mich oft.
- ☐ Ich fühle mich schnell ausgenutzt.
- ☐ Ich fühle mich schnell schuldig.
- ☐ ______________________________
- ☐ ______________________________
- ☐ ______________________________
- ☐ ______________________________

Arbeitsblatt 7.2

Entwicklung und Veränderung selbstwertbezogener Muster

- Menschen sind in hohem Maße anpassungsfähig: Wenn wichtige Bedürfnisse nicht ausreichend befriedigt werden, können Menschen ihr Selbstbild ändern, um zu überleben.
- Dies gilt auch für Kleinkinder. Die überlebenswichtige Anpassung an die Umgebung kann zu frühen „fehlangepassten Schemata" führen. Diese wiederum sind Grundlage für dysfunktionale Verhaltensweisen (wie etwa Ausweichen, Aufgeben, Überkompensieren oder Angreifen), die in heutigen Situationen als erwachsene Personen möglicherweise nicht mehr hilfreich sind.
- Wo Bedürfnisse auf gesunde Weise erfüllt werden, können hilfreiche und funktionale Erlebens- und Verhaltensweisen entwickelt werden.
- Wenn Menschen mit sich selbst umsorgend und mitfühlend umgehen, können sie sich von alten Mustern lösen und neue, hilfreiche und besser Muster entwickeln, die zum Hier und Jetzt passen.

Arbeitsblatt 7.3

Typische Selbstbilder

Welche typischen Selbstbilder kennen Sie von sich? Schätzen Sie ein, welche Selbstbilder in welcher Ausprägung auf Sie zutreffen.

Gesunde Ausprägung		**Ungesunde Ausprägung**
Anführer:in		Tyrann:in
Fürsorgliche:r		Märtyrer:in
Freigeistige:r		Rebell:in
Organisator:in		Kontrollfreak
Strateg:in		Intrigant:in
Sensitive:r		Sensibelchen
Anpassungsfähige:r		Unterwürfige:r

Wichtige Anmerkungen:

- Die Selbstbilder können in ihren Ausprägungen in verschiedenen Situationen und durch unterschiedliche Personen aktiviert werden. Beispielsweise können Sie sich im privaten Umfeld als Freigeist fühlen und im Arbeitskontext zur Rebellin oder zum Rebellen werden.
- Die ungesunden Selbstkonzepte können verändert werden, wenn uns entsprechende Bewältigungsstrategien zur Verfügung stehen.

Erkennen Sie einige dieser Selbstbilder in Ihnen wieder? Wie hilfreich waren oder sind diese Muster?

Arbeitsblatt 7.4

Umsorgende Begleiterin oder umsorgender Begleiter

Die Art und Weise, wie andere mit uns umgehen oder umgegangen sind, kann großen Einfluss darauf haben, wie wir uns selbst sehen. Ein umsorgendes und fürsorgliches „inneres Wesen", das Sie aus einer mitfühlenden und liebevollen Perspektive betrachtet, kann ein erster wichtiger Schritt dahin sein, Ihre Sicht auf sich selbst und damit Ihr Selbstkonzept zu verändern.

Übung

- Stellen Sie sich ein unterstützendes und fürsorgliches Wesen vor, das sich um Sie kümmert, Sie versteht, Sie akzeptiert und nur das Beste für Sie will. Schauen Sie, dass Sie sich vollkommen sicher fühlen, wenn Sie bei diesem Wesen sind.
- Dieses Wesen kann real oder von Ihnen ausgedacht sein. Es kann ein Mensch, ein Tier, eine religiöse Figur, ein Held oder eine Heldin aus Kindheitsgeschichten sein.
- Vielleicht sehen Sie gleich deutlich ein solches Wesen vor sich, vielleicht aber auch noch nicht. Wenn nicht, setzen Sie sich nicht unter Druck und vertrauen Sie darauf, dass es sich zeigt, wenn die Zeit dafür gekommen ist. Sollte bereits etwas aufgetaucht sein, beschreiben Sie sich diesen inneren Begleiter oder diese innere Begleiterin so detailliert wie möglich: Wie sieht er oder sie aus? Wie klingt er oder sie? Wie fühlt es sich an? Wie riecht er oder sie?
- Machen Sie sich mit Ihrem inneren Wesen, das sie begleitet, bekannt und verbringen Sie ein paar Momente miteinander. Wie fühlt es sich an, umsorgt zu werden?

Tägliche Praxis

Erinnern Sie sich an Ihre umsorgende Begleiterin bzw. Ihren umsorgenden Begleiter und verbringen Sie möglichst täglich ein paar Minuten miteinander in Ihrer Vorstellung – „einfach so" und insbesondere in Situationen, in denen Sie Mitgefühl und Fürsorge brauchen.

Arbeitsblatt 7.5

Mein „Ich“ im Laufe der Zeit

Wie hat sich Ihr „Ich“ im Laufe der Zeit verändert?

	Kindheit	Jugendalter	Erwachsenenalter
Wie haben Sie sich gesehen?			
Wie haben andere Sie gesehen?			
Was ist passiert, dass sich Ihr Selbstbild in dieser Zeit verändert hat?			
Wie möchten Sie zukünftig auf sich schauen?			

Arbeitsblatt 7.6

Übungen zwischen den Sitzungen

- Üben Sie täglich mit der Übung „Umsorgende Begleiterin oder umsorgender Begleiter“ (Arbeitsblatt 7.4) eine andere, fürsorglichere Sicht auf sich selbst einzunehmen.
- Füllen Sie das Arbeitsblatt „Mein ‚Ich‘ im Laufe der Zeit“ (Arbeitsblatt 7.5) aus.

Platz für Erfahrungen bei den Übungen, Schwierigkeiten oder weitere Anmerkungen:

Arbeitsblatt 8.1

Auswirkung von Traumatisierung auf die natürlichen Funktionen unseres Gehirns

Traumatische Erfahrungen können sich auch auf eine Vielzahl von Hirnfunktionen auswirken, wie die Konzentrationsfähigkeit, Gedächtnisleistungen oder Stressregulationsmöglichkeiten. Es kann wichtig sein, Fähigkeiten zu lernen und zu trainieren, um mehr „bei sich selbst" bleiben zu können und sich nicht so „außer Kontrolle" und handlungsunfähig zu erleben.

Die grundlegenden Schritte solcher Fähigkeiten umfassen:

- Erkennen, was im gegenwärtigen Moment geschieht.
- Strategien aufbauen, um einen Umgang mit starken Gefühlen zu bekommen und sich so verhalten zu können, dass es zu Ihnen „passt".
- Ausdrücken zu können, was in Ihnen vorgeht.

Arbeitsblatt 8.2

Achtsamer Umgang mit sich

Welche der folgenden Aussagen treffen auf Sie zu?

- ☐ Es fällt mir schwer, im gegenwärtigen Moment zu bleiben.
- ☐ Es fällt mir schwer, meine Gefühle zu erkennen, wenn sie auftreten.
- ☐ Es ist schwierig auszumachen, was ich „wirklich denke“, wenn ich mich von etwas überwältigt fühle.
- ☐ Häufig verhalte ich mich auf eine Weise, die nicht repräsentiert, wer ich wirklich bin.
- ☐ Es ist schwer für mich, andere wissen zu lassen, wenn ich mich machtlos oder handlungsunfähig fühle.
- ☐ Es fällt mir schwer, Entscheidungen zu treffen, selbst in kleinen Angelegenheiten.
- ☐ ____________________
- ☐ ____________________
- ☐ ____________________
- ☐ ____________________

Arbeitsblatt 8.3

Verbesserung von Achtsamkeit

Um die Achtsamkeit zu verbessern, gibt es verschiedene Möglichkeiten:

- Fragen Sie sich: Warum reagiere ich jetzt so?
- Sagen Sie „Nein“ zu sich selbst, wenn Sie etwas wollen, von dem Sie wissen, dass es nicht gut für Sie ist.
- Akzeptieren Sie Ihre eigenen Grenzen.
- Beobachten Sie, wie Sie mit sich selbst reden.
- Seien Sie offen und berücksichtigen Sie andere mögliche Sichtweisen.
- Überprüfen Sie, was heute für Sie wichtig ist (und was nicht).
- Nehmen Sie Ihre körperlichen Reaktionen, Gedanken, Gefühle und Verhaltensmuster in unterschiedlichen Situationen wahr.
- Atmen Sie tief durch und halten einen Augenblick inne, bevor Sie Dinge „automatisch“ tun.

Welche dieser Möglichkeiten wollen Sie in der nächsten Woche ausprobieren?

____

____

Wie einfach oder schwierig wird das Ihrer Meinung nach?

____

Was wird Ihnen dabei helfen?

____

____

Arbeitsblatt 8.4

Erdungsübung bzw. 5-4-3-2-1-Übung (nach Dolan, 2009)

Zu erkennen, was im gegenwärtigen Moment geschieht, ist der erste Schritt, um mit sich selbst in Verbindung zu treten. Die Erdungsübung bzw. 5-4-3-2-1-Übung sowie die Meditation zu Selbsterkenntnis (vgl. Arbeitsblatt 8.5) sind einfache und wirkungsvolle Wege, um aus dem „Autopilot:innen"-Modus auszusteigen und dem gegenwärtigen Moment Raum zu geben.

Die Erdungsübung kann Ihnen dabei helfen, den gegenwärtigen Moment zu fokussieren und die Aufmerksamkeit ganz bewusst auf die äußere Umgebung zu lenken, indem Sie Dinge um sich herum mit verschiedenen Sinnen wahrnehmen.

In die Übung starten

- Finden Sie eine angenehme Position.
- Lassen Sie Ihren Blick mit offenen Augen im Raum ruhen.
- Sagen Sie sich gleich – egal ob laut, leise oder in Gedanken – das auf, was Sie im gegenwärtigen Moment wahrnehmen.

Durchführung der Übung

- Benennen Sie 5 Dinge, die Sie aktuell (also hier und jetzt) sehen können.
- Benennen Sie 5 Dinge, die Sie aktuell (also hier und jetzt) hören können.
- Benennen Sie 5 Dinge, die Sie aktuell (also hier und jetzt) körperlich wahrnehmen oder spüren können. Gemeint sind damit konkrete körperliche Wahrnehmungen an der Körpergrenze, wie Berührungspunkte mit dem Stuhl, auf dem Sie sitzen oder die Fußsohle im Schuh.
- Zählen Sie jetzt 4 Dinge auf, die Sie sehen – 4 Dinge, die Sie hören – und 4 Dinge, die Sie spüren können. Dabei ist es ganz egal, ob Sie Ihre Aufmerksamkeit auf Dinge legen, die Sie bereits genannt haben oder neue Dinge aufzählen.
- Und jetzt zählen Sie 3 Dinge auf, die Sie sehen – 3 Dinge, die Sie hören – und 3 Dinge, die Sie spüren können.
- Dann 2 Dinge, die Sie sehen – 2 Dinge, die Sie hören – und 2 Dinge, die Sie spüren können.
- Und zum Schluss 1 Ding, das Sie sehen – 1 Ding, das Sie hören – und 1 Ding, das Sie spüren können.
- Beenden Sie die Übung und lösen Sie den Fokus Ihrer Aufmerksamkeit von einzelnen Dingen. Wenn Sie mögen, strecken oder bewegen Sie sich.

Fragen

- Wie einfach oder schwierig war die Übung zu bewerkstelligen?
- Wie hilfreich ist es, im gegenwärtigen Augenblick zu bleiben?

Arbeitsblatt 8.5

Meditation zu Selbsterkenntnis

Lesen Sie die folgende Anleitung durch, bevor Sie mit der Meditation starten. So können Sie sich währenddessen vollkommen auf sich selbst konzentrieren.

Anleitung zur Meditation

- Setzen Sie sich bequem hin, wenn möglich aufrecht – entweder auf einen Stuhl oder auf den Boden.
- Wenn Sie möchten, schließen Sie sanft die Augen oder lassen Sie sie auf einem Punkt im Raum ruhen.
- Richten Sie Ihre Aufmerksamkeit auf Ihre Atmung. Versuchen Sie nicht, Ihre Atmung zu ändern, sondern nehmen Sie sie einfach wahr. Nehmen Sie wahr, wie Sie ein- und ausatmen.
- Während Sie das tun, werden Sie vielleicht bemerken, dass Ihnen Gedanken in den Sinn kommen. Das ist völlig normal und okay. Nehmen Sie diese Gedanken nur wahr. Versuchen Sie nicht, die Gedanken loszuwerden, festzuhalten oder zu ändern. Nehmen Sie sie einfach zur Kenntnis und lassen Sie sie dann vorüberziehen, wie Wolken am Himmel. Lassen Sie los.
- Vielleicht möchten Sie sich selbst sagen: „Da ist ein Gedanke", während Sie zuschauen, wie er wegschwebt. Versuchen Sie, sich nicht in die Gedanken hineinziehen zu lassen, auch wenn Sie leicht davon eingenommen werden und es eine Weile dauern kann, bis Sie merken, dass Sie mit ihm zusammen weggetrieben sind. Wenn Sie das bemerken, denken Sie daran: Es ist nur ein Gedanke. Lassen Sie ihn los.
- Üben Sie dieses Wahrnehmen und Loslassen für einige Minuten.
- Kommen Sie nach der Meditation wieder in den Raum zurück.

Hinweis: Stellen Sie sich einen *sanften Wecker,* damit Sie wissen, wann Sie mit der Meditation fertig sind. Beginnen Sie mit 2 Minuten, erhöhen Sie dann auf 5 Minuten und, wenn Sie sich danach fühlen, irgendwann vielleicht auf 10 Minuten.

Arbeitsblatt 8.6

Wahrnehmung negativer Gefühle und Gedanken über mich selbst

Das Wahrnehmungsprotokoll hilft Ihnen dabei, negative Gefühle und Gedanken über sich wahrzunehmen.

Situation	Gefühle	Gedanken	Meine Reaktion/Handlung
Zufällige Begegnung mit einem Schulfreund im Supermarkt	Peinlich berührt, beschämt, ängstlich	Mein Leben ist nicht so verlaufen, wie ich gehofft hatte. Er hat wahrscheinlich gemerkt, dass ich Probleme habe, und wird es anderen Menschen erzählen. Ich klang seltsam und unecht.	Ich bin nach der Begrüßung davongeeilt und habe so getan, als sähe ich den Schulfreund an den Kassen nicht mehr. Ich gehe nun zu einer anderen Zeit in den Supermarkt.

Arbeitsblatt 8.7

Übungen zwischen den Sitzungen

Was Sie weiterhin üben:

- Treten Sie täglich in Kontakt mit Ihrer umsorgenden Begleiterin bzw. Ihrem umsorgenden Begleiter (Arbeitsblatt 7.4), um eine andere, fürsorglichere Sicht auf sich selbst einzunehmen.
- Ergänzen Sie ggf. das Arbeitsblatt „Mein ‚Ich' im Laufe der Zeit" (Arbeitsblatt 7.5) mit neuen Erkenntnissen und Ideen aus der heutigen Sitzung.

Welche neuen Übungen dazukommen:

- Führen Sie die Erdungsübung (Arbeitsblatt 8.4) und/oder die Meditation durch (Arbeitsblatt 8.5).
- Füllen Sie das Arbeitsblatt „Wahrnehmung negativer Gefühle und Gedanken über mich selbst" (Arbeitsblatt 8.6) aus.

Platz für Erfahrungen bei den Übungen, Schwierigkeiten oder weitere Anmerkungen:

Arbeitsblatt 9.1

Selbstwertgefühl verstehen

Nehmen Sie sich ein paar Minuten Zeit, um sich selbst zu beschreiben. Schauen Sie dazu in Ihr Wahrnehmungsprotokoll negativer Gefühle und Gedanken von letzter Woche: Welche Grundannahmen über Sie selbst sind dort möglicherweise zu finden?

Was sind häufige Gedanken?

- Erkennen Sie bestimmte Muster in Ihrem Denken?

____

____

- Was sind die zugrunde liegenden Überzeugungen über Sie selbst?

____

____

- Wie sehr glauben Sie an diese Überzeugungen?

____

____

Drei relevante Überzeugungen bzw. Annahmen über mich:

1. ______________________________________
2. ______________________________________
3. ______________________________________

Wie kam es zu diesen Annahmen?

Annahmen und Konzepte über uns selbst entstehen durch die Interaktion mit unserer Umwelt und das von Beginn an. Als Kinder (aber auch noch im Verlauf unseres Erwachsenenlebens) sind wir sehr anpassungsfähig: Wenn uns etwas Existenzielles fehlt, etwa Bindung, Zuwendung oder Anerkennung, verändern wir unsere Sicht auf uns oder die Welt so, dass unser Erleben wieder „eine Ordnung" hat. Auf dieser Grundlage entwickeln wir Überlebensregeln, die unser Verhalten, Erleben, Denken und Fühlen steuern.

Lassen Sie uns gemeinsam schauen: Was hat Ihnen gefehlt?

____

____

____

Daraus entwickelte Überlebensregeln:

____

____

____

Arbeitsblatt 9.2

Überlebensregeln verändern

Das Infragestellen von Überlebensregeln beinhaltet auch das Hinterfragen von Erwartungen und Einschätzungen. Wählen Sie eine Annahme oder Überzeugung von sich, die Sie vielleicht ändern möchten.

Überlebensregel, die ich ändern möchte:

____

____

Fragen, die helfen können, die Überlebensregel zu ändern:

- Wie hat sich diese Regel bisher auf Ihr Leben ausgewirkt?
- Hat die Regel Ihnen geholfen oder Sie eher eingeschränkt?
- Wo kam die Regel her?
- Ist die Regel realistisch?
- Ist die Regel flexibel?
- Wie erkennen Sie, wann die Regel „aktiv" ist?
- Was sind die Vor- und Nachteile der Regel?
- Wie sieht ein ausgewogenerer Ansatz aus?

Arbeitsblatt 9.3

Eine wohltuende Perspektive einnehmen

Es ist wichtig, den eigenen emotionalen Schmerz zu würdigen, sowie anzuerkennen, dass einem wichtige Erfahrungen verwehrt wurden. Genauso wichtig kann es aber auch sein, zu schauen, welche Hilfe oder Unterstützung doch vorhanden war. Denn daraus sind Ressourcen entstanden.

Was oder wer war an Gutem da? Und welche Ressourcen sind daraus entstanden?

Was können Sie gut?

____

____

Was machen Sie gerne?

____

____

Mit wem verbringen Sie gerne Zeit?

____

____

Eine wohltuende Perspektive einnehmen und auf vorhandene Ressourcen konzentrieren

Versuchen Sie damit zu beginnen, hilfreichere und gesündere Blickwinkel einzunehmen, indem Sie Ihre Überlebensregeln hinterfragen und/oder sich auf Ihre Ressourcen konzentrieren. Machen Sie nach Möglichkeit konkrete Dinge, die Sie dabei unterstützen. Was könnte das realistischerweise sein?

____

____

____

Arbeitsblatt 9.4

Grundannahmen über mich selbst

Dieses Protokoll hilft Ihnen dabei, zugrunde liegende Überzeugungen zu erkennen und alternative Gedanken anzuführen. Das ist ein stetiger Prozess und erfordert viel Übung.

Situation	Gefühle	Gedanken	Zugrunde liegende Überzeugung: Wie stark glauben Sie daran?	Alternative Gedanken/Überzeugungen: Wie stark glauben Sie daran?
Zufällige Begegnung mit einem Schulfreund im Supermarkt	Peinlich berührt, beschämt und ängstlich	Mein Leben hat sich nicht so entwickelt, wie ich gehofft hatte. Er hat wahrscheinlich gemerkt, dass ich Probleme habe, und wird es anderen Menschen erzählen. Ich klang seltsam und unecht.	Mein Leben ist ein Chaos: 90 % Ich bin verrückt: 75 %. Ich bin nicht gut genug: 80 %	Mein Leben ist nicht ideal, aber ich habe einige gute Freundinnen und Freunde: 20 % Ich bin von meinem Trauma betroffen, aber ich lerne neue Wege zur Bewältigung: 40 % Ich bin gut genug: 10 %

Arbeitsblatt 9.5

Übungen zwischen den Sitzungen

Was Sie weiterhin üben:

- Machen Sie täglich eine stärkende Übung: Umsorgende Begleiterin oder umsorgender Begleiter (Arbeitsblatt 7.4), Erdungs- bzw. 5-4-3-2-1-Übung (Arbeitsblatt 8.4), Meditation zu Selbsterkenntnis (Arbeitsblatt 8.5) o.Ä.
- Ergänzen Sie ggf. das Arbeitsblatt „Mein ‚Ich' im Laufe der Zeit" (Arbeitsblatt 7.5) mit neuen Erkenntnissen und Ideen aus der heutigen Sitzung.

Welche neue Übung dazukommt:

- Füllen Sie das Arbeitsblatt „Grundannahmen über mich selbst" (Arbeitsblatt 9.4) aus.
- Stellen Sie eigene Überlebensregeln infrage und/oder richten Sie den Blick mehr auf eigene Ressourcen (Arbeitsblatt 9.2). Führen Sie eine wohltuende Aktivität (Arbeitsblatt 9.3) durch, um sich auf Ihre Ressourcen zu konzentrieren.

Platz für Erfahrungen bei den Übungen, Schwierigkeiten oder weitere Anmerkungen:

Arbeitsblatt 10.1

Selbstkritik und Selbstmitgefühl

Übermäßige Selbstkritik und mangelndes Selbstmitgefühl machen es uns schwer, gesünder mit uns selbst umzugehen. Welche selbstkritischen Aussagen kennen Sie von sich selbst?

- ☐ Es fällt mir schwer, nett zu mir selbst zu sein.
- ☐ Wenn etwas schiefgeht, gebe ich automatisch mir selbst die Schuld.
- ☐ Ich verdiene es nicht, schöne Dinge für mich selbst zu tun.
- ☐ Ich fokussiere mich häufig auf die Dinge bei mir, die nicht gut laufen.
- ☐ Wenn ich eine schwere Zeit habe oder es mir nicht gut geht, würde ich nicht einmal daran denken, mich wie eine Freundin oder ein Freund um mich selbst zu kümmern.
- ☐ Ich konzentriere mich sehr auf meine Fehler und Schwächen und kann sie nicht loslassen.
- ☐ Wenn ich einen Fehler mache, bin ich ziemlich streng mit mir selbst.
- ☐ Wenn ich viel zu tun habe oder belastet bin, sorge ich nicht ausreichend für mich.
- ☐ Ich kann Fehler, die ich gemacht habe, schwer akzeptieren.
- ☐ Ich denke immer und immer wieder über Dinge nach, die ich an mir selbst nicht mag.
- ☐ Wenn ich emotional leide, habe ich wenig Mitgefühl mit mir.
- ☐ Wenn ich einen Fehler mache, habe ich das Gefühl, ich sollte bestraft werden.
- ☐ Ich habe das Gefühl, dass ich die einzige Person bin, die mit Dingen kämpft oder daran versagt.
- ☐ ____________________
- ☐ ____________________
- ☐ ____________________
- ☐ ____________________

Arbeitsblatt 10.2

Veränderung selbstkritischer Gedanken

Betrachten Sie die selbstkritischen Aussagen, die Sie für sich erkannt haben, und suchen Sie nach Perspektiven, die ausgewogener und mitfühlender sind.

Selbstkritik	**Selbstmitgefühl**
Selbstkritischer Gedanke 1: __________ __________ __________	Selbstmitfühlender Gedanke 1: __________ __________ __________
Selbstkritischer Gedanke 2: __________ __________ __________	Selbstmitfühlender Gedanke 2: __________ __________ __________
Selbstkritischer Gedanke 3: __________ __________ __________	Selbstmitfühlender Gedanke 3: __________ __________ __________

Übung:
Üben Sie während der nächsten Woche, die alternativen und ausgewogeneren Gedanken heranzuziehen.

Erinnerung an Ihre umsorgende Begleiterin bzw. Ihren umsorgenden Begleiter:
Wenn Sie sich dabei ertappen, zu kritisch zu sein – Was würde Ihr inneres Wesen dazu sagen?

Arbeitsblatt 10.3

Meditation zum Selbstmitgefühl

Ich möchte Sie zu einer Meditation zum Selbstmitgefühl einladen. Machen Sie es sich dafür im Sitzen oder Liegen bequem. Versuchen Sie alle Anspannung loszulassen und mit der Aufmerksamkeit bei sich und Ihrer Atmung anzukommen.

Schließen Sie Ihre Augen. Wenn Ihnen das unangenehm ist, fixieren Sie einen Punkt vor sich, bei dem sich Ihre Augen ein wenig ausruhen können.

Nehmen Sie langsam einen tiefen Atemzug. Halten Sie ihn. Atmen Sie langsam wieder aus, erlauben Sie dabei der ganzen Luft Ihren Lungen zu entweichen. Wiederholen Sie dies für eine Minute: Einatmen, Atemzug halten, langsam Ausatmen.

Nun lassen Sie in Ihrer Vorstellung ein Bild von sich selbst entstehen. Schauen Sie sich selbst gut und genau an. Fokussieren Sie sich auf die angenehmen Anteile Ihres Selbst, wie etwa Zufriedenheit, Freude, lustvolle Gefühle, positive Überzeugungen, schöne Erfahrungen und Erinnerungen. Was nehmen Sie wahr?

Nun fokussieren Sie sich auf die Anteile, mit denen Sie Unangenehmes verbinden, wie etwa emotionalen Schmerz, Ängste, Trauer, negative Überzeugungen, traumatische Erfahrungen. Was nehmen Sie wahr?

Nun stellen Sie sich vor, dass diese beiden Teile in Ihnen miteinander kämpfen. Es ist ein langer und sehr anstrengender Kampf, der jeden Tag aufs Neue beginnt und schon viele Jahre anhält. Was nehmen Sie wahr?

Nun stellen Sie sich vor, dass Sie den angenehmen, ressourcenvollen und unangenehmen, belastenden Teilen Ihres Selbst erlauben, mit dem Kämpfen aufzuhören und stattdessen nebeneinander zu existieren. Vielleicht ist es Ihnen sogar vorstellbar, dass der ressourcenvolle Teil den belasteten Teil tröstet. Was nehmen Sie wahr?

Fokussieren Sie sich darauf, wie sich diese Vorstellung für Sie anfühlt. Betrachten Sie all Ihre Anteile, so, wie sie da sind, ohne sie zu bewerten.

Nun kommen Sie gern in Ihrem Tempo wieder im Hier und Jetzt an. Nehmen Sie wieder Ihren Atem wahr. Beginnen Sie mit leichten Bewegungen Ihrer Hände und Füße. Strecken Sie sich einmal und gähnen Sie, wenn Ihnen danach ist. Öffnen Sie langsam Ihre Augen. Nehmen Sie sich noch einen Moment Zeit für das, was sich gerade gut anfühlt.

Arbeitsblatt 10.4

Übungen zwischen den Sitzungen

Was Sie weiterhin üben:

- Machen Sie täglich eine stärkende Übung: Umsorgende Begleiterin oder umsorgender Begleiter (Arbeitsblatt 7.4), Erdungs- bzw. 5-4-3-2-1-Übung (Arbeitsblatt 8.4), Meditation zu Selbsterkenntnis (Arbeitsblatt 8.5) oder zum Selbstmitgefühl (Arbeitsblatt 10.3).
- Stellen Sie Ihre eigenen Überlebensregeln infrage und/oder richten Sie Ihren Blick auf Ihre eigenen Ressourcen (Arbeitsblatt 9.2). Führen Sie dafür eine wohltuende, stärkende Aktivität (Arbeitsblatt 9.3) durch.

Welche neuen Übungen dazukommen:

- Füllen Sie das Arbeitsblatt „Grundannahmen über mich selbst“ (Arbeitsblatt 9.4) aus. Konzentrieren Sie sich auf selbstmitfühlende Gedanken und halten Sie diese als alternative Gedanken und Überzeugungen fest.
- Üben Sie den Wechsel von der kritischen zur selbstmitfühlenden inneren Stimme bei der Erledigung von Aufgaben während der kommenden Woche. Sammeln Sie kurze Erinnerungsstützen und halten Sie Ihre Erfahrungen fest.

Erfahrungen bei den Aufgaben und Erinnerungsstützen für den Wechsel von der kritischen zur selbstmitfühlenden Stimme:

Arbeitsblatt 11.1

Ein ausgewogenes Selbstbild

Der Blick auf unsere inneren Ressourcen hilft uns, ein ausgewogenes Selbstbild über uns selbst zu entwickeln. Folgende Fragen regen zum Nachdenken an:

- Was gefällt mir an mir?
- Was mag ich gerne? Was sind meine Vorlieben?
- Was kann ich gut? Welche Fähigkeiten und Talente habe ich?
- Welche Vorlieben oder Talente hatte ich früher? (Hierzu gibt das Arbeitsblatt „Mein ‚Ich' im Laufe der Zeit" [Arbeitsblatt 7.5] eventuell schon erste Hinweise.)
- Welche Ressourcen möchte ich „reaktivieren"?
- Welche Fähigkeiten oder Talente würde ich gerne haben?
- Welche Herausforderungen habe ich gemeistert?
- Was sagen andere Menschen, was ihnen an mir gefällt oder was sie an mir mögen?
- Welche „guten" Eigenschaften habe ich? (Ideen für „gute" Eigenschaften und innere Ressourcen finden sich auf Arbeitsblatt 11.2.)

Meine Gedanken zu diesen Fragen:

Arbeitsblatt 11.2

Meine inneren Ressourcen

Innere Ressourcen sind für ein ausgewogenes Selbstbild wichtig. Welche inneren Ressourcen haben Sie?

Mögliche innere Ressourcen für mehr innere Stärke (aus Niemiec, 2019)

Kreativität	Ausdauer	Teamwork	Selbstregulation
Neugier	Authentizität	Fairness	Sinn für das Schöne
Urteilsvermögen	Enthusiasmus	Führungsvermögen	Dankbarkeit
Liebe zum Lernen	Bindungsfähigkeit	Vergebungs-bereitschaft	Hoffnung
Weisheit	Freundlichkeit	Bescheidenheit	Humor
Tapferkeit	Soziale Intelligenz	Vorsicht	Spiritualität

Sammlung meiner inneren Ressourcen

Übung

Ergänzen Sie die Sammlung Ihrer inneren Ressourcen in der kommenden Woche täglich. Wenn es Ihnen schwerfällt, selbst Stärken und innere Ressourcen zu finden, fragen Sie eine Person in Ihrem Umfeld.

Arbeitsblatt 11.3

Mein Zukunfts-Ich

Das Ich aus der Vergangenheit und in der Gegenwart anzuschauen, ist wichtig. Richten wir den Blick jetzt auf die Zukunft: *Wie soll Ihr zukünftiges Ich aussehen?* Welche Regeln sollen weiter überarbeitet werden? Welche Ressourcen (wieder) aktiviert werden? Folgende Fragen unterstützen die Gedanken um Ihr Zukunfts-Ich.

Welches Bild möchte ich von mir haben?

____

____

____

Wie möchte ich von anderen wahrgenommen werden?

____

____

____

Was möchte ich dafür verändern?

____

____

____

Arbeitsblatt 11.4

Übungen zwischen den Sitzungen

Was Sie weiterhin üben:

- Machen Sie täglich eine stärkende Übung: Umsorgende Begleiterin oder umsorgender Begleiter (Arbeitsblatt 7.4), Erdungs- bzw. 5-4-3-2-1-Übung (Arbeitsblatt 8.4), Meditation zu Selbsterkenntnis (Arbeitsblatt 8.5) oder Meditation zum Selbstmitgefühl (Arbeitsblatt 10.3).
- Hinterfragen Sie Ihre eigenen Überlebensregeln bzw. alten Grundannahmen (Arbeitsblatt 9.2).
- Üben Sie sich in Selbstmitgefühl.

Welche neuen Übungen dazukommen:

- Erweitern Sie die Sammlung Ihrer inneren Ressourcen (Arbeitsblatt 11.2).
- Beschäftigen Sie sich mit Ihrem Zukunfts-Ich: Wie soll dieses aussehen? Halten Sie Ihre Gedanken auf Arbeitsblatt 11.3 fest.

Platz für Erfahrungen bei den Übungen, Schwierigkeiten oder weitere Anmerkungen:

Arbeitsblatt 12.1

Zusammenhang zwischen Emotionsregulation und zwischenmenschlichem Verhalten

Nachdem Sie einige hilfreiche Strategien zur Emotionsregulation kennengelernt haben, können Sie diese anwenden, um Ihre Beziehungen zu verbessern. Überlegen Sie, welche Aspekte zu gesunden oder ungesunden Beziehungen beitragen.

Welches sind die typischen Merkmale von gesunden und ungesunden Beziehungen?

Gesunde Beziehungen	Ungesunde Beziehungen
______________________________	______________________________
______________________________	______________________________
______________________________	______________________________
______________________________	______________________________
______________________________	______________________________
______________________________	______________________________
______________________________	______________________________
______________________________	______________________________
______________________________	______________________________

In welchem Zusammenhang steht der Umgang mit Gefühlen zu gesunden und ungesunden Beziehungen? Hier gilt Folgendes:

- *Angenehme Gefühle* (z. B. Wärme oder Nähe) fördern die Beziehung.
- *Unangenehme Gefühle* (z. B. Ärger oder Enttäuschung) können einen Einfluss darauf haben, wie wir an Beziehungen herangehen und Konflikte und schwierige Situationen in Beziehungen lösen.

Wir alle haben unsere eigene Vorstellung von Beziehungen und eine typische Herangehensweise an diese. Diese sogenannten Beziehungsmuster entstehen beispielsweise durch Überzeugungen, Gefühle und Reaktionen, die oft auf Erfahrungen aus der Vergangenheit basieren und manchmal dabei helfen, Beziehungen aufzubauen und zu verstärken. Manchmal stehen diese tief verwurzelten Überzeugungen jedoch neuen und gesünderen Formen von Beziehungen zu anderen im Wege.

Arbeitsblatt 12.2

Beziehungsmuster

- Alle Menschen haben Beziehungsmuster.
- **Was sind Beziehungsmuster?** Denk-, Verhaltens- und Gefühlsmuster über sich selbst, andere und darüber, wie Beziehungen funktionieren, an denen wir uns unbewusst orientieren.
- **Wie entstehen Beziehungsmuster?** Während unserer frühen Beziehungen, häufig in der Familie, aber auch noch später im Rahmen wichtiger Beziehungen im Erwachsenenalter. Wir lernen, so zu denken, zu fühlen und zu handeln, dass wir unsere wichtigen Beziehungen möglichst gut „absichern" können. Das bedeutet:
  - Wir tun das, was damals belohnt wurde (*Beispiel*: Misstrauisch zu sein und Menschen auf Distanz zu halten, führte zu mehr Sicherheit).
  - Wir vermeiden das, was damals zu Bestrafung oder negativen Konsequenz geführt hat (*Beispiel*: Anderen zu vertrauen, führte zu Missbrauch; das Durchsetzen der eigenen Bedürfnisse führte zu Aggression, Kritik oder Gefahr).
- **Welchen Einfluss haben unsere Beziehungsmuster heute auf uns?** Sie sind eine Art „Bedienungsanleitung" für das Verhalten in Beziehungen. Diese „Bedienungsanleitungen" können sich als sich selbsterfüllende Prophezeiung erweisen, da wir uns keine Gelegenheiten für neue Erfahrungen geben. Manchmal verwenden wir weiterhin dieselben Verhaltensweisen in Situationen, in denen diese nicht effektiv oder hilfreich sind.
  Beispiel: Eine Person denkt, dass sie niemand lieben wird, weil sie nicht liebenswert ist. So hält sie andere auf Distanz und isoliert sich. Dadurch verpasst sie Gelegenheiten, andere kennenzulernen. Sie benutzt dann die Tatsache, dass sie keine engen Freundinnen und Freunde oder einen romantischen Partner hat, als Beweis dafür, dass sie nicht liebenswert ist.
- **Wie beeinflussen traumatische Erfahrungen diese Beziehungsmuster?** Traumatische Ereignisse können weniger gesunde Denk-, Verhaltens- und Gefühlsmuster verstärken (z. B. „Ich konnte anderen vorher nicht vertrauen, also kann ich jetzt erst recht niemandem vertrauen") und gesunde Muster stark verändern (z. B. „Ich konnte anderen vertrauen, jetzt aber nicht mehr").
- **Die gute Nachricht: „Beziehungsmuster" können verändert werden!** Dafür ist es wichtig, sie zu identifizieren und zu verändern, um in aktuellen oder kommenden Beziehungen flexibler und effektiver zu sein. Das können wir lernen, indem wir eine neue „Anleitung" schreiben, die angibt, wohin wir in Beziehungen gehen möchten und wie wir dorthin gelangen.

Arbeitsblatt 12.3 (Seite 1/2)

Typische Beziehungsmuster nach traumatischen Erfahrungen

Der erste Schritt zur Veränderung von Beziehungsmustern ist, diese zu erkennen. Welche Überzeugungen kennen Sie von sich?

Sicherheit

- ☐ Wenn ich jemanden nah an mich heranlasse, werde ich wahrscheinlich verletzt.
- ☐ Die einzige Möglichkeit, mich sicher zu fühlen, ist, andere auf Distanz zu halten.
- ☐ Es ist schwierig, auf mich allein gestellt zu sein oder mich selbst zu schützen.

Vertrauen/Intimität

- ☐ Ich kann meinem eigenen Urteilsvermögen nicht trauen.
- ☐ Nur wenn ich misstrauisch gegenüber anderen bleibe, bin ich sicher.
- ☐ Ich kann niemandem meine traumatischen Erfahrungen anvertrauen, weil andere nicht damit umgehen können.
- ☐ Ich kann niemandem meine traumatischen Erfahrungen anvertrauen, weil andere mich verurteilen oder nicht mehr respektieren werden.

Macht/Kontrolle/Einfluss

- ☐ Ich habe über nichts in meinem Leben Kontrolle und spüre keinen Einfluss (z. B. auf meine Probleme).
- ☐ Ich kann oder darf anderen nicht die Kontrolle überlassen.
- ☐ Personen, die Macht oder Einfluss haben, missbrauchen das.
- ☐ Nur eine Person in einer Beziehung kann die Kontrolle haben – entweder du oder ich.

Selbstwert/eigene Bedürfnisse

- ☐ Wenn ich meine Gefühle zeige, werde ich als schwach angesehen oder nicht respektiert.
- ☐ Wenn ich mich nicht aufopfere, werden andere mich weniger lieben.
- ☐ Die Bedürfnisse anderer sind wichtiger als meine eigenen.
- ☐ Meine Bedürfnisse auszudrücken oder auf mein Recht zu bestehen, würde zu Konflikten in meinen Beziehungen und zum Verlust dieser führen.
- ☐ Es kann nur um die Bedürfnisse einer Person gehen – entweder um deine oder meine.
- ☐ Ich bin verrückt, gebrochen und/oder nicht liebenswert.

Arbeitsblatt 12.3 (Seite 2/2)

Typische Beziehungsmuster nach traumatischen Erfahrungen

Weitere Überzeugungen

☐ ______________________________

☐ ______________________________

Reflexion der eigenen Beziehungsmuster

- Hat Sie etwas an diesen Beispielen und Ihren eigenen Überzeugungen überrascht?
- Inwiefern sind Ihre Überzeugungen hilfreich oder hinderlich für Ihre heutigen Beziehungen?
- Inwiefern beeinflussen Ihre Überzeugungen Ihr Verhalten gegenüber Freund:innen, Familienmitgliedern, Ihrem Partner oder Ihrer Partnerin, Bekannten und anderen Personen?

Arbeitsblatt 12.4 (Seite 1/2)

Beziehungsmuster 1: Eigene Beziehungsmuster erkennen (Beispiel)

Zwischenmenschliche Situation	Meine Gedanken und Gefühle über mich selbst	Meine Überzeugungen über die Gedanken und Gefühle der anderen	Mein Verhalten
Was ist passiert? *Ich habe mich mit meiner Schwester gestritten. Ich habe überlegt, ob ich darüber mit meinem Partner sprechen sollte, bin mir aber nicht sicher.*	Was habe ich über mich gedacht? *Ich bin schwach, wenn ich dafür Unterstützung von meinem Partner brauche.* *Er wird merken, wie bescheuert ich bin* Wie habe ich mich gefühlt? *gestresst* *aufgebracht* *allein* *nervös*	Was werden die anderen denken? *Immer übertreibt sie und macht aus jeder Kleinigkeit ein Problem.* *Mit niemandem kommt sie klar.* *Sie kann nicht mal allein mit ihren Problemen fertig werden.* *Warum tue ich mir das eigentlich an?* Wie werden sich die anderen fühlen? *gelangweilt* *genervt* *mit eigenen Themen beschäftigt/werden sich von mir gestört fühlen*	Was habe ich dann gemacht? *Ich habe ihm nicht davon erzählt und es mit mir selbst ausgemacht.*

Beziehungsmuster: Wenn *ich meine unangenehmen Gefühle offenbare*, dann *werde ich abgelehnt*.

Arbeitsblatt 12.4 (Seite 2/2)

Beziehungsmuster 1: Eigene Beziehungsmuster erkennen

Zwischenmenschliche Situation	Meine Gedanken und Gefühle über mich selbst	Meine Überzeugungen über die Gedanken und Gefühle der anderen	Mein Verhalten
Was ist passiert?	Was habe ich über mich gedacht?	Was werden die anderen denken?	Was habe ich dann gemacht?
	Wie habe ich mich gefühlt?	Wie werden sich die anderen fühlen?	

Beziehungsmuster: Wenn ______________________________, dann ______________________________.

Arbeitsblatt 12.5

Übungen zwischen den Sitzungen

Was Sie weiterhin üben:

- Üben Sie weiterhin zweimal täglich das bewusste Atmen (Arbeitsblatt 1.4) und das Emotionssurfen (Arbeitsblatt 2.7).
- Setzen Sie weiterhin Ihren Selbstfürsorgeplan um und notieren Sie Ihre Aktivitäten im Aktivitätenprotokoll (Arbeitsblatt 3.9).
- Üben Sie mindestens eine Strategie, um Ihre positiven Gefühle täglich zu stärken.

Welche neue Übung dazukommt:

- Vervollständigen Sie das Arbeitsblatt „Beziehungsmuster 1: Eigene Beziehungsmuster erkennen" (Arbeitsblatt 12.4) mindestens einmal bis zur nächsten Sitzung (also bezüglich einer konkreten zwischenmenschlichen Situation der kommenden Woche).
- Wenden Sie die Strategien auf der Körper-, Gedanken- und Verhaltensebene an, um dabei auftretende unangenehme Gefühle zu bewältigen.

Platz für Erfahrungen bei den Übungen, Schwierigkeiten oder weitere Anmerkungen:

Arbeitsblatt 13.1

Gesunde Beziehungen = Gesunde Grenzsetzung

Gesunde Beziehungen zeichnen sich durch eine gesunde Grenzsetzung aus. Doch was bedeuten Grenzen in Beziehungen? Häufige Grenzsetzungen in Beziehungen:

Nicht nah genug: Andere auf Distanz halten

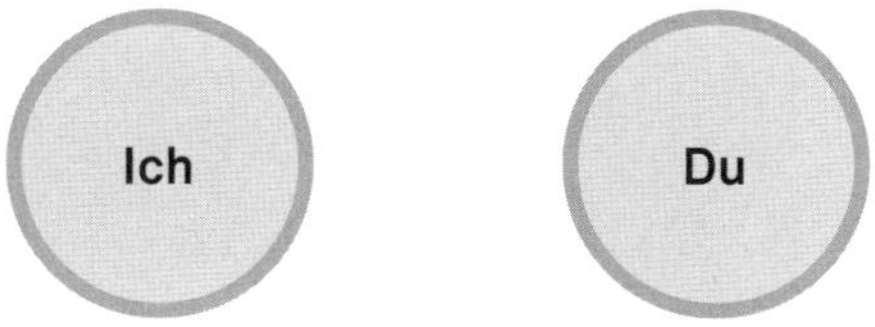

Pro:
- Sich sicher und beschützt fühlen
- Wenig oder gar keine Konflikte

Contra:
- Keine soziale Einbindung
- Einsamkeit
- Mangel an Unterstützung
- Zu viel Selbstständigkeit

Zu nah: Symbiotische Beziehung

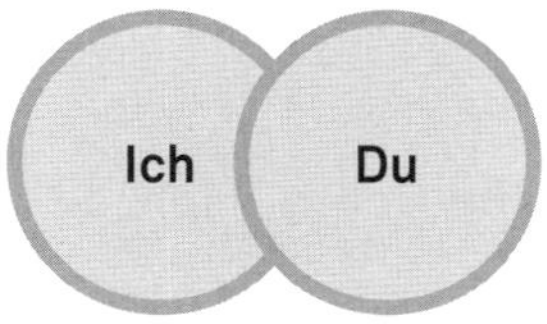

Pro:
- Sich sozial eingebunden fühlen
- Unterstützung möglich

Contra:
- Mangel an Unterstützung bei eigenen Prioritäten
- Identitätsverlust
- Eingeschränkte Befriedigung der eigenen Bedürfnisse/ fragliche Zielerreichung
- Zu geringe Selbstständigkeit

Optimal: Angemessene Grenzen

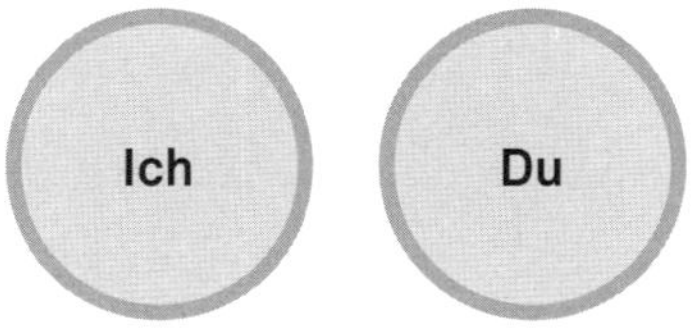

Pro:
- Sich sozial eingebunden fühlen
- Erleben von Unterstützung
- Identitätsbewusstsein
- Gegenseitige Unterstützung bei der Erreichung von Zielen und Bedürfnisorientierung

Arbeitsblatt 13.2

Grenzen in Beziehungen aufrechterhalten

- Jede Person hat eigene Bedürfnisse und Ziele. In einer Beziehung sollte jede Person die Möglichkeit bekommen, eigene Bedürfnisse und Ziele herauszufinden und zu verfolgen.
- Es ist wichtig, über die eigenen Bedürfnisse zu sprechen und sich gegenseitig dabei zu unterstützen, Wünsche umzusetzen und Ziele zu erreichen.
- Es sollte ein Gleichgewicht zwischen den eigenen Zielen und Bedürfnissen sowie den Zielen und Bedürfnissen der anderen bestehen.
- Wenn Konflikte zwischen den Bedürfnissen der verschiedenen Personen entstehen, sollten Kompromisse gesucht werden.
- Emotionale, körperliche oder finanzielle Gewalt sollte unter keinen Umständen stattfinden.

Haben Sie weitere Vorschläge, wie Grenzen in Beziehungen aufrechterhalten werden können?

____

____

Fallen Ihnen Beziehungen ein, in denen das oben genannte Miteinander nicht erreicht wird?

____

____

Welche Gefühle treten dann auf?

____

____

Was könnte helfen, ein solches Miteinander zu erreichen?

____

____

Arbeitsblatt 13.3

Bestehende Beziehungsmuster verändern

Um bestehende Beziehungsmuster und Grenzen in Beziehungen zu verändern, gibt es einige Fragen, die Sie für sich selbst beantworten können:

- Welche Ziele möchten Sie in der Beziehung verfolgen? Setzen Sie sich ein positives Ziel für die Beziehung.
- Welche Gedanken und Gefühle helfen Ihnen, dieses positive Ziel zu erreichen? Identifizieren Sie einen Gedanken und ein Gefühl.
- Was könnte die andere Person in der Beziehung fühlen oder denken? Stellen Sie sich vor, wie diese Person reagieren könnte.
- Wie können Sie sich verhalten, um Ihr Ziel zu erreichen (und möglichst aufrechtzuerhalten)?
- Sprechen Sie mit anderen Personen, wenn Sie bei einzelnen Fragen Hilfe benötigen (z. B. Therapeutin oder Therapeut, Freund:innen).
- Außerdem kann das Arbeitsblatt 13.4 „Beziehungsmuster 2: Eigene Beziehungsmuster verändern" dabei unterstützen, Beziehungsmuster zu verändern.

Arbeitsblatt 13.4 (Seite 1/2)

Beziehungsmuster 2: Eigene Beziehungsmuster verändern (Beispiel)

Zwischenmenschliche Situation	Meine Gedanken und Gefühle über mich selbst	Meine Überzeugungen über die Gedanken und Gefühle der anderen	Mein Verhalten
Was ist passiert? *Ich habe mich mit meiner Schwester gestritten. Ich habe überlegt, ob ich darüber mit meinem Partner sprechen sollte, bin mir aber nicht sicher.*	Was habe ich über mich gedacht? *Ich bin schwach, wenn ich Unterstützung von meinem Partner dafür brauche. Er wird merken, wie bescheuert ich bin.* Wie habe ich mich gefühlt? *Gestresst, aufgebracht, allein, nervös*	Was werden die anderen denken? *Immer übertreibt sie und macht aus jeder Kleinigkeit ein Problem. Mit niemandem kommt sie klar. Sie kann nicht mal allein mit ihren Problemen fertig werden. Warum tue ich mir das eigentlich an?* Wie werden sich die anderen fühlen? *Gelangweilt, genervt* *Mit eigenen Themen beschäftigt/ werden sich von mir gestört fühlen*	Was habe ich dann gemacht? *Ich habe ihm nicht davon erzählt und es mit mir selbst ausgemacht.*

Ursprüngliches Beziehungsmuster: Wenn *ich meine unangenehmen Gefühle offenbare*, dann *werde ich abgelehnt*.

Zwischenmenschliches Ziel in der Situation	Alternative Gedanken und Gefühle über mich selbst	Alternative Überzeugungen über die Gedanken und Gefühle der anderen	Alternatives Verhalten
Was möchte ich erreichen? *Ich möchte mich meinem Partner gegenüber mehr zeigen.*	Was möchte ich über mich denken? *Mich zu offenbaren fällt mir nicht leicht, aber ich mache erste kleine Fortschritte. Es ist nicht ungewöhnlich, sich in einer Beziehung Unterstützung zu holen.* Wie möchte ich mich fühlen? *Ruhig, mit dem Partner verbunden*	Was könnten die anderen denken? *Sie hat es auch echt nicht leicht mit ihrer Schwester. Wie gut, dass sie mir sagt, was los ist, dann weiß ich Bescheid.* Wie könnten sich die anderen fühlen? *Einbezogen, verständnisvoll, zugewandt*	Was könnte ich stattdessen tun? *Ein wenig davon erzählen, was passiert ist, und sagen, dass ich mich dadurch belastet fühle.*

Alternatives Beziehungsmuster: Wenn *ich meine unangenehmen Gefühle offenbare*, dann *bekomme ich Zuwendung*.

Arbeitsblatt 13.4 (Seite 2/2)

Beziehungsmuster 2: Eigene Beziehungsmuster verändern

Zwischenmenschliche Situation	Meine Gedanken und Gefühle über mich selbst	Meine Überzeugungen über die Gedanken und Gefühle der anderen	Mein Verhalten
Was ist passiert?	Was habe ich über mich gedacht? Wie habe ich mich gefühlt?	Was werden die anderen denken? Wie werden sich die anderen fühlen?	Was habe ich dann gemacht?

Ursprüngliches Beziehungsmuster: Wenn ______________________________, dann ______________________________.

Zwischenmenschliches Ziel in der Situation	Alternative Gedanken und Gefühle über mich selbst	Alternative Überzeugungen über die Gedanken und Gefühle der anderen	Alternatives Verhalten
Was möchte ich erreichen?	Was möchte ich über mich denken? Wie möchte ich mich fühlen?	Was könnten die anderen denken? Wie könnten sich die anderen fühlen?	Was könnte ich stattdessen tun?

Alternatives Beziehungsmuster: Wenn ______________________________, dann ______________________________.

Arbeitsblatt 13.5

Übungen zwischen den Sitzungen

Was Sie weiterhin üben:

- Wenden Sie weiterhin die bisher gelernten Skills an. Überlegen Sie, in welcher Situation welcher Skill hilfreich sein könnte. Üben Sie nach wie vor im „Trockenen", um die Strategien zu verinnerlichen und auch unter Stress benutzen zu können.
- Üben Sie weiterhin das Bewusste Atmen (Arbeitsblatt 1.4) und das Emotionssurfen (Arbeitsblatt 2.7) zweimal täglich.
- Führen Sie positive Aktivitäten durch, um gute Erlebnisse zu schaffen und angenehme Gefühle zu spüren oder aufrechtzuerhalten (Arbeitsblatt 3.9).

Welche neuen Übungen dazukommen:

- Füllen Sie das Arbeitsblatt „Beziehungsmuster 2: Eigene Beziehungsmuster verändern" (Arbeitsblatt 13.4) bis zur nächsten Sitzung aus. Legen Sie den Schwerpunkt, wenn möglich, auf Beziehungen, in denen das Thema Selbstsicherheit im Fokus steht.
- Versuchen Sie, bestehende Beziehungsmuster in mindestens einer Beziehung zu verändern (wenn Sie möchten, das in der Sitzung erarbeitete Beziehungsmuster). Wenden Sie die Strategien der Körper-, Gedanken- und Verhaltensebene an, um dabei auftretende unangenehme Gefühle zu bewältigen.

Platz für Erfahrungen bei den Übungen, Schwierigkeiten oder weitere Anmerkungen:

____

____

____

____

Arbeitsblatt 14.1

Wie kommt es zu symbiotischen Beziehungen?

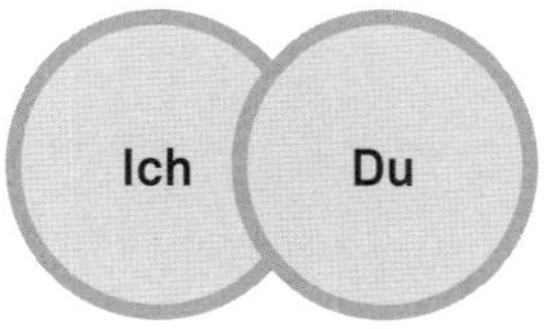

= zu viel Nähe in Beziehungen

Warum stellen Personen zu viel Nähe in ihren Beziehungen her?

Welche konkreten Verhaltensweisen führen zu symbiotischer Nähe?

Arbeitsblatt 14.2 (Seite 1/4)

Möglichkeiten der Abgrenzung

Möglichkeiten der Abgrenzung in Beziehungen

Unsicheres Verhalten:
Eigene Rechte, Wünsche und Bedürfnisse werden nicht beachtet und/oder nicht mitgeteilt.

Vorteile (+)	Nachteile (–)

Aggressives Verhalten:
Eigene Rechte, Wünsche und Bedürfnisse werden übermäßig (und ggf. auf Kosten anderer) durchgesetzt, z. B. durch unangemessenes Verhalten, Wutausbrüche oder Feindseligkeit.

Vorteile (+)	Nachteile (–)

Selbstsicheres Verhalten:
Eigene Rechte, Wünsche und Bedürfnisse werden ausgedrückt und mitgeteilt.
Sie setzen sich für diese ein, ohne die Rechte anderer zu verletzen.

Vorteile (+)	Nachteile (–)

Arbeitsblatt 14.2 (Seite 2/4)

Möglichkeiten der Abgrenzung

Strategien zur selbstsicheren Abgrenzung in Beziehungen

Unterschiedliche zwischenmenschliche Situationen benötigen unterschiedliche Wege der Interaktion und Kommunikation. Dafür gibt es verschiedene Strategien, um sich in Beziehungen selbstsicher abzugrenzen. Wichtig ist es dabei, das eigene Ziel und die Art der Beziehung zu berücksichtigen.

Strategie 1: Ich-Botschaften senden

- *Ziel:* Die eigenen Gefühle ausdrücken (die durch das Verhalten der anderen Person ausgelöst wurden).
- Der Fokus liegt darauf, der anderen Person zu zeigen, was ihr Verhalten mit einem selbst macht bzw. was dieses für Konsequenzen für einen selbst hat. Indem wir uns auf das Verhalten der Person und nicht auf die Person selbst konzentrieren, fühlt sich die andere Person weniger angegriffen oder kritisiert.
- *Wichtig:* Ich-Botschaften erfolgreich zu formulieren, bedeutet, die eigenen Bedenken klar und respektvoll darzulegen. Der Fokus liegt nicht darauf, dass die Gesprächspartnerin bzw. der Gesprächspartner einem selbst Recht gibt oder die eigene Meinung teilt.
- Eine Ich-Botschaft hat drei Elemente:
  1. Konkretes Verhalten der anderen Person
  2. Durch das Verhalten ausgelöstes Gefühl in einem selbst
  3. Konsequenzen des Verhaltens für einen selbst und Veränderungsvorschläge

Schritte der Ich-Botschaft	Hilfreiche Fragen/Formulierungen
Verhalten	• Was ist geschehen? • Was hat die andere Person getan?
Gefühl	• Wie fühle ich mich? • Was löst das Verhalten der anderen Person bei mir aus?
Konsequenz	• Was resultiert daraus?
Vorschläge zur Formulierung einer Ich-Botschaft	• Wenn du ... (Verhalten), fühle ich (mich) ... (Gefühl), weil ... (Konsequenz).“ • Ich würde mir wünschen, dass ...
Beispiel	• „Wenn du mich unterbrichst, bin ich frustriert, weil ich dann den Faden verliere.“

Die Aufgabe erfolgreich zu meistern, bedeutet, Ihre Bedenken klar und respektvoll darzulegen. Der Fokus liegt nicht darauf, ob die Person gegenüber Ihnen Recht gibt bzw. Ihre Meinung teilt.

Arbeitsblatt 14.2 (Seite 3/4)

Möglichkeiten der Abgrenzung

Strategie 2: *Nein* sagen

- *Ziel:* Die eigenen Grenzen deutlich machen oder die eigenen Erwartungen an das Verhalten der anderen Person ausdrücken.

Vorgehensweise 1: Wenn die Beziehung nicht gefördert werden soll	• Nein sagen ohne Begründung (z. B. „Nein, danke“) • Freundlicher, selbstbestimmter Tonfall • Wenn die andere Person nicht lockerlässt: Sich wiederholen und währenddessen der anderen Person direkt in die Augen schauen und die Lautstärke der Stimme leicht erhöhen.
Vorgehensweise 2: Wenn die Beziehung aufrechterhalten und gefördert werden soll	• Die Bitte der anderen Person anerkennen, indem sie wiederholt wird. • Nein sagen mit kurzer Begründung (aber ohne Entschuldigung!). • Anbieten einer Alternative, bei der die eigenen Bedürfnisse, Anliegen bzw. Ziele und auch die der anderen Person berücksichtigt werden (z. B. „Ich verstehe, dass du Hilfe bei deinem Umzug am Sonntag brauchst. Leider habe ich an dem Tag schon andere Pläne. Wenn du magst, komme ich stattdessen am Samstag und helfe dir beim Packen“). • Wenn „Nein sagen“ besonders schwierig ist, ist es hilfreich, sich ein bisschen Zeit für die Antwort zu verschaffen (z. B. „Ich bin mir noch nicht sicher, ich gebe dir morgen Bescheid.“).

Strategie 3: Wünsche äußern und Forderungen stellen

- *Ziel:* Nach etwas fragen, was man sich vom anderen wünscht.
- Das eigene Anliegen konkret, klar und einfach formulieren (z. B. „Ich würde gerne, dass du mit mir zu dem Arzttermin gehst“).
- Ich-Botschaften benutzen („Ich würde gerne ...“ vs. „Du musst ...“).
- Positive Konsequenzen (für die andere Person) aufzeigen, wenn die andere Person der eigenen Forderung nachkommt (z. B. „Es wäre großartig, wenn du die Besorgung für mich erledigen könntest, weil ich dann heute Abend mehr Zeit für dich habe“) und/oder negative Konsequenzen (für die andere Person) verdeutlichen, wenn die andere Person der eigenen Forderung nicht nachkommt (z. B. „Wenn du mich nicht unterstützt, werde ich es heute Abend nicht pünktlich zu unserem Gruppentreffen schaffen. Das fände ich sehr schade“).
- Vermeiden, sich für den eigenen Wunsch zu entschuldigen oder ihn herunterzuspielen (z. B. „Ich würde mich freuen, wenn du mir bei meinem Umzug helfen würdest“ vs. „Es tut mir leid, dich für meinen Umzug zu fragen, aber ich bin sonst ganz allein“ oder „Komme nur, wenn es wirklich keine Umstände für dich macht. Ich schaffe das auch allein, keine große Sache“).

Arbeitsblatt 14.2 (Seite 4/4)

Möglichkeiten der Abgrenzung

Strategie 4: Verlassen von destruktiven Interaktionen

- *Ziel:* Die Situation verlassen oder verschieben, wenn die andere Person wütend oder aggressiv reagiert.
- Die andere Person wissen lassen, was man selbst in dem Moment wahrnimmt.
- Rückmeldung darüber geben, wann geplant ist, den Kontakt wieder aufzunehmen.
- Beispiel: „Ich merke, dass wir beide jetzt immer ärgerlicher werden. Das führt gerade zu nichts. Lass uns nach dem Mittagessen weiter darüber sprechen."

Was tun, wenn die andere Person negativ auf Ihr selbstsicheres Verhalten reagiert?

Wichtig: Wenn wir Strategien zur selbstsicheren Abgrenzung in Beziehungen anwenden, führt das nicht immer dazu, dass unsere Beziehungspartnerinnen und Beziehungspartner positiv auf uns und unsere Anliegen reagieren. Wie können wir damit umgehen?

Wenn die andere Person enttäuscht reagiert	• Verständnis und Empathie zeigen. • Die Enttäuschung der anderen Person anerkennen, ohne die eigene Position zurückzustellen. • Beispiel: „Ich verstehe es gut, dass du jetzt enttäuscht bist, dass ich dir nicht bei deinem Umzug helfen werde, aber mir sind meine anderen Pläne sehr wichtig."
Wenn die andere Person ein Nein als Antwort nicht akzeptiert	• Den eigenen Wunsch oder die eigene Forderung wiederholen, ohne sich von anderen Argumenten ablenken zu lassen. • Beispiel: „Ich verstehe, was du sagst/meinst, aber ich werde dabeibleiben."

Arbeitsblatt 14.3

Grundlegende persönliche Rechte (in Anlehnung an Cloitre et al., 2014)

- Ich habe das Recht, zu sagen, was ich möchte.
- Ich habe das Recht, „Nein" zu sagen.
- Ich habe das Recht, meine Gefühle (positive und negative) auszudrücken.
- Ich habe das Recht, Fehler zu machen.
- Ich habe das Recht auf eine eigene Meinung.
- Ich habe das Recht, mit Würde und Respekt behandelt zu werden.
- Ich habe das Recht auf eigene Entscheidungen.
- Ich habe das Recht, mich zur Wehr zu setzen.
- Ich habe das Recht auf eigene Werte.
- Ich habe das Recht, Wünsche an andere zu formulieren.
- Ich habe das Recht, ärgerlich auf andere zu sein.
- Ich habe das Recht, „Ich weiß es nicht" zu sagen.
- Ich habe das Recht, Dinge auszuhandeln.
- Ich habe das Recht, nach Hilfe und Unterstützung zu fragen.
- Ich habe das Recht, zu fühlen und danach zu handeln.
- Ich habe das Recht auf Zeit für mich.
- Ich habe das Recht, die Verantwortung anderer bei den anderen zu lassen.
- Ich habe das Recht, auf meine eigenen Bedürfnisse zu achten.
- Ich habe das Recht, innezuhalten.
- Ich habe das Recht, um mein Wohlergehen besorgt zu sein.

Arbeitsblatt 14.4

Übungen für mehr Selbstsicherheit

(in Anlehnung an Cloitre et al., 2014; Linehan, 1993)

- Gehen Sie in ein Geschäft und fragen Sie eine Verkäuferin oder einen Verkäufer, ob sie oder er Ihnen helfen könnte, etwas Bestimmtes zu finden.
  Alternative: Lassen Sie sich über ein Produkt beraten.
- Lassen Sie sich an einer Kasse einen 5-Euro-Schein wechseln, ohne etwas zu kaufen.
- Rufen Sie in einem Friseursalon an und machen Sie einen Termin aus. Rufen Sie eine Weile später wieder an, um den Termin abzusagen.
  Alternative: Reservieren Sie einen Tisch in einem Restaurant und sagen Sie diese Reservierung einen Moment später wieder ab.
- Fragen Sie in einem Restaurant nach der Veränderung eines Gerichts (z. B. eine Ofenkartoffel statt Bratkartoffeln als Beilage bestellen).
- Bitten Sie eine Arbeitskollegin oder einen Arbeitskollegen oder Mitstudierende um einen Gefallen (z. B. etwas mitzubringen; die Meinung zu Ihrer Arbeit erfragen).
- Äußern Sie in einem Gespräch mit einer anderen Person eine gegenteilige Meinung.
- Bitten Sie eine Freundin oder einen Freund um Hilfe (z. B. bei einer Reparatur).
- Bitten Sie eine andere Person, etwas leiser (oder lauter) zu sprechen.
- Bitten Sie eine andere Person, mit etwas aufzuhören, was Sie stört.
- Kaufen Sie etwas für einen Euro und lassen Sie es sich einpacken.
- Bestellen Sie Brötchen beim Bäcker und entscheiden Sie sich dann nochmal um.

Arbeitsblatt 14.5

Übungen zwischen den Sitzungen

Was Sie weiterhin üben:

- Wenden Sie weiterhin die bisher gelernten Skills an. Überlegen Sie, in welcher Situation welcher Skill hilfreich sein könnte. Üben Sie nach wie vor im „Trockenen", um die Strategien zu verinnerlichen und auch unter Stress benutzen zu können.
- Üben Sie weiterhin das Bewusste Atmen (Arbeitsblatt 1.4) und das Emotionssurfen (Arbeitsblatt 2.7) zweimal täglich.
- Führen Sie positive Aktivitäten durch, um gute Erlebnisse zu schaffen und angenehme Gefühle zu spüren oder aufrechtzuerhalten (Arbeitsblatt 3.9).
- Arbeiten Sie weiterhin daran, bestehende Beziehungsmuster in mindestens einer Beziehung zu verändern. Wenden Sie die Strategien der Körper-, Gedanken- und Verhaltensebene an, um dabei auftretende unangenehme Gefühle zu bewältigen.

Welche neuen Übungen dazukommen:

- Wenden Sie die Strategie zur selbstsicheren Abgrenzung, die Sie sich ausgesucht haben, in mindestens einer Interaktion an (falls Sie keine geeignete Situation erleben, können Sie sich bewusst in Situationen begeben, die selbstsicheres Verhalten fördern [vgl. hierzu Arbeitsblatt 14.4]).
- Füllen Sie das Arbeitsblatt „Beziehungsmuster 2: Eigene Beziehungsmuster verändern" (Arbeitsblatt 13.4) bis zur nächsten Sitzung aus. Legen Sie den Schwerpunkt, wenn möglich, auf Beziehungen, in denen das Thema Selbstsicherheit im Fokus steht.

Platz für Erfahrungen bei den Übungen, Schwierigkeiten oder weitere Anmerkungen:

Arbeitsblatt 15.1 (Seite 1/2)

Unterschiedliche Machtverhältnisse in Beziehungen

In Beziehungen gibt es verschiedene Arten von Machtverhältnissen, mit denen wir unterschiedlich umgehen.

Die drei Typen von Machtverhältnissen

- *Typ I:* Die Personen in der Beziehung haben den gleichen Einfluss (Beispiele: Freund:innen, Partner:innen, Kolleg:innen).
- *Typ II:* Eine Person in der Beziehung hat mehr Einfluss als die andere Person (Beispiele: Vorgesetzte oder Vorgesetzter, Lehrer:innen, Eltern).
- *Typ III:* Eine Person in der Beziehung hat weniger Einfluss als die andere Person (Beispiele: Angestellte oder Angestellter, Schüler:innen, Kinder).

Persönliche Erfahrungen mit unterschiedlichen Machtverhältnissen in Beziehungen

Bei welchen Personen in Ihrem Umfeld erleben Sie sich ...

... auf Augenhöhe (mit gleichem Einfluss)?

___

___

___

___

... als „kleiner“ (mit weniger Einfluss)?

___

___

___

___

... als „größer (mit mehr Einfluss)?

___

___

___

___

Arbeitsblatt 15.1 (Seite 2/2)

Unterschiedliche Machtverhältnisse in Beziehungen

Übung zu Machtverhältnissen in Beziehungen

Wie reagieren Sie auf die folgenden Äußerungen? Was würden Sie den jeweiligen Personen antworten?

„Sehe ich gut aus in diesem Oberteil?"

von ihrer Partnerin oder ihrem Partner: ______________________________

von ihrem Kind: ______________________________

von ihrer Führungskraft: ______________________________

„Ich esse Schokoladenkekse zum Abendbrot."

von ihrer Partnerin oder ihrem Partner: ______________________________

von ihrem Kind: ______________________________

von ihrer Führungskraft: ______________________________

„Ich weiß, du bist gerade beschäftigt, aber komm schnell her – ich brauche sofort deine Hilfe!"

von ihrer Partnerin oder ihrem Partner: ______________________________

von ihrem Kind: ______________________________

von ihrer Führungskraft: ______________________________

Arbeitsblatt 15.2 (Seite 1/2)

Hindernisse in der Beziehungsgestaltung durch Traumatisierungen

In Bezug auf Beziehungen gibt es Überzeugungen, die typisch für verschiedene Verhältnisse sind und durch traumatische Erlebnisse beeinflusst werden. Welche Überzeugungen kennen Sie aus Ihren eigenen Beziehungen?

Typ I: Personen haben den gleichen Einfluss (z. B. Freund:innen, Partner:innen, Kolleg:innen)

Haupthindernis:
Trotz der Augenhöhe nehmen Sie sich selbst als einflussreicher oder weniger einflussreich wahr.

Typische Überzeugungen:

- ☐ Meine Kolleg:innen, Freund:innen oder Familienmitglieder sind Feinde oder stellen eine Bedrohung dar.
- ☐ Meine Kolleg:innen, Freund:innen oder Familienmitglieder werden aggressiv sein oder mich ausnutzen.
- ☐ Ich muss wachsam und aggressiv sein.
- ☐ Ich bleibe lieber auf Distanz und vertraue anderen nicht.
- ☐ Ich tue so, als hätte ich mehr Einfluss, als ich eigentlich habe, um mich zu schützen.
- ☐ ____________________

Typ II: Eine Person hat mehr Einfluss (z. B. Vorgesetzte oder Vorgesetzter, Lehrer:innen, Eltern)

Haupthindernis:
Jemand anderes hat mehr Einfluss als Sie und Sie gehen davon aus, dass diese Person Sie ausnutzt.

Typische Überzeugungen:

- ☐ Die andere Person ist ein Feind oder stellt eine Bedrohung dar.
- ☐ Ich bin ängstlich und mache mir Sorgen, dass etwas Schlimmes passieren wird, wenn die andere Person unzufrieden mit mir ist oder schlechte Laune hat.
- ☐ Ich bemühe mich möglicherweise zu sehr, um zu gefallen.
- ☐ Mir fällt es schwer, Nein zu sagen oder nach den Dingen zu fragen, die ich brauche oder möchte, weil ich Angst habe, dass ich bestraft oder verletzt werde.
- ☐ Ich werde ärgerlich, weil ich denke, dass ich ausgenutzt werde, auch wenn das vielleicht nicht stimmt.
- ☐ ____________________

Arbeitsblatt 15.2 (Seite 2/2)

Hindernisse in der Beziehungsgestaltung durch Traumatisierungen

Typ III: Eine Person hat weniger Einfluss (z. B. Angestellte oder Angestellter, Schüler:innen, Kinder)

Haupthindernis:
Sie haben mehr Einfluss als eine andere Person und fühlen sich deshalb unwohl oder haben ein schlechtes Gewissen, wenn Sie Ihren Einfluss nutzen.

Typische Überzeugungen:

- ☐ Ich habe Angst vor meinem eigenen Einfluss, deshalb übe ich ihn nicht aus.
- ☐ Ich darf meine Autorität nicht ausüben.
- ☐ Ich fühle mich ausgenutzt von den Personen, die weniger Einfluss haben als ich.
- ☐ Ich fühle mich gemein und entschuldige mich oder nehme zurück, was ich gesagt habe.
- ☐ Ich verhalte mich tatsächlich gemein und habe dann ein schlechtes Gewissen.
- ☐ ______________________________

Arbeitsblatt 15.3

Flexibilität in Beziehungen verstärken

Um Ihre Flexibilität in Beziehungen zu stärken, kann es hilfreich sein, dass Sie Ihre Ziele und die Verhältnisse in der Beziehung erkennen. Die folgenden Aspekte können Sie dabei unterstützen:

- Denken Sie an eine Beziehung, in der es zu Konflikten kommt.
- Überlegen Sie, ob belastende Gefühle und Überzeugungen vielleicht deshalb bestehen, weil die Verhältnisse nicht klar genug sind.
- Überprüfen Sie, in welchem Verhältnis Sie (wirklich) mit der Person stehen. Wenn Sie bereits in einem für Sie angemessenen Verhältnis stehen, erarbeiten Sie Ihre entsprechenden Überzeugungen. Respektieren Sie dabei das bestehende Verhältnis sowie sich selbst und die andere Person in diesem Verhältnis.
- Wenn das aktuelle Verhältnis nicht angemessen ist, überlegen Sie, welches Verhältnis angemessen wäre, und erarbeiten Sie Ihre tatsächlichen und dann potenziell hilfreichere Überzeugungen mithilfe des Arbeitsblatts „Beziehungsmuster 2: Eigene Beziehungsmuster verändern“ (Arbeitsblatt 13.4).

Gruppenübung zur Stärkung der Flexibilität in Beziehungen

- Ein Gruppenmitglied stellt eine Situation aus einer Beziehung vor, in der die Machtverhältnisse aktuell nicht klar (genug) sind oder in der es einen Konflikt mit der anderen Beziehungsperson gab.
- Überlegen Sie gemeinsam, welche Lösungsalternativen es gibt und welche Strategien dabei behilflich sein könnten.
- Machen Sie ein Rollenspiel dazu, um die Strategien einzuüben und zu festigen.

Arbeitsblatt 15.4

Übungen zwischen den Sitzungen

Was Sie weiterhin üben:

- Wenden Sie weiterhin die bisher gelernten Skills an. Überlegen Sie, in welcher Situation welcher Skill hilfreich sein könnte. Üben Sie nach wie vor im „Trockenen", um die Strategien zu verinnerlichen und auch unter Stress benutzen zu können.
- Üben Sie weiterhin das Bewusste Atmen (Arbeitsblatt 1.4) und das Emotionssurfen (Arbeitsblatt 2.7) zweimal täglich.
- Führen Sie positive Aktivitäten durch, um gute Erlebnisse zu schaffen und angenehme Gefühle zu spüren oder aufrechtzuerhalten (Arbeitsblatt 3.9).
- Arbeiten Sie weiterhin daran, bestehende Beziehungsmuster in mindestens einer Beziehung zu verändern. Wenden Sie die Strategien der Körper-, Gedanken- und Verhaltensebene an, um dabei auftretende unangenehme Gefühle zu bewältigen.

Welche neuen Übungen dazukommen:

- Wenden Sie die bisher erlernten Strategie in Beziehungen mit unterschiedlichen Machtverhältnissen an. Beobachten Sie, inwieweit Sie Ihre Ziele erreichen.
- Füllen Sie das Arbeitsblatt „Beziehungsmuster 2: Eigene Beziehungsmuster verändern" (Arbeitsblatt 13.4) bis zur nächsten Sitzung aus. Legen Sie den Schwerpunkt, wenn möglich, auf Beziehungen, in denen Sie die Flexibilität stärken möchten.

Platz für Erfahrungen bei den Übungen, Schwierigkeiten oder weitere Anmerkungen:

Arbeitsblatt 16.1

Wie kommt es zu emotionaler Distanz in Beziehungen und/oder Beziehungsabbrüchen?

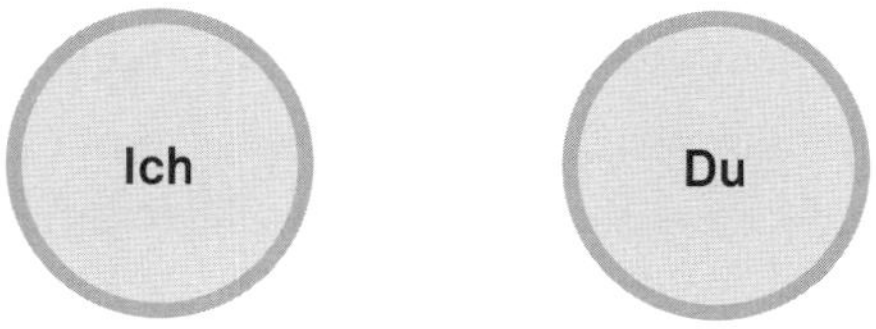

= andere in Beziehungen auf Distanz halten

Warum stellen Personen emotionale Distanz in ihren Beziehungen her?

Welche konkreten Verhaltensweisen führen zu emotionaler Distanz?

Arbeitsblatt 16.2 (Seite 1/2)

Nähe in Beziehungen fördern

Wie Sie neue Beziehungen aufbauen

Folgende Aspekte können dabei helfen, neue Beziehungen aufzubauen:

- Nehmen Sie Kontakt auf und signalisieren Sie Ihre Gesprächsbereitschaft (etwa über Blickkontakt).
- Führen Sie ein (kurzes) Gespräch: Finden Sie gemeinsame Themen, stellen Sie offene Fragen und hören Sie aktiv zu.
- Nehmen Sie der anderen Person gegenüber eine respektvolle und positive Haltung ein.
- Initiieren Sie eine kleine gemeinsame Aktivität (z. B. einen Kaffee trinken gehen).
- Wenn die kurze gemeinsame Aktivität gut läuft, initiieren Sie mehr gemeinsame Zeit und größere Aktivitäten (z. B. ein gemeinsames Essen oder eine sportliche Aktivität).

Wie Sie bestehende Beziehungen (nach einem Konflikt) verbessern

Folgende Aspekte können dabei helfen, bestehende Beziehungen (nach einem Konflikt) zu verbessern und Nähe zu fördern:

- Fragen Sie die andere Person, ob sie bereit für ein klärendes Gespräch ist.
- Erkennen Sie an, dass der letzte Kontakt nicht gut gelaufen ist.
- Drücken Sie Ihren Respekt sowie Ihre fürsorglichen und liebevollen Gefühle für diese Person aus.
- Erkennen Sie eigene Fehler und gegebenenfalls sie Verletzung der anderen Person an (wenn Sie dafür tatsächlich Verantwortung tragen).
- Teilen Sie Ihre Gefühle und Gedanken mit, sowohl über das eigene Verhalten als auch das Verhalten der anderen Person. Achten Sie auf eine respektvolle und nicht angreifende Art und Weise, z. B. durch „Ich-Botschaften".
- Fragen Sie die andere Person, wie es ihr damit ergeht.
- Stellen Sie Fragen, um Missverständnisse zu klären.
- Bieten Sie eine Wiedergutmachung an und/oder fordern Sie eine ein.
- Besprechen Sie gemeinsam, wie Sie zukünftig mit solchen Situationen umgehen möchten.

Wie Sie in bestehenden Beziehungen Nähe fördern

Folgende Aspekte können dabei helfen, Nähe in bestehenden Beziehungen zu fördern:

- Sprechen Sie ungelöste Konflikte und Themen respektvoll an.
- Teilen Sie Ihre Interessen und Meinungen.
- Verbringen Sie Zeit miteinander (mit Dingen, die Ihnen beiden Freude machen).
- Drücken Sie Ihre Fürsorge und Ihren Respekt für die andere Person aus.
- Lassen Sie sich gegenseitig an Ihren Lebensereignissen teilhaben.
- Lassen Sie die andere Person an Ihren Entscheidungen teilhaben.
- Verhalten Sie sich authentisch und aufrichtig.
- Bieten Sie Ihre Hilfe und Unterstützung an und nehmen Sie die auch von der anderen Person an.
- Stellen Sie der anderen Person Fragen über ihr Leben, ihre Werte, Aktivitäten, die sie gerne macht, und ihre Interessen. Unterstützen Sie die andere Person darin.
- Äußern Sie positive Gefühle.

Arbeitsblatt 16.2 (Seite 2/2)

Nähe in Beziehungen fördern

Gruppenübung zur Förderung von Nähe in bestehenden Beziehungen

- Ein Gruppenmitglied stellt eine Situation aus einer Beziehung vor, in der es Schwierigkeiten bezüglich Nähe gab.
- Überlegen Sie gemeinsam, welche alternativen Lösungen es gibt und welche Strategien dabei behilflich sein könnten. Halten Sie Ihre Ideen auf dem Arbeitsblatt „Beziehungsmuster 2: Eigene Beziehungsmuster verändern“ (Arbeitsblatt 13.4) fest.
- Machen Sie ein Rollenspiel dazu, um die Strategien einzuüben und zu festigen.

Arbeitsblatt 16.3

Übungen zwischen den Sitzungen

Was Sie weiterhin üben:

- Wenden Sie weiterhin die bisher gelernten Skills an. Überlegen Sie, in welcher Situation welcher Skill hilfreich sein könnte. Üben Sie nach wie vor im „Trockenen", um die Strategien zu verinnerlichen und auch unter Stress benutzen zu können.
- Üben Sie weiterhin das Bewusste Atmen (Arbeitsblatt 1.4) und das Emotionssurfen (Arbeitsblatt 2.7) zweimal täglich.
- Führen Sie positive Aktivitäten durch, um gute Erlebnisse zu schaffen und angenehme Gefühle zu spüren oder aufrechtzuerhalten (Arbeitsblatt 3.9).
- Wenden Sie weiterhin die bisher gelernten Skills in unterschiedlichen Beziehungssituationen an. Schließen Sie auch Strategien der Körper-, Gedanken- und Verhaltensebene ein, um dabei auftretende unangenehme Gefühle zu bewältigen.

Welche neuen Übungen dazukommen:

- *Nähe in bestehenden Beziehungen vertiefen als Ziel:* Üben Sie das Lösen von Konflikten in Beziehungen (oder andere Fertigkeiten zur Förderung von Nähe in Beziehungen). Denken Sie daran, auch andere Strategien anzuwenden, vor allem, um mit möglichen negativen Gefühlen umzugehen.
- *Neue Beziehungen aufbauen als Ziel:* Üben Sie Smalltalk. Denken Sie daran, auch andere Strategien anzuwenden, vor allem, um mit möglichen negativen Gefühlen umzugehen.
- Füllen Sie das Arbeitsblatt „Beziehungsmuster 2: Eigene Beziehungsmuster verändern" (Arbeitsblatt 13.4) bis zur nächsten Sitzung aus. Legen Sie den Schwerpunkt dabei auf Ihr persönliches Ziel: Entweder bestehende Beziehungen vertiefen oder neue Beziehungen aufbauen.

Platz für Erfahrungen bei den Übungen, Schwierigkeiten oder weitere Anmerkungen:

____

____

____

____

Arbeitsblatt 17.1 (Seite 1/2)

Zusammenfassung des Erreichten

Erinnern Sie sich an all die Dinge, die Sie während dieser Gruppe erlebt, gelernt und erreicht haben!

Einfluss auf Emotionen

Wir haben besprochen, wie sich traumatische Erlebnisse auf Emotionen auswirken und welche Möglichkeiten Sie haben, Ihre Emotionen zu beeinflussen. Sie wissen nun, wie Sie Einfluss auf Ihre Emotionen nehmen können.

- Wie hat sich Ihre Wahrnehmung hinsichtlich Ihrer Gefühle geändert?

____

____

____

- Auf welche Weise können Sie jetzt einen anderen Umgang mit Ihren Gefühlen wählen?

____

____

____

Einfluss auf das Selbstkonzept

Anschließend haben wir versucht, das durch Ihre traumatischen Erfahrungen geprägte Selbstkonzept zu verändern – hin zu einer Würdigung Ihrer Person und einem wohlwollenderen Blick auf sich selbst.

- Inwieweit nehmen Sie sich jetzt anders wahr?

____

____

____

- Auf welche Art und Weise können Sie jetzt einen anderen Umgang mit sich und Ihren Bedürfnissen wählen?

____

____

____

Arbeitsblatt 17.1 (Seite 2/2)

Zusammenfassung des Erreichten

Einfluss auf Beziehungen

Außerdem haben Sie erfahren, wie sich traumatische Erlebnisse auf Ihre Beziehungen auswirken. Sie haben neue Wege kennengelernt, um bestehende Beziehungen zu fördern, aber auch, um neue Beziehungen aufzubauen.

- Wie haben Sie nun begonnen, Ihre Beziehungen zu gestalten?

____

____

____

- Was ist jetzt anders in Bezug auf Ihre Überzeugungen, Ihre Gefühle und Ihr Verhalten in Beziehungen?

____

____

____

Ihre Fortschritte

Denken Sie über die Fortschritte nach, die Sie gemacht haben.

- Was ist das Wichtigste, das Sie aus der Gruppe mitnehmen?

____

____

____

- Welche Inhalte fanden Sie am hilfreichsten?

____

____

____

- Wie haben sich Ihre Gedanken, Gefühle und Ihr Verhalten verändert?

____

____

____

Arbeitsblatt 17.2

Übersicht über hilfreiche Skills

Markieren Sie jeweils die Strategien, die für Sie am hilfreichsten waren und die Sie langfristig anwenden möchten.

Emotionsregulation	Förderung des Selbstkonzepts	Förderung von Beziehungen
Körperebene	**Selbstwahrnehmung**	**Selbstsicherheit stärken**
☐ Bewusstes Atmen ☐ Selbstfürsorgeplan ☐ Beruhigung über unsere Sinne ☐ PME	☐ Umsorgende Begleiterin oder umsorgender Begleiter	☐ Ich-Botschaften ☐ „Nein“ sagen ☐ Wünsche äußern und Forderungen stellen ☐ Destruktive Interaktionen verlassen
Gedankenebene	**Selbsterkenntnis**	**Flexibilität fördern**
☐ Gedankentesten ☐ Gedankenwechsel ☐ Positive Bilder ☐ Positives Selbstgespräch/ Positive Selbstaussagen	☐ Achtsamkeit verbessern ☐ Erdungsübung bzw. 5-4-3-2-1-Übung ☐ Meditation zu Selbsterkenntnis ☐ Eine wohltuende Perspektive einnehmen ☐ Grundannahmen hinterfragen bzw. Veränderung selbstkritischer Gedanken ☐ Innere Ressourcen stärken ☐ Zukunfts-Ich bearbeiten	☐ (Macht-)Verhältnisse in Beziehungen erkennen und hinterfragen
Verhaltensebene	**Selbstgefühl und Selbstkritik**	**Nähe fördern**
☐ Auszeit nehmen/Pause machen ☐ Entgegengesetzt handeln ☐ Positive/Alternative Aktivitäten ☐ Unterstützung erfragen ☐ Entschleunigen	☐ Meditation zum Selbstmitgefühl	☐ Vorgehen umsetzen, um Nähe nach einem Konflikt wiederherzustellen ☐ Möglichkeiten ausprobieren, um Nähe in bestehenden Beziehungen zu fördern ☐ Smalltalk führen, um neue Beziehungen auszubauen

Arbeitsblatt 17.3

Abschluss

Machen Sie sich Ihre Fortschritte bewusst und nehmen Sie diese wohlwollend an. Berücksichtigen Sie Ihre Grenzen. Arbeiten Sie weiter auf Ihre Ziele hin – mit Mitgefühl für Ihre Vergangenheit und Ihre weiteren Herausforderungen.

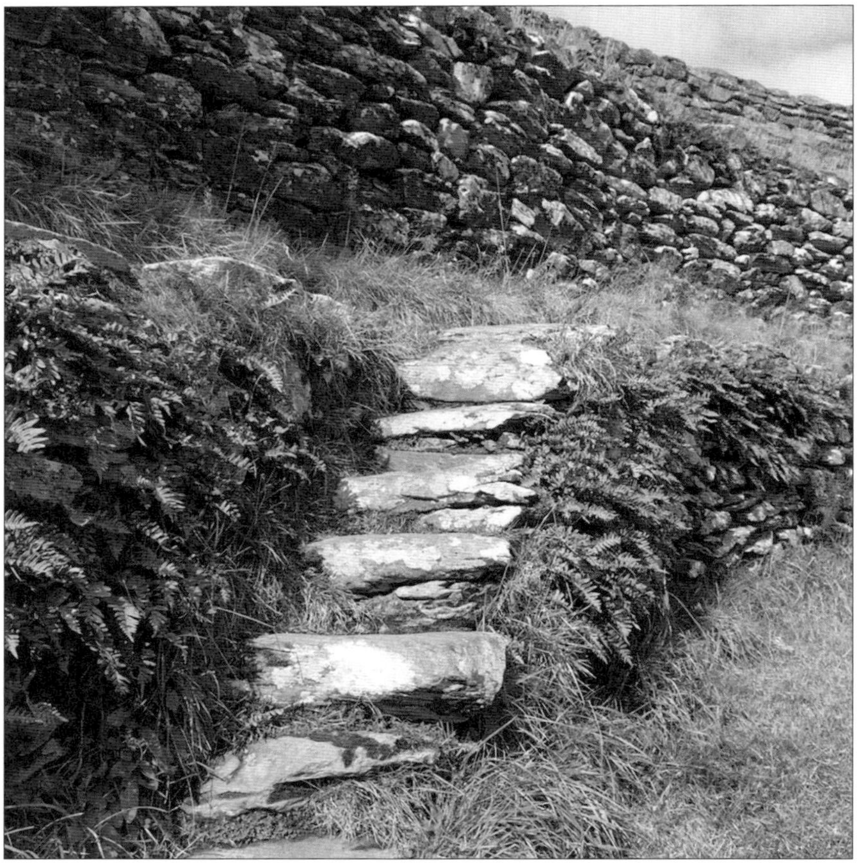

© Foto: Claudia Oelrich

Bei Veränderungen nehmen wir eine Stufe nach der anderen!

Hinweise zu den Online-Materialien

Sie können die in diesem Buch erwähnten Arbeitsmaterialien sowie die Audiodateien über unsere Internetseite abrufen und ausdrucken. Nutzen Sie dazu bitte den Link www.hgf.io/download und melden Sie sich nach den dort beschriebenen Schritten an. Wenn Sie nach der Registrierung den Code **B-9R6U5R** unter „Mein Konto → Zusatzmaterialien" im Eingabefeld einfügen, werden Sie automatisch in den Downloadbereich weitergeleitet und können die Online-Materialien zum Buch ausdrucken bzw. herunterladen. Um die Materialien dauerhaft im direkten Zugriff zu haben, empfehlen wir Ihnen, sich die gesamten Materialien herunterzuladen und auf dem eigenen Rechner zu speichern.

Folgende Materialien stehen zum Download bereit:

Arbeitsblätter	
Sitzung	**Arbeitsblätter**
Sitzung 1	• Arbeitsblatt 1.1: ESTAIR Gruppenvereinbarungen • Arbeitsblatt 1.2: Einfluss von Traumatisierung auf Gefühle, Selbstbild und Beziehungen • Arbeitsblatt 1.3: Das Modell der drei Emotionsebenen • Arbeitsblatt 1.4: Bewusstes Atmen • Arbeitsblatt 1.5: Wie Beziehungserfahrungen unser emotionales Erleben prägen • Arbeitsblatt 1.6: Übungen zwischen den Sitzungen
Sitzung 2	• Arbeitsblatt 2.1: Die Sichtweise auf Gefühle nach dem ESTAIR-Ansatz • Arbeitsblatt 2.2: Gefühle als „Boten von Nachrichten" • Arbeitsblatt 2.3: Gefühlstagebuch • Arbeitsblatt 2.4: Einstufungsskala für die Intensität von Gefühlen • Arbeitsblatt 2.5: Gefühlsliste • Arbeitsblatt 2.6: Gefühlsrad • Arbeitsblatt 2.7: Emotionssurfen • Arbeitsblatt 2.8: „Werkzeuge" im Umgang mit Gefühlen • Arbeitsblatt 2.9: Übungen zwischen den Sitzungen
Sitzung 3	• Arbeitsblatt 3.1: Was können wir von Limonade über Emotionen lernen? • Arbeitsblatt 3.2: Angemessene Emotionsregulation • Arbeitsblatt 3.3: Verbesserung der emotionalen Gesundheit • Arbeitsblatt 3.4: Die Körperebene • Arbeitsblatt 3.5: Gesunde Strategien auf der Körperebene zur Emotionsregulation • Arbeitsblatt 3.6: Beruhigung über unsere Sinne • Arbeitsblatt 3.7: Progressive Muskelentspannung • Arbeitsblatt 3.8: Skills auf der Körperebene • Arbeitsblatt 3.9: Aktivitätenprotokoll • Arbeitsblatt 3.10: Übungen zwischen den Sitzungen
Sitzung 4	• Arbeitsblatt 4.1: Die Gedankenebene • Arbeitsblatt 4.2: Gesunde Strategien auf der Gedankenebene zur Emotionsregulation • Arbeitsblatt 4.3: Positive Selbstaussagen • Arbeitsblatt 4.4: Skills auf der Gedankenebene • Arbeitsblatt 4.5: Übungen zwischen den Sitzungen
Sitzung 5	• Arbeitsblatt 5.1: Die Verhaltensebene • Arbeitsblatt 5.2: Gesunde Strategien auf der Verhaltensebene zur Emotionsregulation • Arbeitsblatt 5.3: Eine Auszeit nehmen • Arbeitsblatt 5.4: Entgegengesetzt zu den eigenen Emotionen handeln • Arbeitsblatt 5.5: Positive Aktivitäten • Arbeitsblatt 5.6: Skills auf der Verhaltensebene • Arbeitsblatt 5.7: Übungen zwischen den Sitzungen
Sitzung 6	• Arbeitsblatt 6.1: Was ist Belastungstoleranz und wofür brauchen wir sie? • Arbeitsblatt 6.2: Wie kann ich entscheiden, ob ich ein unangenehmes Gefühl tolerieren soll oder nicht?

Arbeitsblätter	
Sitzung	**Arbeitsblätter**
	• Arbeitsblatt 6.3: Sollte ich die Belastung tolerieren? • Arbeitsblatt 6.4: Überblick: Meine Skills auf den drei Emotionsebenen • Arbeitsblatt 6.5: Übungen zwischen den Sitzungen
Sitzung 7	• Arbeitsblatt 7.1: Das Selbstkonzept • Arbeitsblatt 7.2: Entwicklung und Veränderung selbstwertbezogener Muster • Arbeitsblatt 7.3: Typische Selbstbilder • Arbeitsblatt 7.4: Umsorgende Begleiterin oder umsorgender Begleiter • Arbeitsblatt 7.5: Mein „Ich" im Laufe der Zeit • Arbeitsblatt 7.6: Übungen zwischen den Sitzungen
Sitzung 8	• Arbeitsblatt 8.1: Auswirkung von Traumatisierung auf die natürlichen Funktionen unseres Gehirns • Arbeitsblatt 8.2: Achtsamer Umgang mit sich • Arbeitsblatt 8.3: Verbesserung von Achtsamkeit • Arbeitsblatt 8.4: Erdungsübung bzw. 5-4-3-2-1-Übung • Arbeitsblatt 8.5: Meditation zu Selbsterkenntnis • Arbeitsblatt 8.6: Wahrnehmung negativer Gefühle und Gedanken über mich selbst • Arbeitsblatt 8.7: Übungen zwischen den Sitzungen
Sitzung 9	• Arbeitsblatt 9.1: Selbstwertgefühl verstehen • Arbeitsblatt 9.2: Überlebensregeln verändern • Arbeitsblatt 9.3: Eine wohltuende Perspektive einnehmen • Arbeitsblatt 9.4: Grundannahmen über mich selbst • Arbeitsblatt 9.5: Übungen zwischen den Sitzungen
Sitzung 10	• Arbeitsblatt 10.1: Selbstkritik und Selbstmitgefühl • Arbeitsblatt 10.2: Veränderung selbstkritischer Gedanken • Arbeitsblatt 10.3: Meditation zum Selbstmitgefühl • Arbeitsblatt 10.4: Übungen zwischen den Sitzungen
Sitzung 11	• Arbeitsblatt 11.1: Ein ausgewogenes Selbstbild • Arbeitsblatt 11.2: Meine inneren Ressourcen • Arbeitsblatt 11.3: Mein Zukunfts-Ich • Arbeitsblatt 11.4: Übungen zwischen den Sitzungen
Sitzung 12	• Arbeitsblatt 12.1: Zusammenhang zwischen Emotionsregulation und zwischenmenschlichem Verhalten • Arbeitsblatt 12.2: Beziehungsmuster • Arbeitsblatt 12.3: Typische Beziehungsmuster nach traumatischen Erfahrungen • Arbeitsblatt 12.4: Beziehungsmuster 1: Eigene Beziehungsmuster erkennen • Arbeitsblatt 12.5: Übungen zwischen den Sitzungen
Sitzung 13	• Arbeitsblatt 13.1: Gesunde Beziehung = Gesunde Grenzsetzung • Arbeitsblatt 13.2: Grenzen in Beziehungen aufrechterhalten • Arbeitsblatt 13.3: Bestehende Beziehungsmuster verändern • Arbeitsblatt 13.4: Beziehungsmuster 2: Eigene Beziehungsmuster verändern • Arbeitsblatt 13.5: Übungen zwischen den Sitzungen
Sitzung 14	• Arbeitsblatt 14.1: Wie kommt es zu symbiotischen Beziehungen? • Arbeitsblatt 14.2: Möglichkeiten der Abgrenzung • Arbeitsblatt 14.3: Grundlegende persönliche Rechte • Arbeitsblatt 14.4: Übungen für mehr Selbstsicherheit • Arbeitsblatt 14.5: Übungen zwischen den Sitzungen
Sitzung 15	• Arbeitsblatt 15.1: Unterschiedliche Verhältnisse in Beziehungen • Arbeitsblatt 15.2: Hindernisse in der Beziehungsgestaltung durch Traumatisierungen • Arbeitsblatt 15.3: Flexibilität in Beziehungen verstärken • Arbeitsblatt 15.4: Übungen zwischen den Sitzungen

Arbeitsblätter	
Sitzung	**Arbeitsblätter**
Sitzung 16	• Arbeitsblatt 16.1: Wie kommt es zu emotionaler Distanz in Beziehungen und/oder Beziehungsabbrüchen? • Arbeitsblatt 16.2: Nähe in Beziehungen fördern • Arbeitsblatt 16.3: Übungen zwischen den Sitzungen
Sitzung 17	• Arbeitsblatt 17.1: Zusammenfassung des Erreichten • Arbeitsblatt 17.2: Übersicht über hilfreiche Skills • Arbeitsblatt 17.2: Abschluss
Audiodateien (MP3-Dateien)	
Sitzung	**Audiodatei**
Sitzung 1	01 Bewusstes Atmen
Sitzung 10	02 Meditation zum Selbstmitgefühl
Sitzung 14	03 Grundlegende persönliche Rechte